精神病理学の歴史
精神医学の大いなる流れ

著者
エルヴェ・ボーシェーヌ

訳者
大原 一幸　髙内 茂

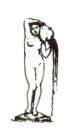

星和書店

Seiwa Shoten Publishers

2-5 Kamitakaido 1-Chome
Suginamiku Tokyo 168-0074, Japan

Histoire de la psychopathologie

HERVÉ BEAUCHESNE

Professeur de Psychologie pathologique
Université René-Descartes, Paris V
Sciences Humaines, Sorbonne

Translated from French
by
Kazuyuki Ohara, M.D.
and
Shigeru Takauchi, M.D.

Japenese Edition Copyright © 2014 by Seiwa Shoten Publishers, Tokyo

●目次

はじめに　ix

第1章　精神病理学の起源 ………………………… 1

A　魔術的概念 …………………………………………… 1

B　医学−哲学的概念 …………………………………… 4
1　古代ギリシャの哲学と医学 ……………………… 5
2　インドと中国の医学 ……………………………… 9
3　イスラム医学 …………………………………… 10
4　中世の医学 ……………………………………… 11
5　ルネサンス ……………………………………… 13
6　17〜18世紀 ……………………………………… 17

C　臨床精神医学の誕生 ………………………………… 26
1　フィリップ・ピネル …………………………… 26
2　ピネルの後継者たち …………………………… 31
3　ドイツ学派 ……………………………………… 34

D　精神医学の始まり …………………………………… 37
1　解剖−臨床家 …………………………………… 39
2　変質理論 ………………………………………… 43
3　臨床家たち ……………………………………… 46

第2章　精神病理学の誕生 …… 53

A　さまざまな流れ——精神病理学の始まり …… 54
1. 科学的心理学 …… 54
2. 精神生理学と神経システムの概念 …… 56
3. 直感と無意識の心理学 …… 57

B　病理学的心理学のフランス学派 …… 59
1. テオデュール・リボー …… 59
2. ソルボンヌの初期の精神病理学者たち …… 65
3. コレージュ・ド・フランス …… 69

C　フランスの外側で，さまざまな着想の始まり …… 75
1. 精神分析学の寄与 …… 76
2. 哲学の寄与 …… 80
3. 生物学と心理学の寄与 …… 80

第3章　大いなる流派 …… 85

A　器質論者の思潮 …… 85
1. エミール・クレペリン …… 85
2. オイゲン・ブロイラー …… 88
3. アドルフ・マイヤー …… 90
4. チュービンゲン学派，ハイデルベルク学派，ベルリン学派 …… 92
   - a　エルンスト・クレッチマー　92
   - b　クルト・シュナイダー　93
   - c　ゲシュタルト学説　94
5. ウィリアム・マイヤー゠グロス …… 96

6　フランス精神医学 ･････････････････････････････････････ 97
　　　　a　エルネスト・デュプレ　97
　　　　b　ガエタン・ド・クレランボー　99
　　　　c　アンリ・エー　102
　　7　実験精神病理学 ･･････････････････････････････････････ 104
B　精神分析 ･･ 108
　　1　フロイトと精神分析 ･････････････････････････････････ 109
　　　　a　思想の動きと受けた影響　109
　　　　b　フロイトの歩みと精神分析学の発見　114
　　2　《分裂》･･ 125
　　　　a　アルフレッド・アドラー　125
　　　　b　カール・グスタフ・ユング　128
　　3　フロイトから非常に早くに別れ，理論のある側面だけを
　　　　守り続けた弟子たち ･････････････････････････････････ 135
　　　　a　オットー・ランク　135
　　　　b　ヴィルヘルム・ライヒ　136
　　4　フロイト理論にしたがいつつも，それを補完した
　　　　精神分析者たち ･････････････････････････････････････ 139
　　　　a　カール・アブラハム　139
　　　　b　シャーンドル・フェレンツィー　140
　　5　フロイトの思索の後継者たち ･････････････････････････ 142
　　　　a　アンナ・フロイト　143
　　　　b　メラニー・クライン　144
　　　　c　クライン学派　148
C　哲学の寄与　現象学的潮流 ････････････････････････････････ 155
　　1　哲学の寄与 ･･ 155
　　　　a　現象学の基礎：フッサール　156
　　　　b　ハイデガーの哲学　159
　　　　c　実存主義思想　161

2　最初の精神病理学的適用 ································ 162
　　　a　カール・ヤスパース　163
　　　b　ルートヴィヒ・ビンスワンガー　166
　3　現象学的精神医学者たち ································ 170
　4　了解人間学 ·· 175
　5　精神医学の革新の試み ·································· 177
　　　現象学的寄与の臨床例，メランコリー　177
　6　実存的現象学のアングロサクソン的適用。カール・ロジャーズの
　　　非指示的精神療法 ···································· 179
　7　現象学の貢献 ·· 181

D　社会心理学的アプローチ ···································· 183
　1　文化的アプローチ ······································ 183
　　　文化主義的精神分析　185
　2　家族モデルと家族療法 ·································· 189
　3　反精神医学 ·· 196
　4　社会心理学的アプローチ ································ 199
　　　制度的な運動と制度的な治療　200
　5　純粋な社会精神医学的運動 ······························ 206

第4章　現在の傾向 ·· 209

A　分裂の傾向 ·· 211
　1　諸方法の発展 ·· 212
　　　a　テスト　212
　　　b　統計的な方法によって定義された病理的なパーソナリティ　213
　　　c　症候学的な評価　213
　　　d　その他の精神療法的治療法　215
　2　諸理論 ·· 218
　　　a　行動主義　218

            b　精神分析学　222
            c　生物学的精神医学　224
        3　精神病理学的領域の拡大･･････････････････････････ 225
            a　心身症の病理　225
            b　幼児の精神病理学　228
            c　その他の精神病理学領域　230

    B　統合への傾向 ･･･････････････････････････････････ 231
        1　心理学の統一，精神病理学の位置づけ･････････････ 231
        2　ラカン，精神病理学と精神分析学･････････････････ 232
        3　共通の診断基準の研究･････････････････････････････ 234
        4　認知精神病理学･･･････････････････････････････････ 236

結　語 ･･････････････････････････････ 237

訳者あとがき　242
著者参考文献一覧　244

人名索引　247
語索引　272
外国語索引（フランス語など）　295
著書索引　304

はじめに

　精神病理学は，ありとあらゆる心理学的方法を活用し，それらを生と死，健康と病，自由と束縛，愛と仕事といった最も重要な現実が問題となっている生きた人間に適用するが，そのことによって精神病理学は具体的で生きた心理学の比類のない分野なのである。

　　　　ラガシュ（Lagache, D.）：病理学的方法．著作集 1．パリ，PUF，p.267

　精神病理学の歴史は浅く，心理学の下位領域の学問としてのその存在そのものが議論されてきた。その歴史は精神病理学全体を代表しようとするしばしば対立的な流派によってつくられてきた。現在では，ある人たちにとっては精神病理学はもはや存在意義を失くしている。というのは，その存在が否定されるような病理学的精神事象を想定しているためであったり，少なくともわが国（フランス）では，実践の 2 領域を代表する臨床心理学と精神医学のために消されたように見えるためであったりするからである。精神医学，精神分析学，臨床心理学との離反，干渉，そして対立は，1 世紀足らずの間を特徴づけている。それらから距離をおいてみることは難しく，一つの精神病理学史を表すことをためらわせる。実際，そのような状況だからこそ，現在のいろいろな立場がどこから生まれ得たのかを理解することが必要なのである。われわれの目的は，学生だけでなく臨床家にも理論的な諸見解の中で自分の立場を見出してもらうことである。それらは対立するものとして，また革新的なものとして示されるが，かくして精神病理学的省察がいかに実践を照らし出してくれるかがわかる。しかしながら困難は多く，われわれはそのいくつかを逃れることができればと願っている。

　精神病理学という用語は，ピショー（P. Pichot）によれば（そして彼が引用するヤンツァーリク W. Janzarik によれば），1878 年のドイツで，エ

ミングハウス（Emminghaus）によって最初に用いられたが，当時は臨床精神医学と同義であった．固有の方法と学問としての精神病理学は，もっとあとになって生まれた．フランスでは20世紀はじめ，テオドール・リボー（Théodule Ribbot）が科学的心理学とともに病理学的方法をつくり出すが，病理的事実を研究することで正常心理学を理解しようと目論んだものである．しかして当時認識され始めたのが実験心理学あるいは遺伝的心理学と対比される科学的心理学の一分野としての病理学的心理学であった．ソルボンヌの教授たちは病理学的心理学講座の正教授と称せられ，ソルボンヌの研究室は病理学的心理学研究室と名のり続けている．しかしフランス全体では，一方ではあいまいさを避けるため（病的心理学あるいは心理学的病理学，そして正常者と病者の心理学）であり，他方では，リボーの見方だけへの参照を避けるために，病理学的心理学という用語は放棄され精神病理学に変えられていった．

　のちになって，1913年にはドイツで，ヤスパース（K. Jaspers）が『精神病理学概論（*Allgemeine Psychopathologie / Psychopathologie générale*）』を出版し，病理現象を研究しようとする名前どおりの精神病理学を誕生させた．彼は，リボーとは大きく異なる考えを提示したのである．一般的には，一つのある単位として精神疾患を考えるや否や，より以前に精神疾患に対する心理学的な理解が生まれていた，と反論しうる．つまり心理学はまだ個別化されなかったが，しばしば哲学的思索が重要な役割を果たしていた．精神病理学は，たとえそれが知られていなかったときでさえ哲学者に立場を表明することへと導き，そして医者に心的に障害を受けた病人たちを治療させることへと導いていた．このことにおいては，精神病理学は，思想と医学の歴史の一部をなすことになる．われわれは，病理学的事実に興味をもつ心理学の存在に先立っているというかぎりにおいて，この歴史を足早に示しうるにすぎない．

　ヤスパースの前に，フロイト（S. Freud）がまた精神病理学について語っている．有名な『日常生活の精神病理学（*Zur Psychopathologie des*

Alltagslebens / Psychopathologie de la vie quotidienne)』（1901 年）を引用するだけで十分である，と。実際は，神経症の領域で生まれた精神分析的《臨床》が関心事となっていたため，精神病理学という用語は，エミングハウス以来のドイツの使用法にしたがって用いられていた。『精神分析運動の歴史のために（*Zur Geschichte der psychoanalytischen Bewegung*)』におけるフロイト自身の用語にしたがえば，フロイトは，《不承不承の医者》であり神経学者であったが，まずカタルシス，ついで自由連想法により，神経症の性的原因の概念を展開する。《輝ける孤立》の中で，彼は次第次第に自分の思想の重要性に気づき，神経学から借りた理論を用いた。1907 年，《突然で完全な変更》が，チューリッヒ学派（ブロイラー E. Bleuler, ユング C. G. Jung, ビンスワンガー Binswanger, アイティンゴン Eitintgonら）との出会いから生じ，精神分析運動は，1902 年に創立されたウィーンの精神分析サークルを越えて飛躍する。『精神分析的および精神病理学的研究年報（*Jahrbuch für psychoanalytische und psychopathologische Forschung*)』が創刊され，とりわけ精神分析的理論は，精神医学および心理学領域全体に直面するようになる。時々刻々と局所と欲動の改変を通して，フロイトは，心的生活の概念，つまり病的なものから出発して正常な人間についての概念を精緻にする。すなわち《精神分析学によって発見された深層心理学は，実際，正常な心的生活についての心理学なのである》（『私の人生と精神分析学（*Ma vie et la psychoanalyse*)』）と。精神病理学的次元は，われわれが今日理解する意味において明確である。フロイトは，《各々の心的過程が，力動，局所，経済の三つの連携にしたがって検討される》というメタ心理学を企てる。その着想は，彼がいうには，臨床と，フェヒナー（Fechner），ショーペンハウエル（Schopenhauer），そしてニーチェ（Nietzsche）の思想をよりどころとしている。そこから，ドイツ精神医学の《pénétration pacifique 平和的な明快さ》が起こり，精神分析的理論は精神病理学にとって非常な重要性をもつようになる。われわれがこの学派の創設者の中にフロイトを位置づけないことに驚かれるであろうが，年代

的に，1906〜1907年のチューリッヒ学派との出会いで，ユングとブロイラーによって真の精神病理学的方向付けがなされた，ということが重要である。しかしフロイト自身はその時期の心理学を拒絶し，《意識の別の側面に至る》新しいものを構築することを試みた。こうして《力動，局所，経済という関係において，心的過程を記述するに至るとき，メタ心理学的な提示について話しているのである》ということを提案することとなる。彼が定式化するメタ心理学的な理論的仮説は，精神分析的システムを深めるという目的を有していた。のちに，精神分析学は大いなる発展をし，多くの領域に及んだ。個人心理学と集団心理学との間の，そして遺伝的視点と心理学的視点との間の，実りの多い和解がなされた。しかしながら，《フロイトへの回帰》において，精神分析学者は，精神分析学を含めたすべての心理主義を告発する（アメリカ精神分析学の流れのそれのように）。精神病理学に対する精神分析学の広大な寄与を認めるとしても，精神分析的臨床から出発して定式化された理論である精神分析学と，精神病理学とを混同することはできないのである。

　あいまいで競合する関係が，精神医学との間には存在する。精神病理学者の大部分は，精神医学医師であった。テオドール・リボーは，精神病理学への直接の経路をもたず，苦労したひとりの哲学者である。彼は，医学の研究をするように弟子たちに助言を与え，医学研究こそが弟子たちがなしたことである。また精神分析学は，しばしば同じ助言を与えている。かくして，最近まで，ほとんどすべての文学部での精神病理学の教員は医師であり，大学精神医学の医局と緊密なつながりを保っていた[1]。心理学の特別な教育と，多くの国で認められ始めた心理学者の職業が存在するようになったが，だからといって，状況は展開していない。というのは，規約と経済的な問題が理論的問題に影響するからである。わが国（フランス）では，精神病理学的な反省と考え方をする心理学者は，しばしば，彼らが優

---

1) パリのサンタンヌ病院の大脳および神経病講座との関係があったソルボンヌの病理学的心理学講座が，その例である。

先的に用いる様式の方法に準拠しつつ，臨床心理学者と呼ばれることを好む。しかし一般的に特別な環境について考えない限り，精神病理学（たとえ病理学という言葉の理由にせよ）はもっぱら医学の管轄なのである。

　精神病理学の歴史を提示することは，この学科を心理学の中に位置づけることを強いる。そして緊密な関係があった，そして密接な関係にあり続けるところの関係に，保持されることを強いる。精神病理学は，単に心理学の中で定義しうるが，それは社会，子供（正常），動物，あるいは遺伝的心理学とは対照的に，病理的現象の研究の心理学的分野として定義される。しかしながら，この定義は，病理学的事実がそれ自体で研究されるに値し，そして十分なオリジナリティをもっていることが仮定される上でのことである。ところが，精神病理学的研究，そしてまず第一に精神分析学は，正常と病理の間には根本的な断絶や相異はないことを示した。しかしこのことは，だからといって病理学が存在しないという意味ではない。たとえ，一般に精神病理学が意味することを拒否するとしてもである。そして極端には，ある心理社会学者の理論がするように，それ（病理）を社会現象に還元することを望むとしてもである。精神病理学は，精神病者の心理学的研究と，正常とされる主体の機能異常を含み得，病理学的領域の広い定義は，とりわけ，リボーの願望を実現することを射程としている。つまり，病理学のおかげで，正常の心理学的機能を知るのである。病気の主体を前にし，病理学者はしばしば臨床的方法に従事するのであるが，それは実験的方法に対立している。病理学者は，主体を実験室ではなく，彼ら自身が含まれる全体的状況の中で理解することを望んでいる。しかし，精神病理学者は理解を止揚しつつ病理の多－決定論を説明しようとするだけに，臨床的方法は理論的には排他的ではない。実験と統計は，それゆえに精神病理学に一定の場を有し，ある心理学者はこの視点に位置づけられる。

　ヒーリー（Healy）とジェームズ（W. James）がイギリス精神病理学の影響を受けたアメリカにおいて，臨床的方法として生まれた臨床心理学[2]

2）40ページを参照。

は，そこで発展しつつ，次第次第に精神分析学の影響を受け，そして精神分析学と非常に近い個人および間主観的な力動の公準を用いた。その領域は，異常の領域にまで拡大し，この発展は，精神病理学，臨床心理学，そして精神分析学との間の競合を増大させている。

精神病理学は，精神医学の領域と同じ研究領域により決定されるが，しかしその目的と方法は異なっている。精神病理学の目的は，理解と認識である。精神医学の目的は治療であり，予防であり，再適応である。精神医学の方法は，単に心理学的であるのみならず，また医学的であり，生物学的であり，社会的……なものである。精神病理学は，排他的ではなく，臨床的方法を用いる。同じく，その参照は，排他的な精神分析的なものではない。精神病理学の指向は，病理学の領域だけではない領域と，オリジナルな臨床状況に向けられている。

精神病理学をそのように位置づけつつ，その歴史を以下のような様式で提示する。すなわち精神病理学の始まりとは，とりわけ病理的事実を説明システムに付け加えることを試みつつ，病理的事実に手をつけ，認識したその様式であることを，この本の始めに示している。しかし例えば文学や芸術におけるすべての精神疾患について言及することは不可能である。また少なくとも哲学のいろいろなシステムの中での心理学的および病理学的事実の占める位置について言及することも不可能である。医学－哲学的システム，ついで医学的システムは，あとにも繰り返されあるいは現在性を保持している程度に応じて，言及される。各々の時代において，臨床的直観とダイナミックな心理学的な理解は存在するが，しかし間もなく，思索の中へと再びとらえられ，システムへと硬直化していく。精神病理学の誕生は，科学的心理学により成し遂げられたのである（精神疾患がほかの病気から科学的医学によって分離されたのと同様に，医学－哲学的システムから着想した医者が行ったような前もって設定されたシステムにより確認された事実の研究からではなくて，理論の精密化を可能とするような事実の観察から出発することで誕生した）。哲学，医学，そして心理学からの

分離は，さまざまな流れの存在を妨げていない。ある簡略化によれば，器質論者，現象学，精神分析，そして社会心理学的な流れが個別化される。しかし，精神分析学から出たアメリカの文化主義者の流れのようにほかのものから由来しているにせよ，スイスの有名なブルクヘルツリーの病院や，あるいはベルリンやウィーンにおけるように，限局されていたものとの出会いによって充実するにせよ，これらの流れの結びつきは存在するのである。現在において，さまざまな流れの展開，概念化，そして特別な領域の拡大（精神身体学的，児童精神病理学……）は，さまざまな傾向の分裂となる可能性を導き，さらにすべての精神病理学的な準拠への完全な消滅へと導いている。精神病理学的な事実がすべての価値を失っている社会心理学がそうであり，あるいはまた，純粋に生物学的概念もそうである。しかしもし精神病理学が理論の厳密化と精神医学の適用によって変わるとしても，了解的な態度から精神療法的な効果を分離することが恣意的であるのと同様に，実践的には両者を区別することは不可能である。理論的依拠の多様性は，病理学的事実の理解をめざす精神病理学的な歩みの統一を妨げていない。説明的な水準に達するための歩みは，しばしば，多様な臨床的方法の統合を必要としている。例の一つとしては，さまざまな心理学から生まれた古くからあるテストの利用がある。

　さまざまな流れの提示は，知識への関心にとって，精神医学的治療が問題な場合には非常に有用である年代別の提示に勝っている。各々の流れが折り重なる場は，どの点においてもその重要性を遮断していない。精神分析的流れの歴史は，比較的知られており，多くの著書にその場を与えているが，ただ最も重要な目印だけが目立っているのである。それに反し，器質論者の流れの中においては，時代の文脈の中にほかのもの（器質論以外のもの）を再配置するために，ほとんど精神病理学的な次元を考慮しない仕事を提示することが有用である。必然的に書物に限定された側面は，精神病理学を心理学全体から孤立させ，そして精神病理学が開花した社会－経済的な文脈や思想全体の歴史の中で，精神病理学を提示することの困難

へと導いている。フランスとドイツ精神病理学の歴史は，例えば，フランス－ドイツの競合からは分離され得ない。あるいはまた，進行麻痺をモデルにした器質理論の成功は，梅毒についての，その時代の発展と結びついていた。われわれはすでに，精神病理学理解の流れから遠のいているのである。

第1章

精神病理学の起源

　有史以来，病気についての理解と説明が試みられている。世紀を越えたさまざまな考え方があり，歴史的興味のみならず現実的な関心を保持し続けている。それらは，時代とともに誕生し引き継がれ，存在し続けている多様な思考様式に，一致している。魔術的な病気の説明は前史あるいは原始社会に特有なものではなく，多かれ少なかれ社会に秘匿されたままで，狂気が関与しているところでは現在も存続している。同様に，ある現象にある哲学的なシステムを直接的に適用することは，証明への気がかりなしに理論の正しさを確定しようとする試みであり，珍しいことではない。ある種の心因論的な説明がこの類のものである。「新しい」治療法は，古において賞賛された治療法と同じような基盤の上に立っているものである。結局，これらの概念が継承されているので，精神病理学が生まれ得たその様子がよりよく理解される。

A　魔術的概念

　原始時代の人間にとってそうであったし，またすべての人間にとって少なくとも人生のあるひとときにおいては，病気は不可解な現象と見える。精神疾患も不可思議に見える異常な現象の一つである。精神疾患は，経験的に外界に原因（例えば，栄養）があるとされるか，あるいは人間存在で

あるにせよ超自然的な存在であるにせよ，悪意をもった力に原因があるとされた。超自然的な次元では，精神は捕えられ呪いをかけられ堕落させられ汚染される，と説明された。半神，悪魔，天才，精霊，あるいは自然現象の媒介によって，多かれ少なかれ直接的に精神と身体に対する神々の影響が生じるのである。したがって，病気は病人の身体を占有する敵意をもった精霊の発露であり，よそ者や魔女の悪意により取り入れられた異質で有害な物質が身体の中に存在することが原因である。極限において，悪魔か精霊に奪われるにせよ奪われずにいるにせよ，さまよう魂が身体を離れるがゆえに病気が現れるのである。より間接的な様式では，病気は神に反して犯された過ちの結果か，タブーによる悪徳の結果か，さらにまた，夢（夢は精霊の世界との交流を可能とするのだが）の中に現れた欲望との葛藤の結果である。いずれの場合においても，人の心の動きをさまざまな自然現象に帰そうとする想像的なもの（imaginaire）（訳者注　言語化されないもの）に基づいた確信によって，すなわち未開人だけでなく幼児にも見られる直接的で魔術的思考に基づいた確信によって，病気は非合理的に説明される。この魔術的な思考の一部は，ワロン語であれば《ultrachoses 超事物》ともいえる領域に，例えば死や病気もまたそうであるが体験し得ない現象に直面したときには，大人においても見られる。現代における癌やてんかんのような病気への迷信が，この種のものである。この枠組みの中では，身体的および心理学的な病気は分離されていない。

　病人に対する態度は，非常に両価的である。神からの使者として尊敬されると同時に，悪霊の使者として，あるいは病気の原因は神の怒りによるものとして，恐れられた。精神病患者は，魔女として焼かれると同時に，神託として従われた。病人に対する態度は，社会-経済学的，そして文化的な文脈に相応して変化する。例えば定住民では，不吉な影響から集団のほかのメンバーを守るために病人が隔離されるとしても，呪術的な治療がたやすく求められたが，遊牧民族においては，負担となる病人はより簡単に捨てられた。かくして多くの風習が民族学者によって記述されている。

われわれキリスト教文明では汝自身を愛するように汝の隣人を愛することはよきサマリア人の例にあるように神を喜ばせる一つの方法であるが，病人の看護は懼れの現れとしてだけでなく，いずれ病気になったときの相互的期待としても発展し得た。すなわち博愛の組織は有史以来このようにして生まれてきたのである。

　このアニミズム的世界の神秘的な力に対処するために，人間は暗示，告解，嘆願，威嚇，買収，儀式や魔術といった心理学的方法を用いた魔術的ないし宗教的実践によって，その力と和解するか支配することを企てた。これらの実践は精霊との関係をもつと見なされたひとりの人間，つまり魔法使い，祈祷師，神官にしばしばゆだねられていた。これらの実践が基礎を置く原理は説明的確信（croyances explicatives）から直接由来しており，いくつかのカテゴリーに分類することも可能である。物質にせよ霊にせよ，取り除くべき何らかの悪があるので，まず対象に働きかけながら，近接（contiguïté）というひそかな関係を介入させることにより病気の部位への効果を得ることができるのであった。またあるものに影響を及ぼしつつ，類似という効果で別のものにも効果をもつことができた。悪をもって悪を癒す，あるいはその逆もある。こうして，病人自身，切り離された身体の部分（爪，髪の毛など），人形，道具，病気および治癒のふりをする呪術師自身に対して，魔術的な実践が行われる。それらは，集団的次元が無視できない儀式の枠組みの中で頻回に行われ，病人は健常者の社会に戻ることができた。これらの実践の効果は象徴的（symbolique）（訳者注　言語化され得たもの）なものであったであろうか（レヴィ＝ストロース Lévi-Strauss）。

　魔法や呪術により，悪と戦うべく運命づけられた実践は，超自然的な説明と同様にいつの時代にも存在する。このことは，新聞の案内やさまざまな記事を読むだけで十分理解できる。治療における場合と同様に説明するということの心理学的要因は重要であり，ある種の医学的行為や現代の精神療法によるアプローチを可能としているものである。もし病人が彼の魂

を失っているなら，祈祷師治療者は病を祓うことで失われた魂を再び探し出そうとする。つまり彼もある意味で異人であり，気ふれであって，その精神療法家は自我の健全な部分に依拠しながら破壊された部分を再建しようとするのである。病人は彼自身に摘出する必要のある有害な対象をもっており，浄化あるいは転移神経症によって病因となる問題を片づけなければならない。病人は自分の誤りを告白しなければならず，つまり正気をもたなければならない。神から送り込まれた呪術師や祓魔師は長い間準備し，治療者として悪魔の世界に入り込み，それを体験しなければならない。治療者は長いイニシエーションの中で示すべき治療法を自ら体験し，本当の問題，本当の悪魔を知らなければならないのである。

　原始社会以来，非常に多くの経験的な治療法が用いられており，衛生の規則（静かさ，よい空気）や麻薬，苦痛（ショック），反対物あるいは類似物（ホメオパチー homéopathie など）の使用による治療がそれらに当たる。歩みよりがあるにもかかわらず，根本的な相違が科学的な実践と（アニミズム的な）実践の間に存在している。アニミズム的な病気の概念では魂は身体と結びついており，スピリチュアルな力は物質と関係している。この考え方は，今日も存在しているある種の心的現実に相応している。

B　医学−哲学的概念

　西洋世界ではヒポクラテス（Hippocrate）の時代から19世紀まで，医学は哲学的システムに立脚していた。医学は，知識の一側面を表しており，世界全体の一視点の中で理解されていた。医学者は，世界についての哲学的な考え方から出発して，病気の現象について，系統的な方法により刻明に観察し，理解しようと試みた。治療については，たいていの場合は非常に経験的でさらに呪術的なものにとどまっていた。精神疾患は，病気の一般的枠組みに含まれる場合もあれば，呪術あるいは宗教の領域（例えば，長い間，魔女としてとらえられていたヒステリー）に含まれる場合も

ある。したがって，精神疾患に与えられた場を理解するためには，医学の全歴史を考察し文明の歴史を顧みる必要がある。事実，精神病理学的現象を理解するためのいくつかのモデルが明らかとなっている。

1 古代ギリシャの哲学と医学

　古代ギリシャの哲学と医学は大変重要であり，現代までさまざまなバリエーションをもつモデルを提供している。病気は，宇宙の見方になぞらえた内的平衡の決裂として理解されていた。病的現象は有機体全体の混乱として解釈されて，病的な現象についての系統的な観察から病気は合理的に整理されていた。

　ヒポクラテス（Hippocrate）は紀元前460年生まれであり，理性の導入を追求したコス（Cos）学派の代表的人物である（経験的アプローチに基づくクニドスCnide学派に対立していた）。彼は，哲学による医学を教え，以下のように断言する。《哲学と医学の差はあまりない。前者に存在するものすべてが後者に存在する》（礼節より）と。彼は，病気についての超自然的説明や神の力に基づく医学をすべて排除した。哲学者であり，また彼ら自身も多少なりとも医者であったピタゴラス（Pythagore），ヘラクレイトス（Héraclite），エンペドクレス（Empédocle），アポロニアのディオゲネス（Diogène），アナクサゴラス（Anaxagore）らから受け継いだことを基礎にして，ヒポクラテスは自分の医学を確立した。病気の説明は，理性による観察（$\tau\rho\iota\delta\eta\ \mu\varepsilon\tau\alpha\ \lambda o\gamma o\nu$）に基づいていた。《視覚，触覚，聴覚，嗅覚，味覚，そして思考の媒介によって把握可能なことを，すなわち，われわれに備わったすべての手段によって見極め得ることを考えることにしよう》。臨床家としてヒポクラテスは一つの分類，つまり彼の哲学的概念によって整理された疾患分類学に到達するその前に，自らの方法による見方に批判を加えていたのである[1]。

---

1) ヒポクラテスの重要な金言は以下のとおりである。《人生は短く，学はなりがたく，時はうつろいやすい。なぜなら経験は人を欺き，判断は困難だからである》。

人間は，宇宙，つまりマクロコスモスの法則と同じ物理的法則に支配された一つのミクロコスモスとして研究された。ピタゴラスやクロトン人の哲学者にとって，《数はすべての事柄の原則であり，源であり，根本である》。四つの基本的要素があり，それが火，空気（air），水，そして土（terre）である。エンペドクレスにとって，四つの要素に対応するものが四つの体液である。血液（le sang），粘液（le flegme，あるいは pituite），胆汁（la bile jaune），および黒胆汁（la bile noire，あるいは atrabile）であり，それらは各々，心臓，脳，肝臓，そして脾臓で見出される。ヒポクラテスは，これらの体液とその四つの性質（乾，熱，冷，湿）についての理論を採用した。身体は，固体の部分（容器）と液体つまり体液（内容）の集合により構成される。生命現象は体液から生じるが，しかし身体の総体に運動を与えるのは《エノルモン enormon》と呼ばれるエネルギーである。体液，あるいはその性質の過剰が平衡〔四つの体液の混合（クラシス la crase）〕を破壊し，病気（悪液質 dyscrase；悪い混合）を生み出す。平衡再確立への自然な傾向も存在している（消化は，有毒な要素を変化させる有機体の作用である）。病気の進展が好ましい結果あるいは悪い結果へと向かうことが決まる瞬間《クリーゼ》を見極める（χρισις（訳者注 crisis），判断，選択）ために，病気の進展や周期を詳細に観察することが重要である。臨界の日を待ちつつ，自然を妨げず信頼するという医学的姿勢が推奨された。

　精神疾患は，その関係において環境と区別されない有機体の平衡が破壊されることが原因の一つであった。てんかんは異論なく病気の枠組みの中に組み入れられた。《聖なる病気といわれる理由は，てんかんがほかのものよりもより神々しく聖なるものに見えるためだが，しかしその性質と起源はほかの病気と同じものである……。真実は，ほかのすべての重大疾患と同じく，脳がこの障害の源であるということである。てんかんは，粘液流が頭を満たしたときに起こる》。病気によっては行動と性格により影響するものがあり，それらの混乱は度を超過することによって特徴づけられ

る。それらは極端へと至らしめられた人々の運命を描いた悲劇や文学（例えば，『イーリアス』の「アキレスの怒り」）の中に言及されている。急性の狂気が存在し，興奮によって特徴づけられるフレネジー（phrénésie, あるいは frénésie）は知性を侵し，黄胆汁の流入を導く大脳の膜の閉塞が原因であるとした。レタルジー（létharsie）は逆に意識の減弱ともうろうが特徴である。慢性的には，焦燥と錯乱を特徴とする躁狂と，減弱，悲しみ，怖れという特徴をもつメランコリーが観察される。変調を一定の範囲の中で予測することは可能である。というのは形態的・機能的，そして心理的な類型に対応した気質（一つの性質，$\psi v \sigma \iota \zeta$（訳者注 physis））に応じて変調が見られるためである。この気質の概念は，われわれの時代まで，大衆的な大成功をおさめている（例えば，憂うつな人など）。

　ヒポクラテスとポスト・ヒポクラテスの理論では，合理的な秩序が病理学の中に導入され，系統的な観察をもとにした物質的な法則にしたがって病理が説明されたが，しかしその論理は，しばしば非常に類推論的であった。この論理により超自然的なことの解釈に対しても物質的法則が適用され，ヒポクラテスの後継者たちにとっては解釈するために欠かせないものとなった。かくしてアスクレピアデス（Asclepiade）（紀元前124-56年）は，ぴったりと互いに闘う二人の剣闘士のような存在として，自然と病気を擬人化して提示した。多くの学派が，ヒポクラテス学派に強く影響を受けながら，このシステムのさまざまな支点を強調した。アレクサンドリアの教条学派は，とりわけプラトン（Platon）哲学との関連を主張した。解剖学派のヘロフィロス（Hérophile）とエラシストラトス（Erasistrate）は，プトレマイオス王朝（Ptolémée）の治世のもとで，神経と脳について記述した。経験主義学派は，重要性をまさに観察に付与した。方法学派は合理主義を特徴とし，生気論学派はプネウマ（pneuma）（訳者注 霊的性質の原理。精気あるいは生気と訳される）に生命的力点を置いた。折衷学派は，体系化を行わなかった……。

　医学は多様な議論へと巻き込まれたが，ヒポクラテスの時代に採用しよ

うとした科学的特徴の多くを失ってしまっていた。後継者のひとりが，医学的無秩序を部分的にではあるが体系化し，大成功をおさめた。それがガレノス（Galien）（紀元後131-211年）で，現代まで続く知を記すこととなる。このことは疑いもなく，彼が一神教に暗黙に準拠していることから，その概念がユダヤ教，キリスト教，あるいはイスラム教社会に受け入れられやすかったからである。彼はヒポクラテスの体液学説を利用し，生気説，解剖学的な仕事，プラトン，エピキュロス（Epicure），そしてゼノン（Zenon）の思索を充実させた。ガレノスの分析的・解説的な傾向は，19世紀の解剖臨床的な視点のもとで行われることとなる，器官としての身体の分断を先取りしている。彼の目的論的体系（自然が器官を形成するものとして，各々の器官が説明された）では，固体の部分と，四つの体液（水が優勢な粘液は白く，冷たく，湿っている。火が優勢な胆汁は黄色く，暖かく，そして乾いている。土が優勢な黒胆汁は黒い液体で，冷たく，そして乾燥している。最後に，赤く，熱く，湿った人間の血液があり，血液には四つの基本的要素が等しい割合で見出される）と，精神，つまり物質にも共通する生命の本質であるプネウマを区別した〔植物的・動物的・精神的な生命に三つの物質的な形が存在しているのと同様に，3種類の精神，つまり自然プネウマ（le pneuma physicon），生命プネウマ（le pneuma zoticon（sooricon）），精神プネウマ（le pneuma psychicon）がある。それらは三つの能力装置であり，自然プネウマは栄養，成長，発生に必要な肝臓の中にある自然の能力である。生命プネウマは暖かさと生命を伝える心臓の中の生命的な能力である。精神プネウマは，理性が存在する脳の中の動物的な能力である〕。能力と液体の間の最終的な平衡が，気質を具現化するという。ガレノスによって区別された四つの気質は多血質，粘液質，胆汁質，そして黒胆汁質であり，大成功をおさめた。病気に対する素質を表すこれらの気質は，要素的な量の組み合わせにしたがって混合されているのである。

　病気は常に，複雑な原因によるシステム不均衡の結果であった（内的原

因は，既往性あるいは併発性，顕在性あるいは潜在性である。外的な原因は，身体構造の中には入っていかないものである）。

病気（流行性の，風土性の，孤発性の，急性の，慢性の，良性の，あるいは悪性の病気）の記述の枠組みの中で，行動に関する症候は観察され得たものの，精神疾患それ自体としては個別化されなかった。というのは，全体の機能不全が問題であったからである。この医学を導いた哲学者たちは，その人自身と環境が関連し合った生体（有機体）の平衡，すなわちその範囲における機能として，病気の枠組み外の正常な心理学的症状をまた考察していた。例えばプラトンにとっては，欠陥は気質と環境の影響に差し向けられた。哲学的な視点がどのようなものであれ，たとえプネウマのようにある種の要素が神秘的な性質であるとしても，質的な変化は常に身体の変容と結びついている。ガレノスは，すべての心的生活を生体（有機体）の機能に還元しつつ，この立場を図式化することになる（熱情は体液平衡の障害であり，怒りは病的感情である……）。ガレノスの学説は，現実主義によってローマ人を魅了し，目的論により宗教的視点の中で統合されることになる。ガレノスは，ヒポクラテスとは異なり，原因に結びついた病巣として，外側から病気を検討することを医者たちに促したのである。

ギリシャ－ローマ時代の教育は，帝国の衰退とともにその重要性を失い，その結果，神秘的・宗教的な概念に再び席を譲っていったのである。

2　インドと中国の医学

同時代のインドと中国では似たような原則に基づいた思想による医学的実践が生まれており，高度な専門性をそなえた西洋の身体－精神の二元論への反応として，現在性を回復しつつ今日まで継続している。身体は大宇宙（マクロコスモス）に比較されうる小宇宙（ミクロコスモス）の様態を呈し，病気は不均衡の一つであった（ゴータマ／シャカムニは紀元前525年頃にブッダとなった。老子による道教は，紀元前3世紀を起源にもつ）。

インド人にとっては，繊細な包，すなわちエーテル体，アストラル体，

メンタル体によって構成されている人間の全体が，管および交換点を通して，身体の中で循環する宇宙のエネルギーを得るのである（チャクラ chakras）。唯心論的な見方の中では，身体は非常に二次的なものであり，存在は宇宙的統一への回帰を熱望しているのである。それらの作用は，神的精神との交流に入るためのエネルギーの調和に立脚しているのである（インド－ヨーロッパ語の jug は，ヨガ yoga が由来するものと一致している）。

中国の医学はより唯物論的であり，老子の哲学に基づいている。各自の身体は一体であり，対立と補完の原則，すなわち循環に基づく陰と陽の間の振動によって駆動されるエネルギー（気）によって，回転している。それらの適用である鍼療法，太極拳，漢方薬療法は，現在では西洋人によって実践されている。単純な因果関係，すなわち線形理論にしたがわない中国の思想は，ある面では，カオスの現代理論を先取りしているといえるだろう。

3　イスラム医学

ギリシャ－ローマの影響が西洋で失われたときに，イスラム医学がギリシャ－ローマの貢献を豊かにしつつ保存することとなる。このイスラム文明は，西洋に再び伝えられる前の9～10世紀に，バグダッド，カイロ，そしてコルドバで絶頂に達した。アラブ人はより系統的で科学的な枠組みを医学にもたらした。精神の病理学に捧げられた著作はわずかである。重要な例外として，ヒジュラ暦4世紀（10世紀）（訳者注　ヒジュラ暦はイスラムの暦で，西暦622年が「ヒジュラ暦」の元年）のバグダッドの医師であるイシャク・イブン・アムラン（Ishaq Ibn Amran）のメランコリーに関する著作[2]を引用することができ，この概論は11世紀後半に南イタリアでコンスタンティヌス・アフリカヌス（Constantin l'Africain）によってラテン語に翻訳された。8世紀（訳者注　アッバース朝がウマイヤ朝を倒したのは西暦737年）

---

2) M. R. Boubakeur によりフランス語へ翻訳された。*Mémoire de CES de Psychiatrie*. Paris, VI, 1979.

のダマスカスからバグダッドへのカリフ（訳者注　イスラム帝国の王朝，その地位，指導者，教主兼国王である．正統カリフは最初の 4 人のみである）の移動は，ヒポクラテス，ガレノス，そしてビザンティンのテキストや，インド，エジプト，ペルシアのテキストの翻訳熱と時期を同じくしていた．同じ時代，薬局と図書館を備えた病院がバグダッドに建てられた．カイラワン（Kairouan）（彼はそこで処刑されることとなるのであるが）に住むこととなるイシャク・イブン・アムランは，なかでもメランコリーに関する著作（*Kitab-il Malankhuliya*）を著している．彼は古代のすべての著者たち（ヒポクラテス，アスクレピアデス，カッパドキアのアレテウス Aretée，ガレノスら）を引用し，われわれの時代にまで価値をもつメランコリーの特徴について（緩慢さ，無動，無言，睡眠の障害，食欲不振，寡黙な焦燥，落胆の感覚，気がかり，不安，恐怖，悲しみ，自殺の危険など）を完璧に記載している．このテキストでは，臨床的な厳密さに加えて，一つの章全体にわたって心的な原因が重要として展開され，病人に対する心理学的な取り組みの必要性を唱えたことが独創的であった．この病人に対する心理学的な関心は，そのほかの経験的な治療（多幸をもたらすワイン，乾燥イチジクなどの使用など）に加えて認められていたのである．

　ほかのアラブの医者たち（その中で西洋人にとって有名な名前を簡単にあげると，アウィケンナ Avicenne（訳者注　アラブ名はイブン・スィーナー），ラジー Rhazes，アウェロエス Averroès（訳者注　アラブ名はイブン・ルシュド），アウェンゾアル Avenzoar（訳者注　アラブ名はイブン・ゾール））は，われわれの視点では生理学の水準を豊かにしつつ，西洋古代思想の伝承にとりわけ関心があったのである．

4　中世の医学

　中世の西洋では，ローマに由来する医学は古代のプネウマの後継である霊気（自然，生，動物）に次第に重要性を支えていた．民衆の宗教であった「ケルト人の遺産」（訳者注　北フランスから北スペイン，そしてアイルランド

に住むケルト人の末裔では森林信仰や多神教が特徴）を除いて，狂気のイメージには次第に神学が関与してくる．つまり障害が霊魂の障害として考えられるとき，障害は身体すなわち世俗の医学領域を離れて宗教的領域に達することとなる．聖トマス・アクイナス（Thomas d'Aquin）（1225-1274年）の著作では，アリストテレス（Aristote）の思想を借りつつ，道徳的視点に基づいた神学的概念の精緻化が見られる．人間はとくに知性に関して，完全であるために必要なものを受け取っているのであるから，目標は調和に達することである（アリストテレスの共同体）．理性を失う人間は，アメン（*amens* 理性なし）であり，フリオシ（*furiosi* 人間関係に受け入れられないもの）であり，動物の状態（アニムス *l'animus*）に還元され，物質から解放され神の知へと達することが可能となる理性（*ratio*）の源である精神的な霊魂（アニマ *l'anima*）を失っている．人間はまた，熱情に，すなわち下等な欲望（*insania*）にゆだねられることがある．10世紀頃，ユダヤ人のシャベタイ・ドンノロ（Shabbetaï Donnolo）は，アラブ人に捕らえられた囚人からアラブの知識をイタリアにもたらした．とくにサレヌノ学派（コンスタンティヌス・アフリカヌスによる）とモンペリエ学派（アルノー・ド・ヴィルヌーヴ Arnaud de Villeneuve による）によって，多くはユダヤ人を介してイスラムから戻ってきた古代の知識が広まった．

中世ほど，複雑で長い時代の傾向と思想を要約することが困難な時期はない．中世の思想はおよそ1000年頃に広まり，交流により促進されていた．飢餓，戦争，そして1347年からのペストの流行とともに，多数の交易や都市の大発展が新しい不均衡を助長する．らい病に限定されていた隔離は，恐怖を前にして，狂人のようなほかの範疇にも広がることとなる．超自然的で悪魔学的な解釈は，それが頂点となる15～16世紀まで及ぶこととなる．しかしながら12～13世紀に，貧しき者，そしてその中の狂人に対して，慈善の義務から施療院が創立された．14～15世紀には，確実に狂人のための最初の施設が設立されており，おそらく，1375年ハンブルクが最初のもので，1410年ヴァレンシアに《狂人のための施療院 L'espital del folls》，ついでロンドンのベドラム（ベツレヘムの聖マリー修道会 Sainte-Marie de Bethléem）がつくられた。ただ頭の鈍い者（benidictus, benit）だけが神の貧しき者とほとんど同一視されていたものの，巡礼は実際には狂人を差別することなく用意された。〔もし聖レオナール病（mal Saint-Léonard）あるいは聖ヴィ病（mal Saint-Vit）のようなてんかん性の障害や，聖マトゥラン病（mal Saint-Matelin）あるいは聖アケール病（Saint-Acaire）のような精神を逸脱させるアヴェルタン（avertin 暈倒症）でなければ〕ブルボネ地方の聖ムヌー教会（Saint-Menoux）の《デベルディノワール（déberdinoire 墓）》へ，カーンの近くの聖セヴェール教会（Saint-Sever）へ，グルネ・アンブレイエの聖イルデベール教会（Saint-Hildebert）へ，聖メーン教会（Saint-Meen）へ，そしてのちに家族療養コロニーが生まれることとなるゲール／ヘール近くの聖ディンフヌ教会（Sainte-Dymphne）への巡礼が行われた。困難な時代には病気はすばやく悪に同化される。中世の終わりには病気というものは，憑依によって狂気の中でもその扇動者に悪魔がなるような，一種のマニ教的なものとされた。疫病や戦争と同じく魂の病は誠実な罪人を襲うことがあり，悪魔的な原因によるものであり得たのである。

5　ルネサンス

　魔女狩りは，中世の終わり（1453 年のビザンチン帝国の没落により印づけられる），ルネサンスの新しい精神が中世社会の状況（status quo）を脅かしたそのときに始まった。戦争と疾病の恐怖に続いて，より形而上学的な不安，つなわち狂気がらい病に取って代わり，危険で呪われ伝染する存在となった。この恐怖はしばしば性愛性（梅毒の伝染があった。梅毒は 1493 年あるいは 1496 年に，クリストファ・コロンブス Christophe Colomb によりアメリカからもたらされた）に，すなわち女性の恐怖に結びつき，《女性は掃き溜めに建てられた神殿（ce temple bâti sur un égout）である》とされた。

医学においては，ジャン・フェルネル（Jean Fernel）(1497-1558 年)，レオンハルト・フックス（Léonhard Fuchs）(1501-1566 年)，解剖学者たち（ヴェサリウス Vesale，セルヴェ Servet，ジャック・デュボア Jacques Dubois）のような医学者たちが観察と実験を続けるような潮流があったとしても，観念論的な一連の傾向が勝利していた。コルネリウス・アグリッパ・フォン・ネッテスハイム（Cornélius Agrippa von Nettesheim）(1486-1535 年) は，精霊，悪魔，そして観念の世界に共有された世界，すなわち呪術的な様式で互いに影響し合っている天上の世界と現世的身体の世界という視点により，カバラ（Kabbale）（訳者注 ユダヤ教に基づいた神秘主義思想）に医学を調和させようと試みた。フィリップス・ボンバストゥス・フォン・ホーエンハイム（Philippe Bombast von Hohenheim）(1493-1541 年) は，パラケルスス（Paracelse）の名でより知られているが，医学的視点をもちつつも，そこでは錬金術，呪術，そして神知学が強く説かれていた。彼は自分の科学に対する軽視を自負しつつ，神や創造物と接触することが可能な神知学的直感に身をゆだねることを提唱した。人間は，大宇宙に照応した小宇宙として常に理解されており，各々の器官はこの文脈では惑星と関連づけられた（例えば，脳は月のように理解される）。彼の非常に雑然とした教義では，深い秘めごとに由来する身体は物質的なものと非物質的な実体から成っており，病気は天体全体，毒，いつでも天体の影響下にある自然全体，あるいは神の直接的な影響により引き起こされる何か異常なるものであった。当時の治療は，これらの要素の人事を越えた力の上に基礎づけられていた。16 世紀の終わりの頃には，パラケルススの理論とバラ十字団（Rose-Croix）（訳者注 キリスト教を中心とし，カバラや民族的呪術的知識を融合させたギルド的組織）の理論の融合により，病気についての悪魔的概念に到達していた。悪魔にとりつかれたものの一つが狂気である。したがって狂気は，サタンの手先専用に用意された処置にゆだねられなければならない。ヤコブ・シュプレンガー（Jacob Sprenger）とハインリッヒ・クラマー（Heinrich Kramer）によって，ドイツで魔女狩りに

ついての一つの規定が発刊された。それが『魔女に与える鉄槌（*Malleus maleficorum*）』（悪魔のつち）である。1486年に発刊されたこの著作は，1669年までヨーロッパの各国で発刊されることとなる。未知の病気はすべて悪魔のせいとされた。《すべての悪魔つきは，女性の中に定着している肉欲から生じる……それら不潔な願望を満足させることに非常に熱心な女性に生じる》。この本は，精神病理学的な手引きであると同時に，煽情的な記述によって読者を満足させるポルノグラフィー的な作品でもあった。その本は，女性を告発することを勧め，悪魔が隠れられないように裸にし，陰毛をそり落として，とがめられている女性を公開することへと駆り立てた。こうした文脈から，不浄から身を守るために狂人は街から追い出され，巡礼者や船頭に預けられることもあった（ボッシュ Bosch の有名な狂人の船の絵画に示されている）。治療のために星占いや手相占い，呪術的な接触や暗示に頼るとしても，宗教裁判と薪の山（訳者注　火刑）は遠いものではなかった。

　しかしこの悪魔学の文脈の中で，精神医学が反動として生まれることとなる。ベルギー人であるヨーハン・ヴァイヤー（Jean Wier）（あるいは，Weier, Weyer, Wierus）（1515-1588年）は博愛主義的精神から，魔女として告発された狂人たちを擁護することとなる。彼はアフリカと東洋への旅行の途中に魔術に興味をもち，悪魔を信じるようになったと断言している（彼はそこで，7,409,127 の悪魔と出会っていたというのである！）。それは戦術的行動だったのか。ともかく，彼は宗教戦争のただ中の1570（1569？）年にバーゼルで，『悪魔の欺瞞と裏切りについて（*De l'imposture et tromperie des diables*）』を著した。《魔女》を医学にゆだね，どの審判でも医学的な意見を求めるように要求したのである。《まさに哀れな娘たちは，決して背任していない。彼女たちをメランコリー者，あるいはてんかん患者として考えられるに違いなかった。彼女らの恥ずべき行為の多くは，空想によるものと思われる。火あぶりを前にして，彼女らが単に空想によってしか知らない過ちを告白することはなかったのである》。精神疾

患から悪魔つきをはっきりと区別することが重大問題となるのである。

　少しあとに，バーゼルの医師であるフェリクス・プラター（Félix Plater）(1536-1614年) は，メランコリーの症状を記述し，精神疾患の分類〔精神薄弱（*mentis imbecilitas*），精神の疎外（*mentis alienato*）（訳者注　いわゆる精神病を含む），精神疲労（*mentis defigatio*），そして精神の混乱（*mentis consternatio*）（訳者注，てんかん，卒中など）〕を試みたが，精神疾患の超自然的な起源を肯定し続けた。イタリア人のガゾーニ（Gazoni）は，同じ動向の中で，狂人を病院で治療することを求めた。聖職者であるザッキアス（Zacchias）は1624〜1650年の間の宗教裁判の経験から，悪魔にとりつかれた狂人は魂の病気に暴露された主体の中に生じていることは間違いなく，狂人は唯一医学に帰せられなければならないとするヨーハン・ヴァイヤーの意見を確証した。精神の病気は医学の領域に戻ってきたが，しかし，特別な一つの範疇を形成していた。

　この時代では，もうひとりの先駆者としてジャンバッティスタ・デラ・ポルタ（Giambattista Della Porta）が思い起こされる。彼は身体の共感や嫌悪によって超自然的な事象を説明することを試みており，メスメル（Mesmer）を先取りしている。しかし精神現象に対するこのような立場は，ルネサンスのこの時代では相当怪しげなものであった。ジェローム・カルダン（Jérôme Cardan）(1501-1576年) は，彼自身が表明したところではパリ生まれで，パリ，ブルゴーニュ，ついでベルンで働いた《有名な》医師だそうだが，矛盾を含んだ例であり，彼はガレノスを捨て，精神現象，例えば幻覚に客観的に立ち向かうことを目論んだ。しかし同時に，すべての存在とすべての事物との接触に浸入するために魔術的な恍惚状態を推奨し，魔術を擁護した。このような精神疾患に対するアプローチと，この時代の知識と芸術に関する新しい思想の誕生との間には，大きなギャップがあった。レオナルド・ダ・ヴィンチ（Léonard de Vinci）(1452-1519年) は，この時代の革新的な情熱を代表している。よく知られているように，彼の興味は絵画，建築，生物学，物理学，水理学，解剖学，さら

に哲学に及んでいた．人間に対する新しい思想は知識への激しい欲求から生まれ，ドグマを捨て，現実の中に人間を置きつつあった．もし非物質的な神の魂が存在するとしても（神学的な問題），感じうる物質的な魂，つまりベーコン（Bacon）が好んで語るような精神が存在しているというのである．科学の進歩により，よりよく精神を知ることが可能となったのである．同様に，超常として特徴づけられる現象も，科学的な研究の対象たり得たのであろう．ルネサンスの名称が論議されるように，ルネサンスは古代の著者たちを発見することにより新しく生まれたわけではない．このことは，とくに病理学的な領域においてはまさに真実であり，古代の著述者たちは少しずつ議論を重ねられ，乗り越えられていったのである．

6　17～18世紀

続く17，18世紀では，ヒポクラテスとガレノスはあまり実り豊かな準拠枠とはならなくなった．形而上学は，実験医学によって権威が失われ始める．デカルト（Descartes）とライプニッツ（Leibniz）の哲学の影響のもとに，医化学的・医機械学的・生気論的医学がヒポクラテス-ガレノス学派や医神知論学派と肩を並べた．かくしてファン・ヘルモント（van Helmont）（1577-1644年）（訳者注　生まれは1579，1580年の説もある）は古代の理論に反論し，ついでフランシスクス・シルヴィウス（Franciscus Sylvius）（あるいはフランシスクス・デュ・ラ・ボエ Franciscus de le Boë）（1614-1672年）はすべての生命現象は液体の中に含まれる化学的な要素によって説明されると考えたが，その液体こそがパラケルススとファン・ヘルモントの体系から科学由来のものとして具現化したものであった．さらにデカルトの影響やガリレオ（Galilée），ニュートン（Newton），ハーベイ（Harvey）（血液循環に関して）の発見により，医学に物理的な原則が適用されうるように見えた．またアルフォンス・ボレリ（Alphonse Borelli）（1608-1679年）は機械的・数学的医学の創始者である．形而上学やガレノスによる病因論は，化学的・機械的な理論によって置きかえられ，

自然においては物質と運動だけが存在している，というデカルトの主張が支配的となった。科学とは運動が生成される法則と条件を発見することであり，ギリシャ哲学から引き出された形相因，自然因，作用因，そして目的因はもはや議論されなくなった。シデナム（Sydenham）（1624-1689年）のようなイギリスの医者は，解釈を探求する以前の，病気についての厳格な観察だけを固く保持した。こうしてヒステリーは，心理学的要因の重要性が認められながら記述されたのである。シャルル・ルポア（Charles Lepois）（1563-1633年）は1618年に，女性と同様に男性および小児のヒステリーを観察し，ヒステリーは子宮ではなくて脳の障害であると断言した（《漿液の崩積による頭の病気（Morbi capitis a colluvia serosa）》ヒステリーに関する章）。医学的な発見は増えたが，医者たちは存在すなわち霊魂についての重要な原則があまりにも考慮されていないと考えていた。シュタール（Stahl）（1660-1734年）は，アニミズムと呼ばれる理論の中で，自発性あるいは非自発性の運動を生み出す霊魂の重要性を擁護していた。

　理論の多様性はいかなるものであれ，医学と生理学の進歩により病理学的領域では次第に真の症候学をよりどころとしていった。観察がなされることによって，種々の精神疾患の境界を定めることが可能となっていったのである（例えば，てんかんとヒステリーが区別された）。

　18世紀には，生理学と解剖学の進歩により医学的学説は精緻なものとなった。ランチーシ（Lancisi），エッケ（Hecquet），バリヴィ（Baglivi），ついでモルガーニ（Morgagni）とボルドゥー（Bordeu）らの器質論者たちは，つまるところガレノス主義とともに古くさい思想，つまり病気は器官の異常な機能に由来するという考え方を再び取り上げ，さまざまな器官の機能障害を主張した。

　18世紀終わりまで，解剖学的発見によるこの一連の傾向は強まっていく。ビシャ（Bichat）（1771-1802年）は，各々の組織の機能を考慮する必要性を説き，生命は《死に逆らっている機能の総体である》と述べており，次の世紀（19世紀）への移行が示されている。しかし，医学システムは

古代の理論と解剖−生理学的発見を混合していたために，複雑なままであった。刺激に対する感応性と神経症説（フォン・ハラー Von Haller，カレン Cullen やブラウン Brown），生気論者（シュタール Stahl 後のバルテス Barthez，ホフマン F. Hoffmann），体液の重要性（ブールハーフェ H. Boerhaave の体液学派）に基づいたシステムが記述された。実際には，これらの概念はしばしばごちゃまぜにされていた。笑わせてくれるのはティソ（Tissot）の概念である。彼は著書『オナニー，マスターベーションによって生み出される病気についての小論（*L'onanisme, dissertation sur les maladies produites par la masturbation*）』の中で，かなり恣意的な方法で集められた事例の観察（例えば，てんかんとマスターベーション）を正当化し，ブールハーフェやホフマンの理論を借用したり，古代（アエティウス Aetius，ガレノス，プリニウス Pline など）を参照することによって，オナニーについての道徳的な判断を正当とした。この本は大成功をおさめ，再版が《大増刷された》。理論の折衷にもかかわらず，観察は次第に系統的な方法となり，自然主義者たち（リンネ Linné，トゥルヌフォール Tournefort）の影響のもとで，ボアシエ・ド・ソヴァージュ（Boissier de Sauvages）（1706-1767 年）は病気の分類を確立する（『疾病分類学（*Nosologica Methodica*）』1763 年）。精神病理学では長い間治療的可能性が限定されていたが，自然主義者たちのこれらの研究では，ボアシエ・ド・ソヴァージュはすでに治療的な判断に基づいて分類を試みていただけに，いっそうの大成功を得た。

　医学の進歩は，理性哲学の進展と同様に，狂気の魔術的性質のある部分を失わせることに貢献した。しかし，戦争と疾病が絶え間ないこの時期，狂人たちは，浮浪者と同様に処遇されていた以前のような好意的な境遇を受けられなくなった。《狂人の大いなる囲い込み》と呼ばれていることは，一般的に起こっていた現象の一部である[3]。精神障害者は，中世のよ

---

3) Foucault : *Folie et déraison. Histoire de la folie à l'âge classique*（狂気と没理性．古典主義時代における狂気の歴史）. Paris, Plon, 1961.

うに家族に保護されるか（自由であるか，あるいは家の一部に閉じ込められていた），あるいは貧困によって追い立てられた浮浪者の群れの一部となっていた。飢餓，疫病，戦争が引き続き起こり，フランス革命に至るほど次第に社会的不安が大きくなっていった。イギリスでは，浮浪者の処遇と貧困者の苦痛を和らげるために準備された懲治監／矯正院（houses of correction）が1575年に創立され，1670年には救貧院（workhouse）が設立される。ドイツでは矯正院（Zuchthaüser）ができた。フランスでは，1656年に総合救貧院（l'hôpital général）が設立されるが，それは人口の1％（6000/600000）まで受け入れた行政組織であった。1632年，サン・ヴァンサン・ド・ポール（Saint Vincent de Paul）は，サン・ラザール（Saint-Lazare）施療院を開いた（訳者注　1632年に，サン・ヴァンサン・ド・ポールはサン・ラザール癩施療院を総合救貧院に改変した）。経済的な危機の時代であったので，これらの施設には無為な人，浮浪者，仕事がない貧しい人が見られたが，安価な手仕事をさせることで経済的危機時の失業とその苛立ちは解消された。これらの人々の中に，放浪者，浪費家，道楽者，そしてまた狂人，気狂いが加わったのである。総合救貧院には男女の狂人を閉じ込めるために準備されていた場所があり，そこで隔離が行われた（男性のためのビセートル Bicêtre，女性のためのサルペトリエール Salpétrière）。気狂いは格子越しに見物された。見世物がシャラントン（Charenton）収容所で行われ，そこにサド（Sade）が参加していた。狂人は嘲り笑われなければならなかったのである。狂人は危険なので鎖で藁の上につながれ，彼らの動物性を示すことが重要であったのである。地方では，たとえ総合救貧院を組織するための財政的困難が理由にすぎないとしても，こうした現象は明らかではなかった。家族と体制の側からの要請が強まるにつれて，封印状というものが発生する。18世紀終わりには，警察の命令が慈善の義務に取って代わり，500〜600という数の強制収容所と乞食のための収容所が警察の命令に応じていた。しかしながら，閉じ込められた人数，とりわけ狂人の数は一般に信じられているほどは多くは

ない。ただし，施設の中にはさまざまな人が混在していたため，人数を見積もることは困難である。

18世紀には，同時に博愛精神の誕生が見られ，社会は過ちを修正しなければならなかった。施療院を改善するための改革計画は，手段が欠如していたために実現されることはなく次世代に引き継がれた。一般にも識別されるようになったさまざまな狂人（デマンス）に対して，病院で処遇されることが1785年頃に提唱され，ビセートルあるいはサルペトリエールに送られたのは不治と裁断された精神病患者であった。

17世紀と18世紀は，科学の進歩に助けられ，合理主義がその特徴を刻んだ時代である。精神病は特別な病気として，理性を欠くという特徴をもつ病気として標識され始める。病気を説明しようとした体系のある種のものは，多数の聴衆を得ていたものの見せかけの科学にすぎず，例えばガルの骨相学とメスメルの動物磁気がその例であった。

フランツ・ヨーゼフ・ガル（Franz Joseph Gall）（1758-1828年）は，脳は思考の器官であり，大脳表面の特定領域の中に精神の機能あるいは性質が局在すると確信しており，その特定領域を器官あるいは中枢と呼んでいた。その点で，脳室は精神の座であると主張した古代の伝統や，より新しいところでは大脳皮質の中に精神を位置づけたシルビウスの研究や，『脳解剖（*Cerebri Anatome*）』（1644年）の中で感覚を線条体に，想像を脳梁に，記憶を随意運動を同じくコントロールする皮質に位置づけたウィリス（Willis）の研究を取り入れていた。ガルは，《器官》の過剰あるいは欠如は頭蓋骨の外表の検査によって検出されうると考え，頭蓋骨の形によってその特徴を評価することができるとした。彼は最初に26の器官の目印をつけたが，このシステムは彼の後継者によって複雑化されることとなる（1916年のファウラーFowlerによれば，100以上となる）。ガルは，問題を含む観察の上に学問の基礎を置いていたのである。彼の弟子であるカスパー・シュプルツハイム（Caspar Spurzheim）（1776-1832年）は骨相学の普及に大いに貢献し，イギリスではジョージ・クーム（George Combe）

(1788-1858年)が普及させた。骨相学は，19世紀の神経学者と神経生理学者によってなされた皮質機能局在の発見により強化されているように見えただけに，20世紀のはじめまで続く大人気を得たのであった。骨相学は，共和主義や忠実な愛というような機能に相当する領域を次々に記述した弟子たちの異常な熱意によって，信用を失っていった。最も徹底した体系は，骨相学と相貌学を結びつけたレッドフィールド（Redfield）の体系である。このような応用はしばしばペテンのようなものだったものの，骨相学の普及それ自体は科学的側面をもつ理論への関心を示していた。器質論の支持者にとっては，ガルの考えは，19世紀後半から発展することとなる実験による大脳局在論を先取りしていることとなる。

フランツ・メスメル（Franz Mesmer）（1734-1815年）は，動物磁気説の創始者である。彼は，外見的には科学的に見えるものの呪術に由来する行為を再び利用することにより，アカデミックな環境の外側で大成功を得た。当時，病気の原因はほとんど知られておらず，死亡率は非常に高く，迷信が根強かったことを忘れてはならない。1727年に起こったパリのサン・メダール（Saint-Médard）墓地の痙攣（訳者注　ヒステリー性の痙攣）のような集団現象は稀ではなかった。オーストリア人を祖先とするメスメルは，音楽（彼はモーツアルトの友人となる），神学，哲学を学び，その後，とくにブールハーフェ学派による医学を学んだ。彼の経験的実践から始まった理論は，ブールハーフェとパラケルススの体液学説の教義に由来していたが，電気現象（1746年のライデン Leyden 瓶の発見（訳者注　静電気を蓄える瓶），クーロン Coulomb とフランクリン Franklin の研究（訳者注　ベンジャミン・フランクリンの有名なライデン瓶と凧を用いた雷の帯電の実験））などが発見された時代でもあり，その物理学の教義を採用していた。メスメルは，動物の身体の中には液体が存在し，その特性は磁石の電気的特性に例えられる，と考えた。治療のために病人に磁気を押し当てるという方法を利用したのちに，単なる接触のみによる治癒を唱えた。実際に彼は身体の磁気的特性を信じ込んでいたのである。メスメルは彼自身が与えた

印象により彼を誹るためにしばしば語られるように，儀式を身にまとっていた。パリへの旅行のとき（1778-1781年），厚いじゅうたんと影を映し出す鏡，静かな音楽，オレンジの花の香り，小さな明かりがある部屋へ，多数の病人たちを同時に入れた。病人たちは，《磁気化された水》の入ったバケツのまわりで手を取り合っている。メスメルはライラック色の服を着て手に槌を持って入室し，ヒステリー型の発作を誘発したのであった。彼はこの儀式により，科学的な環境下ではペテンのイメージで受けとめられるようになる。ルイ（Louis）16世の要請によってつくられたフランクリンを委員長とする科学アカデミー委員会は，動物磁気はまったくの想像の問題であると結論づけた。しかし芝居じみていることや求められる報酬の重要性の裏側にある，ある真実（すでに，魔術的実践に用いられていた真実）をメスメルは先取りしていたのである。彼には暗示の役割がわかっていた。そのことによって，ある患者はすでに目撃していた発作を集団で再現するのであった。暗示の役割は患者の医者に対する愛着の上で作用した（陽性転移と一般的に呼ばれることとなる）。彼には支持者がおり，その中には王妃マリー・アントワネット（Marie-Antoinette）もいた（《想像と信頼をなくしてしまうと，あなたは何もかも失うことでしょう。信頼の対象が真であれ想像であれ，あなたは同じ結果を得るのです》と彼は述べていた）。彼の性的魅力についての役割はあまり気づかれていなかったが，1778年のウィーンで犠牲者が出た。王妃にかわいがられていた若い患者は，彼のためならオーストリアを捨てられるというくらいの魅力を彼に感じていた。彼は，緊張の軽減を可能にする発作の治療的役割（未来のカタルシス）を呈示していたのであった。

メスメルの後継者は，大方，純然たるペテン師であった。その中で最も有名なジュゼッペ・バルサモ（Giuseppe Balsamo）（1743-1795年）はアレッサンドロ・ディ・カリオストロ（Alessandro di Cagliostro）伯爵と呼ばれていたが，有名な王妃の首飾り事件に巻き込まれている。ピュイセギュール（Puységur）侯爵（1757-1825年）はより真剣に，メスメルの庭師

であったヴィクトルという人物について，メスメルとその弟子たちの経験を 1784 年に取り上げている。ピュイセギュールは動物磁気体験を詳細に観察し，いつもは遠慮がちで控えめなヴィクトルが人為的に引き起こされた夢遊症の最中にはより容易に明晰に話した，という状態を詳述している。《無知な農夫》であったことが重要な点であるとして，ピュイセギュールは儀式の重要性を縮小している。メスメルは患者たちに話しかけつつ磁気化された木のまわりで眠らせていたのであり，実際には催眠による暗示を行っているとして，言語性のコミュニケーションとその心理学的側面の重要性をピュイセギュールは示したのである。ピュイセギュールがメスメルのもとから現実に 1784 年に去ることとなるときでも，メスメルは《発作》とその生理学的側面に価値を与えており，ピュイセギュールの発見を過小評価していた。メスメルを非難するアカデミー会員は，《磁気なき想像は痙攣を引き起こすが，想像なき磁気は何も引き起こさない》と述べており，ピュイセギュールを納得しないものの正しく評価していた。想像の役割は，メスメルの弟子であるデスロン（Deslon）によって，《もし想像の医学が最もよいとするならば，なぜわれわれは想像の医学をなさないのか》とユーモアをこめて皮肉られる[4]。心理学的説明を支持する《アニミスト》と，生理学的説明を支持する《体液学派》は，1843 年のブレイド（Braid）による催眠の開始まで長い間対立していた。しかし，メスメル，ついでピュイセギュールに関するこれらのすべての動向は，科学的思考に統合される精神療法の存在を先取りして描いていた。19 世紀の間，神霊主義，夢遊症，多重人格に興味を示していたヨーロッパの国々では，医学界のみならず医学界以外においても，メスメリスムは発展していたのである。

　歴史上のこの長い期間に，病気の原因についての議論が確かに見られるようになっている。医学的な議論はモリエール（Molière）に揶揄されてもいた。社会‐政治的状況による浮き沈みにもかかわらず，原則な準拠枠

---

4) Chertok：*L'hypnose*（催眠）．Paris, Payot, p.18. より引用。

はギリシャ・ラテン医学のままであったが，その原則はルネサンス以降，合理的な視点により徐々に捨てられていった。精神疾患は病気として認められたが，病因として心理学的な水準の要因（情動，疲労など）が検討されていたとしても，器官の機能異常の現れにすぎなかった。分類への関心と主観主義の哲学者（聖アウグスティヌス Augustin，スピノザ Spinoza など）による認識によって精神医学はヨーハン・ヴァイヤー以来，医学の中に一定の座を占めていた。しかし一般的には，精神病者を解き放ったピネルの象徴的な行動以降，精神医学について語ることができるのである。この医学−哲学的概念の時代では，しばしば呪術の痕跡をとどめていた治療的な実践と，思想との間に大きなギャップが存在していた。困難な時代を経ることで，治療的水準では大きな後戻りを目にすることとなる。治療法は多様であり，時として理論によって正当化され（例えば，体液の流れを促進するための瀉血），しばしば経験的で，さらに風変わりなものもあった（一角獣の角，キツネの脳，剣闘士の血など）。とりわけ精神の障害が問題である場合には，治療の原則は呪術によって用いられた原則と近いものであった。

○ 強化の原則——主体は理性を欠くので,それを強化する必要がある。
○ 純化の原則——主体は必要に応じて水の中に浸しつつ，純化されなければならない。
○ 調整の原則——不調に直面したとき，調律の導入，例えば音楽による鎮静を導入する必要がある。
○ 意識の覚醒の原則——意識は鈍らされているので，必要ならば，赤く熱した鉄による刺激によって意識を覚醒させる。
○ 情動の外在化の原則（例えば，劇）
○ とりわけ，生活の規則により，健全で自然な生活に回復させる。

現代の治療的な《発見》は，実際にはこれらの実践への回帰であり，よ

く似たことが繰り返されている。

C 臨床精神医学の誕生

　精神医学についての現代的な概念の誕生は，フランス革命のまっただ中，1793年にビセートル（Bicêtre）病院の狂人たちを鎖から解放したピネルの行為によって，慣習的に印づけられている。この行為の歴史的真実については議論の余地があり，たとえピネルが精神病患者の人間性に基づく処遇の必要性を深く認めていたとしても，疑いなく過分に美化された伝記的性質を帯びている。この行為は現代の始まりを象徴的に表している。すなわち精神病患者は病人としてとらえられなければならず，犯罪者あるいは動物性の代表と見なされてはならないのである。しかし病人は解放されたが，収容所（asile）にとどまったままであった。そしてこの解放は監護人ピュサン（Pussin）の助言によりなされたのである（彼ひとりによってではないとしても）。このことはまた，精神医学的知識は看護者の知識，つまり患者との接触により得られた知識にも立脚していたことを意味している[5]。

1　フィリップ・ピネル

　フィリップ・ピネル（Philippe Pinel）（1745-1826年）は，その時代の考え方に深く影響を受けていた。他国では，ペスタロッチ（J. Pestalozzi）（1746-1827年），ライル（J. C. Reil）（1759-1813年），テューク（W. Tuke）（1732-1822年）らによって，狂人たちの生活条件の改善が追及されていた。ピネルは，カレン（Cullen）のような近代医学者や，ロック（Locke），コンディヤック（Condillac），メーヌ・ド・ビラン（Maine de Biran），カバニス（Cabanis）などの哲学者の著作に影響を受けていた。彼らは観察を

---

[5] J. Postel: Philppe Pinel et le mythe fondateur de la psychiatrie française（フィリップ・ピネルとフランス精神医学の創始者の神話）. *Psychoanalyse à l'Université*, 4, n°, 14, mars, 1979, p.197-244. を参照．

臨床の基礎に置き，観察はシステムの趣旨より優先されなければならないと主張し，その点が先人たちと異なっていた。

　コンディヤックにとっては，心的生活は感覚により構成されていた（感覚主義）。カバニス（1757-1808年）は，彼の著作である『心身相関論（*Rapports du physique et du moral*）』の中で，ダイナミックにこの感覚主義を以下のように展開した。すなわち精神と身体は相互に影響し合っているが，病気がこの平衡を変更することとなる。思考や意志のような中枢システムはそれらの機能を興奮，中断，変容させることにより，ほかの器官に作用させることができる。一方，感覚は，《考えを得るために，感情を感じるために，意志を得るために，いいかえると，存在するために必要なものである》。性別，年齢，気質，病気の状態が，性格，観念，道徳感情を特徴づけているのである，と。

　このような思潮の中で，ピネルは，彼の著作である『哲学的疾病論（*Nosographie philosophique*）』（1798年）の中で，病気の研究に関する彼の方法を述べている。《真実の研究において，医師を導くべき原則はほかの自然科学におけるものと同じであり，純粋な鑑識力と堅固な知識を得るためのものと同じ法則である。人間精神の歩みと進歩を確実とするために，哲学者によって導かれた総合的な教えを役立てるためのものと同じ配慮である》。《デカルトの哲学的懐疑は，内科的病理学にしばしば適用することができる》。内科的な病気の研究は，化学，植物学，鉱物学，そして動物学の研究の原則と緊密に結びついている。確固とした進歩のために，《(1)病院の中での研究に没頭する必要があり，すべての分類から関連なく独立した方法によりとらえられた症候から始めなければならない。(2)一時的な症候について特別に研究を行う場合には，症候の全体，すなわち急性に起こった病気の進行を経験するとよいであろう。例えば，病気に及ぼしうる特別な影響，すなわち場所，処方，道徳的感情について研究することに配慮しなければならない。(3)単純な，あるいは症状の順序が一定に限定されたような病気に慣れてから複雑な症状の検討に移る必要がある。(4)厳

密な関係を医学的な知識の中に位置づけ明確な経験にするために，研究している病気を分類し，単純にあるいは体系的に配置することによって病気をさまざまな領域と関連づけること，がいやおうなしに要求される》という。このようにしてピネルは，症候（病気により生じるもの，συν πιπτειν（訳者注　sympiptein））から出発しながら，臨床的描写へと到達するための臨床的アプローチを位置づけたのである。医者は，正常な状態を参照しつつ，病的徴候を区別するのである（例えば病人に黄疸があるとき，皮膚と結膜はいつものバラ色の色調ではない）。徴候は，さまざまなメカニズムと原因に一致する。たとえ，一つの徴候がある特定の疾患に対応することが稀だとしても，そのかわりに普段見られる徴候の全体を認識することは可能である。ピネルはヒポクラテス以来の古典的著者たちを引用してはいるが，それは批判的に，ということであった。というのは，彼は全体な考え方よりも，臨床的活動と科学的参照に重きを置いたからである。医学化されたアプローチが極めて重要なのであった。病気全体の中の一つの場が神経症に与えられていた（神経症は，その用語の発明者であるカレンが与えた意味では，神経システムの病気であった）（訳者注　現代の意味での神経症概念とは異なり，疑似実体的にとらえられた神経システムの障害である，という意味）。神経症には，感覚の神経症（耳鳴りがする聴覚の神経症[6]，視覚の神経症など），昏睡性の障害（脳卒中，カタレプシー，てんかん）とヴェザニア（狂気）を含む大脳機能の神経症，運動と発声の神経症，栄養機能の神経症，そして最後に生殖器の神経症（男性および女性の性的神経症）が含まれていた。

　神経症の枠組みの中で，心気，メランコリー，マニー，デマンス（痴呆），痴愚，夢遊症，恐水症は，狂気に属するものとされた。

　精神の異常，感覚の混乱，あるいは狂気は，理解力の障害や偏向，衰弱により定義され[7]，一般に以下のことが観察される。

6）わずらわしい想像物であり，繰り返される音であり，車輪が回転する騒音である。
7）Pinel：*Traité médico-philosophique sur l'aliénation mentale ou la manie*（精神障害あるいはマニーに関する医学‐哲学概論）．Paris, Brosson, 2e éd., 1809.

○身体的な感受性の障害——例えば，病人は寒さに無関心である。
○外部知覚の障害——例えば，病人は自分自身に集中し続ける。幼児は音を聴くが，構音された音がわからない，など。
○思考の障害——例えば，自分自身の存在についての内部感覚が解体されているのと同様に，外部への注意が完全に損なわれている。
○記憶の障害と観念連合の障害——例えば，首尾一貫性を欠いたおかしな観念連合。
○判断の障害——例えば，狂人は，世界政府は手の中にあり，季節が自分の意のままになると考える，など。
○性格，情動の変化，あるいは最後には想像の誤り。

　これらの変化をとらえることにより，さまざまな徴候を通常の方法で再分類しながら，精神疾患を数種類に個別化することが可能となった。それが，マニー（manie），メランコリー（mélancholie），デマンス（démence），そして白痴（idiotisme）である。
　マニーは，《神経の興奮，時には狂乱にまで至る傾向のある極端な焦燥，多かれ少なかれ常軌をひどく逸した分別を失う全般的錯乱，あるいは，理解するという機能の全体的で完全な大混乱によって識別される》。進行は一般に急速であり，身体的徴候（貪食，不眠，便秘など）を伴う。
　メランコリーは，限定的な錯乱である（この錯乱という用語は，ここでは精神機能の偏倚(へんい)に相応していた）。この錯乱は，一つの対象，あるいは一連の対象に向けられる。メランコリー者は，《彼らの思考の内奥に他者を入らせず，幾年も強固な沈黙の中に閉じ込められる》。他人は，突然あらわになる狂気を少しも理解することができないのである。ピネルは，ビセートルでの精神病者の解放の際のひとりの患者の例をあげた。彼は質問に完璧に答え，自由とする調書に署名した，「キリスト」と。メランコリーはマニーへと経過することもあり，あるいは自殺へと至ることもある。

デマンス，あるいは思考の廃絶では，とりわけ思考の滅裂が優勢である。

白痴とは，知能と感情の能力が消失していることである。大方の白痴はしゃべることができない。白痴はしばしば収容所にいるが，しかしピネルは，《その状態は，彼らがほかの場所で受けたあまりに激しい処置の結果と関連している》と注意を促している。白痴の原因としては，頭蓋の中の形成異常，また予期しない激しい動揺などが考えられる。例えば，ある砲兵は，ロベスピエール（Robespierre）（訳者注　恐怖政治を断行したフランスの政治家。1794年にギロチンにより処刑される）に一つの工夫を褒められたが，彼は賛辞の手紙を読んだあとも白痴のままであったという（訳者注　当時のビセートル収容所には，政治的逃亡者が逃げ込んでいたという説が流布されていた）。白痴はマニーの発作により治癒することもあるのであった。

このように，ピネルは行動と心理学的機能の観察を基礎としつつ，神経症について，そして神経症の中の狂気について，単純な分類を提唱した。彼は身体的徴候の存在に注意を払っていたが，病気の器質的原因に限定せず，カバニスによって提唱された身体と精神の相互作用に対しても考慮していた。狂気は身体的原因と同様に，遺伝，《悪い》教育，生活様式の不規則性，さまざまな熱情，メランコリー体質によっても引き起こされるとした。

百科全書派（encyclopédies）とルソー（J.-J. Rousseau）の影響を受け，ピネルは人間の自由を擁護したが，それこそが狂人たちの解放という象徴的行為の意味であり，また彼が推奨していた精神療法（*traitement moral*）の意味である。規則的な生活，身体的鍛錬，理性の回復を目的として狂人を叩いたり冷たい水に急に浸すというような方法の制限，監視の方法，外部の人間とのコミュニケーションの制限，が治療に含まれており，これらの経験により，《狂人は，彼らの友人あるいは近親者の直接的な導きがなくては，ほとんど治癒しない》ことが示された。しかし主な目的は，ある種の《理性能力を発展させ強化するに適した精神療法的制度》に狂人

たちをゆだねることであった．一定で不変の秩序に彼らをゆだねるには，主体に無益な抑圧を強いることなく，反対に環境と意にかなう職業を与えつつ，忍耐と常なる面倒見のよさを示し，自信を得ることが可能となる自然な支配力を鍛えることが必要であるとした．彼は人間性をもって行動しつつ，拘束なしに鍛錬させつつ，そしてとりわけ優しさをもって話しながら，態度の変化が生じるのを確認していた．推奨された治療的な取り組み方は実際にはかなり少なく，提案された目標に達することはほとんど不可能であった．しかし，施設の治安の側面，労働の側面，患者への尊敬の側面，監視（父性的という形容詞はさておいて）の側面は，記憶されることだろう．

2 ピネルの後継者たち

ピネルに続いて同じ基盤の上で臨床医学が発展した．つまり系統的な観察，心身相関についての精神力動的概念，狂気とは正常の偏奇にすぎないということ，症状群とは単一の器質的な病因によっては必然的に決定されるものではないということの上にである．ジャン・エティエンヌ・ドミニク・エスキロール（Jean-Étienne Dominique Esquirol）（1772-1840 年）は，ピネルに最も近い弟子のひとりである．彼は症候学と疾病学を追及し，そのいくつかの要素は今日までずっとわれわれの時代においても用いられている．彼の著作の中で最も有名な『医学，衛生学，そして医学－法律的観点からみた精神疾患（*Des maladies mentales considérées sous les rapports médical, hygiénique et médico-légal*）』（1838 年）は，入院の条項を今日まで規定している 1838 年のフェリュス（Ferrus）とパルシャップ（Parchappe）による法律のもととなった．

症候学の水準で，エスキロールは錯覚から幻覚を区別した．幻覚（彼がその名称をつくった）とは，存在しないものをまさに精神が生み出した，感覚的な（視覚，聴覚，触覚などの）表出なのである．一方錯覚は，現実の感覚刺激についての誤った解釈に由来する間違った印象である．彼は全

般性デリール（狂気），部分デリール，そして知的衰弱に精神疾患を分類したが，師であるピネルの分類と同様にわれわれの時代では用いられていない。しかしながら，思弁ではなく臨床的な観察に基づいた分類の卓越さと厳格さは，重要性を保ち続けている。全般性デリールは，マニーと呼ばれるものへと続く。エスキロールは，部分デリール，つまりある種の行動障害と関連した情動性モノマニーをカテゴリーに分類することを試みた。悲哀の部分デリールは，ヒポマニーと名づけられる。同じく放火狂，窃盗狂もモノマニーに分類され，一般に用いられる言葉となる（訳者注　知性モノマニーも区別され，これがパラノイアに相当する）。エスキロールは知的衰弱に対して，常に厳密に，先天的知的衰弱と後天的知的衰弱を区別した。すなわちデマンスとは持続的であれ非持続的であれ後天的なものであり，白痴は遺伝的な変化である，と。《一般に白痴とデマンスは混同されていた。白痴は知的な能力がそれまでに正常に発達していない状態である。白痴は人生とともに始まり，デマンスは思春期にならないと始まらない。デマンスは老人性痴呆のように悪化するし，また治ることもある。デマンスにある人間は，満たされていた財が奪われているのであり，貧しくなった元金持ちであるともいえる。白痴は，常に不幸で貧困である》。白痴という用語は，今日では軽蔑的な意味合いを内包しているが，しかし精神病的次元を考慮するならば（語源的には，ιδιοςとは「固有」を意味する），その用語は現実の鋭い臨床的観察を参考にしたものであった。《ιδιοςという言葉は，まさに思考する能力がなく，いわば孤独で，孤立し，その上自然の姿から遠く離れた人間の状態を表現するものである》。白痴の程度はさまざまであり，最も軽いものが痴愚の狂人である〔imbecillus とは，弱さ，欠如である in と，リクトル（下級官吏）がもつムチ，すなわち法の象徴である小さな棒 bacillum からなる。いうなれば，象徴的次元（訳者注　言語理解）に達さないものである〕。後日，白痴はその程度により，軽愚（de habis，弱い，不完全である），痴愚，そして白痴に分類された。この例は，臨床を補強しうる心理学的概念を用いずにある種の力動的次元を把握

し得た．その時代の著者たちの観察の質を表している．

　一連のフランス学派の臨床家たちは，精神医学的症候学に対して多大な貢献をした．しかし，その観察は精神病院に限られており，したがって重篤な精神病理，つまりファルレが昔の表現を用いつつ名づけたような狂人[8]（アリエネ）の病理に限られていた．

　ファルレ（J.-P. Falret）（1794-1870年）は，循環性狂疾（きょうしつ）の名のもとに，マニーとメランコリーの循環を記述し，これが今日では躁うつ病と呼ばれている．バイヤルジェ（J. Baillarger）（1809-1890年）はこれを二相性狂疾と名づけるとともに，エスキロールの幻覚に関する研究を受け継いだ．バイヤルジェは自動症にも言及している．これらの記述精神医学を越えるものとして，フランソワ・ルレ（François Leuret）（1797-1851年）による非常に心理学的な視点が登場した．ルレは妄想を，固定と一貫性によって特徴づけられる固定観念として考えたが，治療的な結論は問題を多く含んでしまった．道徳（修身）的療法は脅しのように考えられてしまい，病人は妄想を捨てなければならず，さもなければ冷水を浴びせられることとなった．エスキロール門下の医師，モロー・ド・トゥール（J. Moreau de Tours）（1804-1884年）は，精神障害を隠された非合理的力による，全人格の全般的混乱の徴候と見なしていた．彼の著作である『大麻と精神病について（*Du haschich et de l'aliénation mentale*）』（1845年）の中で，知的行動の解体や眠りを伴わない夢の産生における，中毒の影響を強調した．狂人とは，《まさに目覚めて夢を見る》人である．《デリール（狂気）が，夢と全体的に類似しているということのみならず，夢と絶対的に同一な心理学的性質であることを，私は認めなければならなかった》．狂人は，まさに自分自身の内的現実においてのみ生きているのである．狂人は，もはや《外的な世界とのコミュニケーション》をもたず，非合理的・非論理的力にまかせている．しかしながら，生理学者の刺激学説をしばしば取り入れ

---

8) Alius（訳者注　ラテン語）は「別の」，*alienare* は「変える，継承する」，*alienatio mentis* は「理性を失う」（ケルスス Celse の著作より）．

ながら，モロー・ド・トゥールは，精神の過剰な活動性を特徴とするものとして天才と狂気を接近させるのである。

3 ドイツ学派

フランス学派は，17～18世紀のフランスにおいて重要な意味をもっていた「啓蒙」文化運動と呼ばれるものの結果として位置づけられる。この運動は，合理主義，迷信や無知への反対，自由を賞賛しており，かくして理性の障害と考えられる疾患は，精神医学において科学的方法で研究されなければならなかった。19世紀前半，すなわち1800～1850年の間に，ドイツ精神医学は非常に異なる文化的文脈の中で，啓蒙精神と対立するロマン主義の文脈の中で，発展することとなる。ロマン主義は，啓蒙精神とは反対に，不合理的な側面，自然との接触の感覚，個人的な価値を擁護する。共感（*Einfühlung*）は，理性以上に，個人の基礎，世界観（*Weltanschauung*）を発見することを可能とする感覚なのである。G・フォン・シューベルト（G. von Schubert）(1780-1860年)，カール・グスタフ・カールス（Carl Gustav Carus）(1789-1869年)，アルトゥール・ショーペンハウエル（Arthur Schopenhauer）(1780-1860年) によるロマン主義哲学は，夢の象徴性，性愛性，1869年にフォン・ハルトマン（von Hartmann）が定義したような無意識（無意識の哲学）の次元を強調した。こうして19世紀前半の間は《心理主義者 Psychiker》（心理学者）が《物理主義者 Physiker》（生理学者）よりも優勢となるが，その後は反動で，Somatiker（身体主義者）がフランスよりもドイツ精神医学においてより影響力をもつこととなる。ヨハン・クリスチャン・ライル（Johann Christian Reil）(1759-1813年) は，このロマン主義運動へ向かった最初の代表者のひとりである。大脳の解剖への興味をもちつつ（彼は《ライルの帯（訳者注　内側および外側毛帯）》を記述している），心理学的治療の重要性を見出し，1803年に紛れもない心理療法についての概論を出版している。それが，『精神障害に対する心理療法の実践についてのラプソ

ディー（*Rhapsodies sur l'application des méthodes de thérapeutique psychique aux troubles mentaux*)』である。その中で経験論に基づいた精神療法を推奨している。用いられた精神療法はさまざまであり，刺激から劇，音楽の利用にまで至っている。ライルはとりわけ精神と身体の相互作用を強調したことに関して功績がある。一般に，精神医学（psychiatrie）という用語は，ライルによるとされている。ヨハン・クリスチャン・ハインロート（Johann Christian Heinroth）(1773-1843 年）は，宗教的用語の使用やルター教会の影響が見られるものの，内的葛藤の概念を精神疾患に導入する。罪の意識は精神障害の原因の一つであり，犯された罪は道徳感情に打撃を与え，それが葛藤を生み出し，自由が減少し，下位の水準へと衰えさせる。心理学的プロセスは，実際に三つの水準で展開する。下位の水準は本能的力の水準，つまり動物磁気[9]の水準である。意識（*Bewusstsein*）の水準は，Ich，つまり知性と自己の意識が優勢である自我の水準である。上位の水準は道徳意識（*Gewissen* 良心）の水準である。自我から発展したその意識は，自我中心的な水準を越えることを可能とし，そしてこの上位の形である崇高な要素が *Über uns*（われわれを越えて）と呼ばれる，というのである。1950 年のギロー（P. Guiraud）の指摘のように，心的機能（*Seelenleben* 心的生活）についてのこれらの言説は，フロイトの内的葛藤と審級（イド Ça, 自我 Moi, 超自我 Surmoi）の概念を先取りしている。ハインロートは，自己意識（*Selbstbewusstsein*）には身体と精神という存在の二側面があるということを強調し，精神身体医学（psychosomatique）という用語をつくった。病人は心的葛藤に束縛されているので，健康とは意識の所与の統合を得ることである，というのである。この理論的態度から実践的に各々の症例を理解することが必要となり，そのために周囲の人々や状況を考慮に入れた治療法を適用することとなる。カール・ヴィルヘルム・イデラー（Karl Wilhelm Ideler）(1795-1860 年）は，シュタールの生気論に強い影響を受けたが，諸原因の総体としか理解できない精神病の

---

9) メスメルを参照。

原初の病因について，最幼少時までしばしばさかのぼりながら，情動的・熱情的生活に，そして満たされない性的衝動に，重要性を与えた。病気は，絶えず自壊と自動構成の過程を受けている人間存在の不均衡と関連している。外的現実は，この熱情を満たすための代理の要素を提供しているのであり，これを治療においても用いることができる，という。しかし実践においてイデラーは，ベルリンの病院で道徳的な拘束を利用するに至っている。その病院は，ピショー（P. Pichot）が強調するように，《身体主義者》であるグリージンガー（Griesinger）によって皮肉にも解き放たれることとなる。ハインリッヒ・ヴィルヘルム・ノイマン（Heinrich Wilhelm Neumann）（1814-1884年）は，精神疾患を，正常では発達しつつ自制によって自由へと至る人間存在の力動的過程の一部であると見ていた。病理においては，欲動（*Triebe*），とくに性的な欲動の混乱が，力動過程の調和を妨げる。欲動が満足されないときには生命的なある種の機能が脅かされ，たとえ本能的な欲求が無感覚の形のままであり意識にのぼって表現されないとしても，不安として現れる。不安の呼び鈴が有機体に危険を警告している，という。フリードリヒ・エデュアルト・ベネケ（Friedrich Eduard Beneke）（1798-1854年）は，諸々の観念は精神身体的反応の中で象徴化されて存在しうるものである，と考えていた。E・フォン・フォイヒテルスレーベン（E. von Feuchtersleben）（1806-1849年），ハインドルフ（A. Haindorf）（1782-1862年），グロース（F. Groos）（1768-1852年）らの著者たちも同様に，精神身体的統一性と葛藤の概念を強調していた。

ドイツロマン主義精神医学は，精神分析学の発見に先駆けている。経験的で合理的なフランス学派あるいはイギリス学派と対照的に，ドイツロマン主義精神医学は非合理的な欲動の源に対して平衡を求めて葛藤する個人の個別性を強調していた。分類することは重要ではない。フォイヒテルスレーベンによる「精神病」という用語の創出により，精神病とは全体的な精神障害を意味することとなり，精神のこの状態を表す意義深いものとな

る。一方，カレンによってつくられた「神経症」という用語は，神経，つまり神経システムの障害を示すようになった（したがって，これらの用語の意味は別々に進化したのである）。観念論の中に引き入れられた精神医学は，ライルのように治療的な意図があったにもかかわらず，実践的な実現には至らなかった。1850年からの身体側からの反撃はいっそう猛烈であり，少なくとも公式な精神医学の領域においては，これらの著者たちをほとんど忘れさせている。ドイツロマン主義に引き続いて，フェヒナー（G. T. Fechner）（1801-1887年）とバッハオーヘン（J. J. Bachofen）（1815-1887年）が，科学的な思考に基づいて，精神分析学の誕生の起源に影響を与えることとなる[10]。フェヒナーは，ロマン学派にとっていとしい自然哲学に心酔していたが，実験心理学を発展させ，彼の原則（快楽・安定・反復の原則）はフロイト（Freud）のメタ心理学に一定の影響を及ぼしている。バッハオーフェンは，社会的組織化に関する研究と母権性の理論によって，フロイト，ユング（Jung），そしてアドラー（Adler）の発達理論に影響を与えている。

D 精神医学の始まり

19世紀後半に，精神医学は医学の一分野として制度化され，さまざまな国で確立されていった（フランスでは，収監のあり方を規定した1838年6月法の適用に端を発している）。精神医学の確立により，重篤な病人を受け入れていた救護院で観察されていたことと，軽い病理の人を受け入れていた診療所や町中で観察されていたことが区別されるようになった。すでに認められた精神医学的症候から出発して，その中のあるものが個別化され，専門化された科（訳者注　精神科）に属する患者であるか否かを決定できるようになった。ほかの医学領域と同様に同じ方法を用いて，病気

---

10) E. Ellenberger : *A la découverte de l'inconscient*（無意識の発見）. Villeurbanne, SIMEP, 1974, p.182-190.

を識別することが望まれるようになり，こうして器質論によって特徴づけられつつも疾病学によりどころとする一つの傾向が発展するのである。精神力動主義者的な視点は，ドイツロマン主義学派の視点と同様に忘れ去られるか，あるいは入院を必要としない精神医学的病理領域として，精神医学の辺縁で展開していた。かくして，催眠を用いメスメルに由来する一つの流れは，のちに神経症となる領域へと継続していくのである。

精神医学は臨床的研究によりその領域が決定されていたが，一方医学は19世紀初め以来，ジョン・ブラウン（John Brown），ジョン・ハンター（John Hunter），あるいはザヴィエ・ビシャ（Xavier Bichat）らによって卓越した方法となった生理学と解剖・生理学を理論的参照枠として用いていた。彼らは，病気は本質的には組織の器質的変化に由来すると考えていたのである。レンネック（Laënnec）は，1819年に医学的聴診について著書を出版する。1820年より，ブルセ（Broussais）は病気を炎症と関連させ（このことにより，蛭による治療がもたらされた！），解剖学的方法を発展させる。病気の原因に関する損傷の研究は，次第に顕微鏡的水準へと進歩する。モルガーニによって研究された器官の損傷とビシャによる組織の損傷の研究に続いて，1838年頃よりケリカー（Kölliker）とウィルヒョウ（Virchow）による細胞の変化の研究へと移行していく。いかなる場合でも臨床家は，損傷を原因とする病気の徴候を探究するが，その損傷は解剖病理学により確定されるものと仮定されていた。病気の経過は，ブルセによれば，組織の変化によって説明される（つまり《増大，減少，形態異常，懸濁，部分的消滅》によって説明される）。このように，すべての医学的観察は，《不動の基礎》によって補強されなければならないのである。病態生理学的な観察を基礎としたこれらの医者にとって，狂気は，精神病理学ではなく病態生理学によって説明されうる，いくつかあるうちの一つの病気にすぎなくなる。ブルセは，かくして《大脳のなんらかの程度の炎症なしには，狂気は存在しない》と断言したのであり，ヒポヒョンドリーを胃炎へと引き戻したのである。この理論的な視点はしかしながら当

時の精神科医には確認されなかった。彼らは病理の残骸の中で病気を構成するというように，特別な器質的障害と症候学を結びつけられなかったために（損傷に相応する臨床徴候＝病気とはならなかった），疾病学的枠組みの記述に甘んじなければならなかった。このことは，医学と神経生理学の進歩により，19世紀後半に修正されることとなる。器質論者，すなわちドイツにおける《身体主義者》の視点は，周囲の実証主義を満足させていただけに，ますます優勢となる。戦争（クリミア戦争，フランスとドイツの1870年戦争，1861～1865年のアメリカの南北戦争）と拡大化（植民地，1817年以後の日本の明治時代，シベリアにおけるロシアの拡大，アメリカの発展）を導くこととなる，人口，文化，そして経済が激動したこの時代に，科学に対する信用こそが真に必要であるように見えていたのである。

1　解剖‐臨床家

1822年，アントワーヌ・L・J・ベイル（Antoine L. J. Bayle）は，ある種の精神異常状態における解剖学的原因を発見した。つまり慢性の髄膜炎が，誇大妄想と富裕妄想をもつモノマニーから始まり，ついでマニーに至り，最後には1～5年の間に死に至るデマンスとなる障害の原因であることを見出したのである。この病気は，1879年に病気の本質が梅毒であることがフルニエ（Fournier）によって発見される進行麻痺であるが，これがベイルによって認識されたのであった。梅毒が原因であることは，最終的には1913年に野口英世により証明された。ベイルはこの病気を発見する一方で，この同一の病気（慢性脳炎）では，モノマニー，マニー，デマンスが混在しているという理由から，ピネルとエスキロールの分類には問題があるとした。身体医学領域ではレンネックによって創始されたように[11]，ベイルが精神疾患の解剖‐臨床的研究の口火を切ったのである。特別な障害原因に徴候が対応するというモデルにしたがって，精神疾患が見分けら

---

11) そもそも，ベイルの叔父がレンネックとともに肺炎の研究をしていた

れるとそのときに幻想され，精神医学の臨床的な進歩とは，一つの徴候に一つの障害を相応させようと努めることとなった。このためには，もし可能ならば，所与された病気に対して疾病特異的で特徴的な徴候を見出すことを試みつつ，症候学が綿密で人工的な方法により明確化されなければならず，疾病学が特別な器質的な障害に対応する疾患単位を記述しなければならない。その進め方は，症候が解剖学的に確認されるという意味では実験的であり，厳密な科学的モデルに基づいているという意味では実証的であった。しかし結局は，心的な活動を器質的な基盤へと，病理学を機械論者的で器質論者的な視点のメカニズムへと，還元する危険を冒していたのである。

　神経生理学的および神経解剖学的発見は，器質論者の視点を強化することとなる。フランツ・ガルよりも正確な資料をよりどころとして，大脳に機能局在が存在しているという考え方が発展した。コンディヤックの感覚主義とステュアート・ミル（Stuart Mill）の連合主義に基づく心理学が，機能の並列という考えを導いた。生理学者にとって，大脳は，刺激され，かつ刺激が消滅する中枢のモザイクとして現れたのである。それ以来，精神障害は，ある器質的な過程に結びついているだけではなく，局在的に決定された過程と結びつくことになる。動物の神経システムについて実験した最初のひとりは，ピエール・フルランス（Pierre Flourens）（1794-1867年）である。彼は小脳の役割を示し，さまざまな機能と感覚に対応する局在は存在しないと考え，ガルに反論した。ブルダッハ（Burdach），ロランド（Rolando），ルレ，グラティオレ（Gratiolet）による解剖学，ジェンナリ（Gennari），ヴィクダジル（Vicq d'Azyr），バイヤルジェ，ケリカーによる中枢組織学により，各々の半球が脳葉と脳回に区切られ，局在に基づくさまざまな構築が存在していることが知られるようになった。1861年にブローカ（Broca）は，失語とは右利きの人の優位半球である左脳の前頭葉障害に対応した言語機能障害であるとし，大脳の局在障害と関連した一次的な機能障害を示した。一次性の発話障害（aphémie アフェミー）

は，運動と知性の障害が関係する複雑な臨床像の一部分として観察され，のちにブローカは，この言語の障害をさらに正確に左第3前頭回の損傷に位置づけ，優位半球の概念を明確に示した。フリッチュ（G. Fritsch）とヒッツィヒ（Hitzig）の1870年頃の実験的研究により，犬の大脳皮質の刺激によって運動領野が位置づけられた。この基礎的な観察から出発して，研究者たちは，臨床的に，解剖学的に，生理学的に，組織学的に，そして脳神経外科的に，大脳局在性の存在（感覚，聴覚，視覚など）を示していった。こうして脳地図が確立されるが，フレクシヒ（P. Flechsig）の脳地図には投射と連合の領域が含まれている。神経学者の興味をひきつけていた運動と感覚の障害が，このように決定されていったのである。優位半球の前方の領域に障害の首座がある運動性失語と，より後方の頭頂-側頭-後頭葉の十字路のレベルの障害である理解の失語（ウェルニッケ C. Wernicke, 1874年）が，推測ではなく観察により，言語の病理として区別された。さらに分析的な方法によって，失読や失書が記述されていく（バスティアン Ch. Bastian, 1869年）。

　精神疾患は，《心理主義者 Psychiker》であるロマン主義学派に対する反動として，とくにドイツでは，《身体主義者 Somatistes》による神経病理学的モデルに基づいて説明され理解された。ヴィルヘルム・グリージンガー（1817-1868年）はベルリンの神経精神病学の教授である。彼にとって精神疾患の土台は，たとえ今日その存在をすべて証明し得ないとしても，器質的な損傷の中にあり，神経システムの水準のもとで追求されるべきもの（大脳病理学 Gehirnpathologie）であった。しかしながらグリージンガーは，その時代のさまざまな学派の交差点に位置づけられるものであり，《心理主義者》の多くの考え方を再び取り戻してもいる。彼は，心理学的過程の一部は無意識からの回復であると確信しており，固定観念と抑圧における葛藤の役割を認識していた。精神科医は，症候学の水準にとどまってはならないと，彼は病気の進展において病前の人格を考慮に入れていた。カール・ウエストファール（Karl Westphal）（1833-1890年）は，ベ

ルリンのグリージンガーを継ぎ，解剖病理学，とりわけ多数例の進行麻痺を研究しつつ，身体的次元を強調した。ウィーンのテオドール・マイネルト（Théodore Meynert）(1833-1892年)は，比較解剖学に基づき，細胞タイプの優位性によって大脳皮質の多層性と大脳皮質の多様性を記述した。組織学と大脳機能の関連を記述し，重要な機能（意識，知性，記憶）を特殊な局在に帰することはなく，連合野と関係しているとした。この仕事から出発して，マイネルトは，精神疾患の分類を提案するものの，それはある種の大脳神話に属するものとして批判された（彼自身が批判した《心理主義者》の神話とは対照的である）。彼の弟子[12]であるカール・ウェルニッケ（Carl Wernicke）(1848-1905年)は組織学的観点から，ウェルニッケなどの心理学的連合理論を手直ししつつ言語理解の失語症を記述することができた。失語症に用いたモデルに基づいて，彼はさまざまな精神病を区別するに至る。彼によると，精神障害が外的世界，身体，あるいはパーソナリティに関与するのに応じて，機能の混乱が大脳連合のさまざまな経路に害を及ぼし，前段階のエネルギーの退潮が生じた結果，幻覚あるいは関係念慮のような現象が産出されるというのである。

　神経学的図式によって理論的病理学的なモデルの存在が探求されることとなり，臨床的スペキュレーションへと導かれてしまった。しかし例外は，モスクワのコルサコフ（S. Korsakov）(1854-1900年)が，1887年に彼の名をもつ症候群を発見したことである。コルサコフ症候群は，通常アルコール中毒患者に見出される症候群で，多発性神経炎を伴い，作話によって埋めつくされた不変の健忘と失見当識が特徴である。同様に，アルツハイマー（A. Alzheimer）(1864-1915年)とピック（A. Pick）(1851-1924年)は，少しあとに初老性認知症を分離した。これらの症候群は今日でも有用である。大脳の局在は神経学的な価値をもち続け，神経外科の進歩とともにさらに精緻となっていく。しかし，19世紀の終わりには，純粋に局在的・解剖学的な視点は時代遅れとなった。ヒューリングス・ジャクソ

---

[12] フロイトもまた，一時期，マイネルトの弟子であった。109ページを参照。

ン（J. Hughlings Jackson）（1835-1911 年），あるいはパブロフ（I. Pavlov）（1849-1936 年）のような研究者は，神経システムの機能についてのより全体的な見解を携えていた。純粋に神経学的で機械論的な視点は精神疾患の領域においては捨て去られ，器質論的な基礎の上に，精神病理学的取り組みがなされることとなる[13]。

2 変質理論

　臨床家たちは，まさにその時代の科学的で器質的な見方を保持しながら，人格についての感情的側面と進化論的側面を強調していく。ベネディクト・オーギュスタン・モレル（Bénédict Augustin Morel）（1809-1873 年）は，変質学説の創始者である。彼は，種の進化についてのダーウィン（Ch. Darwin）（1809-1882 年）の思想と，遺伝的に伝達されることにより器官が適応的に変異するというラマルク（J. B. Lamarck）（1744-1829 年）の思想を用いた。モレルにとって，《変質とは，正常な類型と比較すると偏倚しているものが，遺伝として伝えられながら少しずつ家族の絶滅まで悪化するように偏倚することである》。変質はさまざまな原因に因っており，それには毒（アヘン，大麻，アルコールなど），気候，生態学的（クレチン病はヨード欠乏による甲状腺腫である，など），道徳的・社会的（恵まれない生活様式，貧困など）原因がある。伝達される欠陥は，変容し，悪化する。例えば，不安定さを受け継いで非常に不安定な主体となり，それを引き継ぎながら精神病者や重篤な狂人〔アリエネ〕へと至り，ついには家族の絶滅へと達する。臨床的には非定型的な姿や形が，変形すなわち変質の証拠である。モレルは病的変形に言及しながら，変質について述べている。変質の概念はまさしく力動的な概念の一つであり，病気の発展と環境的要因の重要性を考慮に入れていた。その上，この考えから出発することで，再生を可能とするような好ましい環境の作用を考察することが可能となり，予防的活動と社会衛生が試みられることになった。モレルは実際に，個人的な職業

---

13) 105 ページを参照。

的経験によって，ルーアン都市圏に見られた環境的な要因（移住，家族生活の欠如，中毒など）を感じとっていたものの，獲得された特徴については遺伝を強く確信していた。臨床において，彼は情動性デリールを，そしてとりわけ精神疾患概論（1860年）の中で早発性痴呆（démence précoce）を記載している。早発性痴呆は若い主体において知的能力の低下が観察されるもので，変質の指標として解釈される進展性の痴呆過程を具現化しているものであった。この単位（のちに統合失調症と呼ばれる）は大成功をおさめることとなる。

　ヴァランタン・マニャン（Valentin Magnan）（1835-1916年）は，ファルレとバイヤルジェの弟子であり，アルコール中毒症と進行麻痺を研究しつつ，モレルの理論を取り入れた。彼は，正常な主体に神経症性の原因により生じる病気と，ある種の変質を示す病気を区別した。変質者とは，遺伝性あるいは獲得性の素質を有している。変質者は，不均衡やさまざまな中枢神経間の協調の喪失，道徳的および身体的なスティグマによって特徴づけられ，この基礎の上に，変質者の急性錯乱（bouffée délirantes）のような挿間的な症候群が生じるのである。下級・中級・上級の変質者が識別されなければならなかった〔性格の異常（不安定性，易刺激性，意志の欠如，衝動性，粗暴性代償不全など）を有しているものの，病変部位についてはほとんど評価されなかった〕。要するに変質者とは，《身体的，知的，そして道徳的な欠陥のために，次第に適応することができなくなった》人たちなのである。

　変質の概念は評判がよかった。一般大衆およびゾラ（E. Zola）やゴンクール（Goncourt）兄弟のような作家は，遺伝，すなわち生まれつきの運命という考え方を再び取り上げ，専門家たちは心理学的遺伝を話題にした。ジョージ・ベアード（Georges Beard）は1869年，アメリカで人気を博した一つの疾患，単位を記載した。それが神経衰弱であり，消耗する生活様式に追われているアメリカ人に典型的に見られる身体および精神の衰弱による神経症である。神経衰弱は典型的には男性に見られ，女性のヒ

ステリーと対比された。犯罪学者たち（その中で最も有名なのは，チェーザレ・ロンブローゾ Ceasare Lombroso（1836-1909 年）である）は，犯罪性を生物学的なスティグマを伴う変質の一現象とした。ロンブローゾは，犯罪者と同様に，天才についても研究する。彼は，生まれつきの犯罪者と一時的な犯罪者の間の中間体，《類犯罪者 criminaloïde》を見出す。類犯罪者では，生まれもっての犯罪者の特徴は明白であるが軽減されており，犯罪者よりも感受性は愚鈍でなく，反射はより規則的で，こそ泥において見られる黒い髪のような頭蓋の異常は少なく，ペテン師よりもしばしば不器用であるが，いずれにおいても激しい衝動性が見受けられる（『犯罪者の人間学（L'anthropologie criminelle）』）。きっかけがこそ泥をつくるのではなく，きっかけがこそ泥を露呈する。きっかけは，ただ主体の内的素質との出会いがなければ作用しない。その内的素質は，遺伝と教育，むしろその両者の複合によって，いずれにせよ，祖先たちが彼と同様に生涯ずっと過ごした社会環境の直接的ないし間接的作用によって生み出されたものである。

　フランスでは神経病理学や動物磁気説に強い興味をもっていたフェレ（Ch. Féré）（1852-1907 年）が犯罪者の生理学的異常を研究するだけでなく，犯罪の防止と（犯罪に対する）抵抗力（再生による）の可能性をも探求しつつ，この仕事を続けた。このことは抑圧ではなく支援へと導くべきものであった。《研究の途中であるが，経験的に好ましく思われる唯一の治療的方法は，援助であり》，犯罪者を，すでに身についてしまっている快楽的興奮なしで過ごすことに慣れさせ，生産性を高めることに親しませることである。というのは，犯罪の最も重要な条件は，結局は，個人の欲望と防御方法の間の平衡の欠如だからである（『変質と犯罪性（Dégénérescence et criminalité）』1888 年）。

　この生理学的平衡の崩壊という考え方が，フランス精神医学の臨床において重要な役割を果たす体質不均衡の概念の中に反映されていることが理解される。生まれつき，あるいは人生のより早期に獲得された異常と関連した神経精神的機能の不均衡は，感覚，運動，情動，そして気分の不均衡

として表現されている。臨床的にこの概念は，1835年，イギリス人のプリチャード（Prichard）（1786-1848年）によって記述された背徳狂を，そしてのちの精神病質性の体質と人格を，部分的には包含している。デュプレ（E. Dupré）（1862-1921年）[14]，ついで1932年にデルマ（Delmas）が，（情動過敏性の，循環性の，背徳性の，虚言性の，パラノイア性の）体質を記述する。記述された体質の布置には，道徳的判断に悪影響を及ぼす不安定性，衝動性，非適応性，異常情動性，非道徳性，そして非改悛性徴候が見出されるという。

　広い視点から見ると，変質の理論の長所は，変化，進化，そして環境の影響についての配慮を導くことであり，精神疾患を大脳の病気に最大限に還元する解剖-臨床的立場とまさに対立していた。この身体的な視点の行きすぎに対する反論は，また危険を提示していたのである。すなわち道徳的判断に浸透されてしまうと，変質論は異種なるものとして見なされた病人から距離を置いてしまうこととなり，進化論の影響により精神疾患は体質と遺伝の病気であるとのある種の固定主義へと導かれるのである。体質についてのアプローチは，ヒポクラテスの気質についての古の考え方を取り戻している。しかしながら，精神疾患の類型学，相貌学，性格学的な記述が，より心理学的な視点の中で取り入れられることとなる（クレッチマーKretschmer，ソンディSzondiら）。これらの理論の中では，精神疾患は正常な人間のある種の性格的特徴の過剰にすぎない，という考え方が再び見出されるであろう。

3　臨床家たち

　多くの臨床家が，正確な臨床的な準拠をもつことなしに，臨床単位についての記述的研究を追及していた。市民社会の中では性が抑圧され，性愛に恐怖を抱くようになった（高い梅毒の頻度と，出産と流産による死亡）この時代において，先に引用した一連の傾向に十分に近い精神科医と，メ

14）97ページを参照。

スメルに続く力動的な傾向に近いままであり続けた医者は，後者が神経症者，その中でも非常に多数のヒステリー患者を治療していたからという理由にすぎないとしても，区別されなければならない。

　新しくつくられた精神病院や総合病院で臨床家は治療的な地平に投げ出されることにより，病人についての観察をさらに重ねていた。これらの観察の中で，あるものは大変重要なものとなるであろうし，あるいはのちに統合されつつ，理論的なシステムの中に再び取り入れられることとなる。ドイツにおいては，循環病のほかに1874年に緊張病を記載したカール・カールバウム（Karl Kahlbaum）（1828-1899年）と，彼の弟子であり1871年に破瓜病を記述したエヴァルト・ヘッカー（Ewald Hecker）（1843-1909年）を引用することができる。彼らは進行麻痺をモデルとして，解剖病理学によって確認された病的過程に一致すると予想されるような病気の進展を記述しようと試みた。これらの症候群は，のちにクレペリン（Kraepelin）によって手直しされる。フランスでは，フィリップ・シャラン（Philippe Chaslin）（1857-1923年）が1895年に原発性精神錯乱（la confusion mentale primitive）を分離し，エルネスト・ラゼーグ（Ernest Lasègue）（1816-1883年）は，パリ警視庁の精神医学医務室の診察から迫害妄想病（その中でも，二人組み精神病）を取り出した。アンリ・ルグラン・デュ・ソール（Henri Legrand du Saulle）（1830-1886年）とラゼーグは迫害妄想病について研究し，医学–法律学的側面を発展させた。アレクサンドル・ブリエール・ド・ボワモン（Alexandre Brière de Boismont）（1797-1881年）は幻覚と自殺を研究し，ジュール・コタール（Jules Cotard）（1840-1889年）は否定妄想(病)を研究した。

　科学的・合理的な動向は精神異常に病気の地位を与えたが，その動きと平行しつつ，メスメルに由来する非合理的な一連の傾向は存在し続けた。しかし動物磁気学説より説明されていたこれらの現象もまた，催眠の誕生によって科学的な枠組みの中で研究されることとなる。1843年，マンチェスターの脳外科医であるジェームズ・ブレイド（James Braid）（1795-1860

年）は，すべての磁気的な放射の存在を否定した。彼は自分の説が異なることを強調するために，これまで動物磁気によるとされていた現象を「催眠」と呼ぶこととしたのである。というのは，彼は催眠を睡眠（υπνοζ；sommeil）に近づけようとしたからである。トランスの状態は，ただ過剰な疲弊が原因である。催眠状態は，光る対象への視点の固定により，ガルの理論ではさまざまな機能が存在している頭蓋骨の隆起の触知により，そして言語的示唆により，生じる。ブレイドは動物磁気学説に再び関心をもちつつも，当時の科学的理論にしたがって考察したのである。催眠という用語は，1863年にフランスに導入された。この時代のリトレ（Littré）の辞書の中に，ブレイドの定義に相当する定義が見出される。《催眠とは，生理学の用語である。眼前の非常に近くに保持された光る物質を注視させると引き起こされるある種の磁気的な状態である》。1974年においても，この定義は少ししか変更されず，《催眠状態とは，睡眠の病気に関する医学用語である。催眠術は睡眠を引き起こす》と付け加えられている。

　ブレイドのあと，催眠状態についての心理学的要因の重要性を考察した功績は，リエボー（A. Liebault）に帰せられる。彼は治療目的に言語的暗示を用いた。催眠状態は得られる様式によってのみ睡眠から区別され，暗示，睡眠中の思考への集中作用，催眠術者との交流による。本質的に臨床家である彼は，催眠は《人から人への直接的な神経（症）性の活動》に負っているに違いないと考えつつも，同時に，霊的活動から完全には一線を画することができなかったのである。

　リエボーとイポリート・マリー・ベルネーム（Hippolyte Marie Bernheim）（1840-1919年）は，弟子であるボニ（Beaunis）とリエジョア（Liégeois）とともに，ナンシー学派と呼ばれる学派を形成する。神経科医でもなく精神科医でもないナンシー学派の医者たちにとっては，正常な主体，とりわけ服従する習慣のある人が催眠術にかかるのであり，シャルコーを取り巻くサルペトリエール病院の医者が確認したようなヒステリー患者だけが催眠にかかるのではない。催眠現象の産出では，一般的に催眠

は睡眠と関係づけられるものの，暗示と情動が重要な役割を演じている。課されていた暗示が消失しているとしても，無意識的な心的内容が行動に影響を与えうるのである。つまり，主体は，催眠術者によって与えられたことを覚えていないにもかかわらず，催眠状態の中で催眠術者により与えられた命令を実行する。ナンシー学派は，多くの国の医者たちに影響を与えた（オーストリアのクラフト゠エービング Kraft-Ebing，ロシアのベヒテレフ Bechterev，アメリカのモートン・プリンス Morton Prince，スイスのブルクヘルツリーのアウグスト・フォレル Auguste Forel，1889年にナンシーへ旅立ったフロイト，などである）。ナンシー学派は，神経学者であり，神経システムの脆弱性によって催眠を説明するサルペトリエールの医者たちの理論と対立していた。

　ジャン゠マルタン・シャルコー（Jean-Martin Charcot）（1825-1893年）は実際，その時代に広く世界的な成功を得て学派を指導していたが，この学派はほとんど後世に残らず，一方のナンシー学派の理論がその後優勢となる。神経学者であるシャルコーは1870年，パリのサルペトリエール病院の部署を受け継いだ。慢性病を再分類したが，その中の多くのてんかん患者や神経症者は当時用いられていた疾病学的カテゴリーにほとんど該当していなかった。これらの神経症者の中に，彼がとくに興味をもっていた多くのヒステリー患者を見出した。彼はヒステリー患者の症候（大発作，麻痺，知覚麻痺，スパスム，無言，失立，失歩など）を記述し，女性性の障害がヒステリーを生み出すとした当時普及していた考え方に反し，女性と同様に男性においても同じくヒステリー症状を観察する。ヒステリー症候は生理学的法則にしたがわずに《例えば，感覚麻痺は神経支配の皮膚の範囲に相当しない》，神経学的症候をまさに再現するのである。シャルコーは催眠術を研究し，彼の名声ゆえに，催眠技法はこの時代の科学的信用を与えられたのであった。彼は催眠術を通して三つの相，つまりレタルジー（嗜眠），カタレプシー，夢遊状態を観察し，彼によれば，それらはヒステリーにおいてしか観察されないとした。催眠によりヒステリー症候を生み

出すことが可能となり，病者と同じ心的表象を生み出し得たのであった。しかしこれらの症候が生み出されるのは，体質的な脆弱性によってであり，暗示のような心理学的要因の作用はより少ない。脆弱性はスティグマの存在（身体のさまざまな部位の感覚麻痺，痛みの部位，視野の狭窄など）により明らかである，と述べた。暗示のかかりやすさは，詐病や殺人への渇望のように，神経システムの弱さの徴候でしかなかった。《神経症のナポレオン》であるシャルコーは，神経学的な概念を用いながらも，彼の名声によって，心理学的要因に対する興味を発展させることに貢献する。彼の死に伴い反動が起こり，記述されたヒステリー症状の一覧は場所とその呈示のされ方と密接に関係があることが強調された。彼の弟子であるババンスキー（Babinski）は，ヒステリーを暗示によって生み出され，説得によって消失しうる障害に還元したため，ヒステリーは暗示症となり，詐病と類似することとなる。ジャネやフロイトのような人々は，シャルコーが神経症の中に無意識的要因の存在を感じとっていたことを，心に留めていたのである。

　臨床家たちは子供の重篤な精神障害に興味をもっていたが，長い間，子供を大人の縮小型と考え，大人の障害に相当する障害を子供の中に探し求めていた。これと平行して，教育学者の研究は哲学的心理学の概念に直接的に動機づけられていた。イタール（Itard）（1775-1838年）は，白痴を記述したエスキロールやピネルと同時代の人であり，コンディヤックの原則に着想を得て，アヴェロンの野生児（1801年）の再教育を試みたことで知られている。この試みは，知恵遅れのための制度を組織化したベロム（Belhomme），フェリュス，ファルレ，ヴォアザン（Voisin）の仕事の端緒となった。イタールの弟子であるエデュアール・セガン（Edouard Seguin）（1812-1880年）はエスキロールと共同研究を行い，まずフランスで，ついでアメリカで，知恵遅れのための《生理学的教育》の方法（《白痴とほかの知恵遅れの子供たちのための心理療法（traitement moral des idiots et des autres enfants arriérés)》（1846年）を完成させた。この教育

は，階層化された知的活動（行動，具体的知性，ついで抽象的知性）を基礎とした感覚教育を根本としている。ブルヌヴィル（Bourneville）(1840-1909年）は，この方法をビセートル病院に適用した。

　ドイツでは，クレペリンの先駆者であるエミングハウス（Emminghaus）が同じく知恵遅れの子どもについて研究し，ヘラー（Heller）は成人の精神病をモデルとして痴呆の特別の形を記述することとなる(1908年）（訳者注　幼児期痴呆症 dementia infantilis あるいは小児期崩壊性障害。自閉症圏内の病気と考えられ，レオ・カナー Leo Kanner より前に記載している）。同じくイタリアでは，1905年にサンテ・デ・サンクティス（Sante de Sanctis）が《最早発痴呆 démence précocissime》を記述している。

第 2 章

精神病理学の誕生

　精神病理学は，心理学が科学的分野として哲学から分離して歩み始めた 20 世紀初頭のフランスにおいて誕生した。《いくらかの稀な例外はあるが，わが国（フランス）の心理学者は，ドイツ人に精神生理学の研究をゆだね，イギリス人に比較心理学を任せていた。わが国の心理学者はもっぱら，病理学的心理学研究に献身していた……》と，1889 年にビネー（A. Binet）は，フランスの科学的心理学の要点を明解に記述している。実際，精神医学が器質論《Somatiker》により深い影響を受けていたドイツでは心理学とは生理学に基づく実験的なものであり，イギリスでは心理学は経験主義的精神の中で強く統計に浸透していた。フランスでは臨床医学は非常に合理主義的であり，生理学によってはあまり影響を受けていなかったが，科学的精神の中でリボー（Th. Ribbot）が多様な一連の傾向を統合し，精神病理学を創始することとなる。
　この時代には，精神障害は特別な科学的研究に値する病的現象として現れており，精神医学は医学の一分野として分化する。しかし記載されていた病理は最も重篤で精神科施設で見出されたものであった。神経衰弱，ヒステリー，あるいはフォビア（恐怖症）としてその当時記載された神経症性症例の複雑さがようやく認められ始めたばかりという状況である。精神障害の医学的病理は正常から明瞭に異なるとされ，器質論的・機械論的理論によって説明されながら，心理学的要因（たとえ臨床家がこの要因の重

要性に対する直感をもっていたとしても）は第二平面に格下げされていた。ドイツロマン主義の精神力動的な理論や，あるいは催眠により生み出された理論は，精神病理学の領域の内側ではあまり重要ではなかった。しかしながら，フランスではシャルコー（Charcot）の名声によって，神経症的・催眠術的，あるいは無意識の現象が科学的研究に値していた。このようにしてフランスでは，精神病理学は実証主義精神の文脈で生まれた心理学の一分野をより容易に形成することができたのである。医学においてはクロード・ベルナール（Claude Bernard）が正常と異常の生理学的現象の連続性を示し，病態生理学的研究に興味をもつ。そしてそれらが精神病理学のモデルとして用いられることとなる。

　20世紀初頭の思想的激変は，第一次世界大戦に至ることとなる社会的・政治的な変革に呼応している。フランスとドイツの対立によって示される思想の混乱の中で，精神現象は心理学，哲学，生物学，ついで精神分析学のさまざまな範疇を統合しながら理解されていく。解剖−臨床的な視点はそれ自体で，さらに全体的・機能的な発展を遂げていく。

A　さまざまな流れ──精神病理学の始まり

1　科学的心理学

　心理学の歴史は哲学の歴史と密接に結びついており，心理学が科学の一分野として生まれた19世紀までは，心理学の歴史は思想の歴史の一部分であった。ラランド（A. Lalande）は，デュマ（G. Dumas）の教科書の中で，研究の一つのグループを指し示すために用いられた心理学という言葉（1590年にゴクレニウス Goclenius が使用しているが）は，実際には1732年の『経験的心理学（*Psychologica empirica*）』と1734年の『理性的心理学（*Psychologica rationalis*）』を書いたクリスティアン・ヴォルフ（Christian Wolff）までさかのぼる，と記した。心理学という言葉は，カント（Kant），

ついでメーヌ・ド・ビラン（Maine de Biran）の貢献により，哲学と深く混合されて広められる．19世紀には心理学を哲学から分離しようと努力され，それによって心理学は生理学に接近する．観念論的な哲学的思弁に対する反応として，オーギュスト・コント（Auguste Comte），テーヌ（Taine），そしてルナン（Renan）の《実証主義》精神は，事実すなわち実証的経験を第一義に置き，科学と医学の全体に深い影響を与える．科学的心理学は，まずイギリスとドイツにおいて発展する．イギリス学派とドイツ学派は，リボーによって，フランスに伝えられることとなる．

　イギリス学派は，すべての知の基礎として経験により高い価値を与えるジョン・ロック（John Locke）（1632-1704年），ディヴィッド・ヒューム（David Hume）（1711-1776年）らの哲学的思想によって標識され続けている（イギリス経験主義）．ジョン・ステュアート・ミル（John Stuart Mill）は，1843年にこの原則を心理学に適用し，連合主義的視点の中で理解されていた意識の一連の状態を研究した．ハーバート・スペンサー（Herbert Spencer）（1820-1903年）は同じく，経験的知識に基礎づけられたこれらの実証主義精神の代表的な人物であり，同時代人であるダーウィン（Darwin）のような進化論的な視点に自らを位置づけていた．つまり事実の検討はまた，事実の生成の法則を導き出すことが可能なはずであった．心理学的な事象は，最も要素的な現象である反射と感覚的な印象から出発し，進化の途中で自ら連続的に組織化し分化する事象として理解された．組織化は所与された個体で確立されているのであるが，しかしまた，獲得された特徴の伝達が存在するその程度に応じて，ダーウィンの原則に基づいて，種の中でも確立されている．すべてのイギリス心理学は，とりわけ心理学的な領域に量的・統計的な方法を導入したダーウィンの従兄弟であるフランシス・ゴールトン（Francis Galton）（1822-1911年）の著作によって，深く影響を受けることとなる．ベルギーの数学者であるケトレー（Quetelet）の統計的方法を取り入れ，ゴールトンはまず，遺伝的特徴の伝達と人間間における相違を追及した．彼は，個人の性向を測定

することを提案する。ゴールトンの共同研究者であるアメリカの心理学者キャッテル（Cattell）と，ゴールトン研究所の初代所長であるピアソン（Pearson）は，人間科学の領域に統計的方法を発展させ，アングロ－サクソンの科学的心理学に数量的な方向づけを与えることに貢献した。

　ドイツの心理学は実験的であり，さらに生理学をよりどころとしていた。ヘルバルト（J. F. Herbart）（1776-1841年）に続いて，ヴェーバー（E. H. Weber）（1795-1878年），フェヒナー（G. Fechner）（1801-1887年），ついでヴント（W. Wundt）（1832-1920年）は，生理学，すなわち要素的な心理学的《事実》，心理生理学的な《事実》から出発する。フェヒナーはドイツロマン主義に親しんでおり，ヴントはある種の形而上学を発展させたとしても，自然科学と物理学のモデルに基礎を置くこれらの著者たちは，法則を引き出すために実験を推奨した。その中でもヴェーバー・フェヒナーの法則（感覚は刺激により対数的に増す）は最も有名な例である。心理学を理解するためのこれらの方法は，大脳病理学（神経病理学）と身体的なアプローチを受け継ぐドイツ精神医学の考え方に近いものであった。

2　精神生理学と神経システムの概念

　19世紀の多くの精神医学者によって着想された，中枢神経システムは皮質に厳密に局在しているという概念は，解剖－臨床的な視点が乗り越えられるや否やすぐに，疑義を差し挟まれ議論された。ジョン・ヒューリングス・ジャクソン（John Hughlings Jackson）（1835-1911年）は，心理学においてスペンサーが擁護していた連合主義的で進化論的な考え方を，生理学的平面において再展開する。神経系は，単純から複雑へ，下等な中枢から上位の中枢へ，より自動的な反射からより自発的なものへと至る階層的機能の総体である。この複雑化は，個体化と種の進化の途中で生じる。神経系の複雑化は神経システムのさまざまな構造に対応している。すなわち，脊髄の下位反射の水準，小脳の中間的な水準，そしてこの構造の最後の要素であり抽象的思考において働く前頭葉，つまり大脳の上位の水準に

対応している．上位中枢は下位中枢を抑制しており，上位中枢が毒によって最初に障害される．もはや単純であろうと複雑であろうと，それらの機能に相当する中枢が問題なのではなく，機能的な対応が問題なのである（例えば，具現されているある筋肉が重要なのではなく，適応の水準に相当する合目的な運動が重要である）．実験者シェリントン（Sherrington）はのちに，この仮説を実証することとなる．ほかの実験者たちは，同じ時代に，上位機能の厳密な局在性を再検討している．例えば，パリの実験病理学の教授であるヴュルピアン（Vulpian）がその例であり，彼は一過性の（神経）欠損とその代償現象の重要性を実験的に認めたのである．

　臨床家たちは，神経学的な症例を除いて，彼らの観察とデータを対応させようとした．ロシア学派は，神経生理学的な見方をよりどころとしつつ行動を理解しようと試みたが，それらは厳密には局在と結びついてはいなかった．イワン・セチェノフ（Ivan Sechenov）（1829-1905 年）は 1863 年に『大脳の反射（*Les réflexes du cerveau*）』を出版した．その著作の中で，大脳は，出発点は感覚で終点は運動であるというような反射の，その中間に位置している抑制性反射中枢として認識されていた．イワン・ペトロヴィッチ・パブロフ（Ivan Petrovitch Pavlov）（1849-1936 年）は，セチェノフの方法とダーウィンの思想を採用する．1890 年以来，サン・ペテルブルグの生理学の教授であったパブロフは，消化器内分泌の研究により条件反射の研究を行い，1904 年にノーベル賞を得た．これらの研究は後日，学習の概念に基づいた心理学の大いなる発展と，上位の反射学的な神経活動の概念を導いた[1]．この時代に，ヴント，シャルコー，フレクシヒ（Flechsig）とともに研究していたウラジミール・ベヒテレフ（Wladimir Bechterev）（1857-1927 年）は，《精神反射学》を発展させ始めていた．

3　直感と無意識の心理学

　19 世紀末の社会は，科学的領域に浸透していた実証主義的精神のほか

---

[1] 105 ページを参照．

に，非理性的な力を強調したショーペンハウエル（Schopenhauer）やニーチェ（Nietzsche）のような哲学者の思想に影響を受けていた。リボーに影響を与えることとなるショーペンハウエルにとっては，意識により知覚しうる現象以外に，人間を導く意志が存在していた。非理性的な意志は，保存の本能と性的本能を含んでいる。実証主義によって賞賛された《事実》の研究によっては，内省というものを消失せしめなかったのであり，ドイツのエビングハウス（Ebbinghaus）は，生理学的な構成要素の検討を行わずとも，記憶のような心理学的な事象を研究することが可能であることを示したのである。ドイツの実験主義的心理学概念より幅広い心理学的な考え方が，ドイツのヴルツブルグ学派や，スイスのクラパレード（Claparède），あるいはフランスのビネーによって推奨されるのである。それだけにはとどまらず少なくとも19世紀の終わりから20世紀の初頭にかけて，まさに一部の人たちは，二重人格，多重人格，カタレプシー，夢中遊行症，自動的な現象，夢の現象といった無意識の現象に情熱を注いでいた。ヨーロッパの国々の文学が，この興味を反映している[2]。最も有名な例として，ホフマン（Hoffmann）の物語，スチーブンソン（Stevenson）の『ジキル博士とハイド氏（*Dr Jekyll et de M. Hyde*）』，マルセル・プルースト（Marcel Proust）の著作を引用できる。ベルクソン（Bergson）は，彼自身で催眠を体験していた。とくにフランスではナンシー学派の恩恵によって，科学的な環境においてもこれらの現象への興味が保持され，シャルコーやデジュリン（Déjerine）の影響のもとで神経症に対する興味が持続していた。有名な生理学者であるシャルル・リシェ（Charles Richet）は，自動書字と誘発性の夢中遊行症の現象について実験的な研究を行っていた。ヴントの弟子であるスイス人のテオドール・フルールノワ（Théodore Flournoy）（1854-1920年）は超心理学現象を軽視せず，霊媒の研究を行った。シェルナー（Scherner），モーリ（Maury），エルヴェー・

---

2) E. Ellenberger : *A la découverte de l'inconscient*（無意識の発見）. Villeurbanne, SIMAP, 1974

ド・サン゠ドニ（Hervey de Saint-Denis）は夢の研究を行った。この無意識に対する興味は時として，ニーチェやショーペンハウエルのような哲学者の影響のもとで，ペシミスム，つまりデカダンス精神（それは変質の精神と再び結びついているが）への傾性があった。無意識への関心には，とくに性愛への興味が伴っていた。一般的には，ブルジョアの抑圧の雰囲気やビクトリア時代の精神の影響が強調されることがよくあるが，しかし，この時代の梅毒に代表される災いの現実を忘れることはできない。たった一度の感染性の性的接触に続いて，しばしば数年の経過ののちに致死的となる梅毒第三期への経過，これが進行麻痺の一部であるが，その経過を観察することはできなかった。ニーチェが不幸な例で，ほかにも多くの例があり，その中にはモーパッサン（Maupassant）のような著名な者もいる。こうして，文学の中ではしばしば女性は男を破滅させる女性性のイメージを獲得し，性愛に関する興味はポルノのイメージと異常性と倒錯の研究の間で揺れ動くのである。1886年に発表され，たびたび再版されたクラフト゠エービング（Krafft-Ebing）(1840-1902年) の有名な著作,『性的精神病質（*Psychopathia Sexualis*）』が思い出されるが，そののちにも，スイスのアウグスト・フォレル（Auguste Forel）の1905年の著書『性的問題（*Le problème sexuel*）』や，イギリスではこの主題に関して多くの研究を集めたハヴロック・エリス（Havelock Ellis）の性心理学に関する研究がある。

B 病理学的心理学のフランス学派

1 テオデュール・リボー

　テオデュール・リボー（Théodule Ribot）(1839-1916年) は，フランスに科学的心理学と病理学的方法を導入した人であり，病理学的心理学派の創始者である。1839年生まれの彼の誕生100年後に，全世界の大学からの祝辞とその時代の心理学者の最も重要な人物が集まり，彼の影響がフラン

スを越えてあふれんばかりに大きかったことを示している。

　1839年，ギャンゴン（Guingamp）に生まれたリボーは，行政機関での短い職歴ののちに，パリの高等師範学校で教鞭をとる。地方での哲学の教職ののちに，1885〜1888年までソルボンヌで教え，1889年から，ルナンとジャネ（Pierre Janet）の支持によりリボーのために創設されたコレージュ・ド・フランスの実験心理学教授に就いた。哲学の教授資格者である彼は，当時教えられていた哲学の学説に関して強い批判精神をもっていた。ルナンと，《知性》についての1869年の著作の出版により心理学研究の先駆者としてみなされるテーヌの哲学の中に，そしてスチュアート・ミルのイギリス思想の紹介に，リボーは自分自身を見出した。リボーは既知の考え方や実証主義の独断論を疑い，イギリス学派（ミル，ベインBain，ベイリー S. Bailey，マーフィー Murphyなど），とくにスペンサーへの賞賛に身を捧げた（「リボーのお気に入りの先導者」であるとテーヌは述べている）。心理学的事象を研究するために，リボーは，カバニス（Cabanis）やピネル（Pinel）から，彼とともに科学的会派をつくり彼を支えるシャルコーに至るまで，哲学的医師であり心理学者でもあったフランス学派と関係を保っていた。彼自身は医者ではないものの，直接的に病的なものへの道を保つために，弟子たちに医学的研究を行うことを勧めた。1939年にジャネはまた，フランスの催眠術師と動物磁気の術者に対する自分の興味を際立たせつつ，以下のように言い足している。《われわれの誰もが，現実にはある者の介在者にすぎないが，リボーは偉大なる介在的存在であり，彼の前に始まり彼のあとまで幸運にも続く長い鎖の中の一つの重要な鎖の輪である》と。

　リボーの最初の業績は，実際にはイギリスとドイツの心理学派を紹介したことであり，それが『現代イギリス心理学（*La psychologie anglaise contemporaine*）』（1870年）と『現代ドイツ心理学（*La psychologie allemande contemporaine*）』（1879年）である。この紹介には，批判とともにこの二者を総合したいという意志が見受けられる。心理学は独立した科

学であり，事実の研究に専念すべきであり，《事実を系統的に分類し，還元し，整頓すること》ができることが大事な点であった。心理学は，《現象とその法則，その直接的な原因に専念するのであり，魂について取り組むこともないし，魂の本質に取り組むこともないであろう》。用いられた方法は，主観的であると同時に客観的である。彼は心理学に発達の考え方を取り入れている。同じ時期にリボーは『ショーペンハウエルの哲学（*La philosophie de Schopenhauer*）』（1874年）と題する試論を出版しているが，リボーは彼の眼力と「心理学的遺伝」という博士論文（1873年）の主題のおかげで，進化論の系列に含まれる決定論的な発現を真に見出した唯一の哲学者であった。《精神的能力は世代から世代へと伝えられ，遺伝は種に対して，個人に対する記憶とほとんど同じ役割を演じている》。遺伝についての彼の概念は，今日では乗り越えられていると見えるような考察もある。例えば，リボーは《6世紀から11世紀にかけての平均的なフランス精神の在り様は，ある程度の文化しかもち得ず，それを超えるものはゼーランドの未開人のように歪曲してしまい，何も理解し得なかった。しかし，文化によって向上したこの平均的な在り様は，元金と利息が次の世代に受け継がれ，かくして文化を通して10世紀ないし12世紀の間にもう一つの文化へと受け継がれたのである》。あるいはまた彼は，頭骸の容積は増大する（中世オーストラリア人は1224cc，中世のパリ人は1409cc，リボーの時代では女性が1337cc，男性が1558ccである）と断言していた。心理学的遺伝に関するこの研究はスペンサーの賞賛へと結びつき（訳者注 スペンサーは発達や適者生存の概念で知られる），リボーは発達の原則と対立する解体（*dissolution*）の原則を心理学研究に適用するようになる。そのときに，リボーは精神機能の異常の研究，つまり精神病理学的研究にとりかかることとなるのである。

　リボーは，『記憶の病気（*Les maladies de la mémoire*）』（1881年），『意欲の病気（*Les maladies de la volonté*）』（1883年），『人格の病気（*Les maladies de la personalité*）』（1885年），『注意の心理学（*La psychologie de l'attention*）』

(1889年),『感情の心理学 (*La psychologie des sentiments*)』(1896年),『一般的観念の発展 (*L'evolution des idées générales*)』(1897年),『創造的想像についてのエッセイ (*Essai sur l'imagination créatrice*)』(1900年),『感情の論理 (*La logique des sentiments*)』(1905年),『熱情についてのエッセイ (*Essai sur les passions*)』(1907年),『感情の心理学の問題 (*Problèmes de psychologie affective*)』(1910年) を出版した。

　これらの研究では,彼が1905年の『科学における方法について,心理学 (*De la méthode dans les sciences, la psychologie*)』の中で述べているように,病理学的方法が大きな位置を占めていた。その病理学的方法とは,《純粋観察であると同時に実験である。それは,研究にとって効果があり結果に富む方法である。病気は,特定の環境の中で自然それ自身により設定された最も微妙な次元の実験であり,人間の術が届かないような方法によっており,人間の術では病気に到達することは容易ではない。その上もし病気がわれわれにとって精神のメカニズムの破壊を担わず,われわれに正常の機能をまた理解させるものとしても,道徳によって普通は拒絶されるような体験にいったい誰が思い切ってリスクを冒すだろうか。……生理学と病理学は,身体と同様に精神についても,相反するものとして一方がもう片方に対立するというのではなく,同じ全体の二つの部分なのである》。この方法の導入は実際,心理学に大きな変化をもたらした。病的な事実の観察により正常心理学を理解することとなるのだが,たとえ正常と病理的なるものの間に同一性がないとしても,連続性が想定されていた。その点でリボーは,クロード・ベルナールが『実験医学序説 (*Introduction à la médicine expérimentale*)』(1865年) の中で医学に導入した原則を,心理学に対して取り入れていた。その上,病理学的事実の観察とは,まず全体の行動の中で,さまざまな関係の中で,すなわち生活環境の中のさまざまな状況の中でとらえられた病人についての観察であった。その複雑な諸条件は実験による条件とは遠くかけ離れていた。たとえ人工的に病理学的現象が明らかになるような状況の中に病人を置き複雑な条件を再構成しよ

うとしていたとしてもである。全体的な行動を研究しつつ，心理学者は，ドイツの実験心理学による系統的な分析的視点や，あるいはイギリスの経験心理学的な連合主義を乗り越えたのである。

　リボーは，病理学（記憶，意志，注意，感情の病理学など）から出発して，行動全体を研究した。病理的な障害は正常からの偏倚(へんい)であり，個人および種の発達の観点からは退行である。すなわち老人性健忘では，最近の記憶は最も古いものより先に消滅する。失語症では，《言語記号は，固有名詞から一般名詞へ，次いで形容詞と動詞へ，さらに感情的言語や身振りへと忘れ去られていく。崩壊の進行は行き当たりばったりではなく，組織化されたものからあまり組織化されていないものへ，より複雑なものから単純なものへ，あまり自動的でないものからより自動的なものへ，という厳密な秩序にしたがっている》。リボーは，ヒューリングス・ジャクソンとスペンサーの思想を取り入れたが，しかし，記憶のような比較的単純な現象から出発して明らかにされうる精神生活の《変遷》の履歴に強調点を置いていた。例えば，病理的な現象の一つでありうるような忘却は，また記憶の一つの条件なのである（《意識されている状態からの驚くべき数の忘却なしに，膨大な数にのぼる一時的な忘却なしに，われわれは記憶することができない……生きること，それは得ることであり，失うことである。生きるとは，異化作業により構成されており，それが固定と同様なことである。忘却とは異化である》）。病的現象の理解では，副次的でしかない意識された状態や生理的な状態の研究に限定してはならず，両者を結びつけている関係性にまで拡大しなければならない。すべての現象は，生理学的および心理学的であるという二重の側面をもつ。無意識的あるいは下意識的活動の探求を無視してはならない。無意識とは《われわれの過去を保存し，実際の傾向や意識の中に浸入することに成功しなかった潜在的エネルギーの貯蔵庫であり》，催眠は無意識の探求のためのすばらしい手段のように見える。心的生活は単に意識に所与されるものに還元され得ないため，階層化された総体の中で反射が神経活動の原型であるような基礎的

で器質的な支えを忘れてはならない。器質的な感覚から出発して，原初的な欲求と情動が発達しており，感情生活の真の動機は有機体の内面におけるより深いところに求められるのである。《自然の欲求，本能的な欲求，嗜好，性向，心的傾向，欲望の名のもとに示される状態は，各動物の組織化による直接的で無媒介な結果である》(1889 年)。リボーは，心的傾向 (tendance)（訳者注 「欲動，衝動」とも訳すことができる）という用語を好んでいる。というのは，心的傾向という言葉が，組織化と存在様式の表現であるということを強調しているからである。意識的心的傾向，あるいは生理的欲求と関連する無意識的心的傾向として，人間では性的な保存の本能，殺すこと，飲むこと，盗むことの欲求が引き合いに出された。始めはまったく生命的で生理学的で，喜びあるいは苦痛に伴われているこの心的傾向は，原初的な情動の形をとって現れるのであり，子供において次々と出現するのを見ることができる。それらの傾向が，恐怖，怒り，愛情であり，ついで人格と結びついた情動であり，最後に性的な情動がある。道徳的感情は社会性から生じている。感情生活が知的生活の基礎であり，感情は《知識の先駆者である》。最も高度な知と意識の現象についての研究として，《心的生活全体の中での感情生活の位置づけとその原初性》(1896 年) を（ショーペンハウエルが，自己意識における意志の優先性，知への心的傾向を擁護したのと同様に）忘却してはならない。フロイト学派の公式であるかのように，リボーは《すべての動物における意識の基礎，それは欲望である》(1896 年) と強く主張していた。

　哲学的な教養により可能となった非常に広大な生体についてのリボーの概念は，精神病理学的な観点のみならず，発生あるいは実験心理学に対する視点も開いた。臨床的素材へ接近できずに制限されていたが（彼は医者ではなかった），運動へと導かれる無意識に生理学的側面を認めていたという重要な理由から，彼は生涯の終わりに，フロイト学派に対しての慎重な意見を表明している。リボーは膨大な参考資料により新しい概念をもたらし，科学的心理学を発展させたのである。

1876年，高等師範学校の友人であるフェリックス・アルカン（Félix Alcan）とともに，『フランス国内外哲学レビュー（*Revue philosophique de la France et de l'étranger*）』を発刊し，重要な思想運動を促進した。フランスの科学的心理学の創始者として，ボニ（Beaunis），ビネー，ついでピエロン（H. Piéron）に導かれて，リボーは実験心理学の最初の研究室を創設できたのである。精神病理学については，コレージ・ド・フランスにおいてジャネとワロン（H. Wallon）がこの専門部門を発展させる。1889年，リボーはシャルコーの会長のもとで，第1回実験心理学会を活気づけた。この学会では，催眠に関する演題が大きな位置を占めていた。1900年のリボー会長による第4回の会議でも同じ状態であった。しかし現在では，心理学はさまざまな分科（実験心理学，社会心理学，児童心理学など）とその方法により発展している。心理学は，実験や経験主義のみに還元することはできず，実験の領域においても，内省が一定の位置を占めている。無意識の次元は科学者によっても考慮されているのであり，神秘主義者あるいはいかさま治療者によるものとして見捨てられることはなくなった。

2　ソルボンヌの初期の精神病理学者たち

　ジョルジュ・デュマ（Georges Dumas）（1866-1946年）は1912年，パリ・ソルボンヌの精神病理学研究室の初代教授になる。リボーの弟子で，哲学者であり医者でもあるデュマは，病理学的方法に対する興味に導かれ（正常についての知識を可能にしつつ），数多くの著作，論文を発表した。『メランコリーにおける知的状態（*Les états intellectuels dans la mélancolie*）』と『悲しみと喜び（*La tristesse et la joie*）』，ついで『微笑みと情緒表現（*Le sourire et l'expression des émotions*）』（1906年），『南部ドイツの戦争神経症と精神病（*Névroses et psychoses de guerre chez les austro-allemands*）』（1918年），『戦争による神経障害と精神障害（*Troubles mentaux et troubles nerveux de guerre*）』があり，感情生活に関するものであった。

『心理学概論（Traité de psychologie）』は 1923 年に出版された（1914 年にほとんど完全に起草していたにもかかわらず）。この概論ではリボーが序文を書いており，25 人の共同研究者たち（ブロンデル Ch. Blondel，クラパレード，ジャネ，ピエロン，レイ A. Rey，ワロン H. Wallon ら）の助けによって書かれている。続く 1930 年の新しい心理学の教科書では，合理主義，連合主義，そしてベルクソンの理論が考慮され概念が時として拡散しているものの，当時フランスで認識されていた心理学的科学の全体像が描写されている。この本では生物学に加えて異常心理学そして精神病理学に非常に重要な位置づけが認められており，割り当てられた章のみならず大部分の章の中でそれら（異常心理学と精神病理学）の参照がなされている。精神病理学は，リボーによって確立された原則，とりわけ正常と異常の同一性原則に立脚しつつ，さまざまな次元へと発展した。精神病理学により精神症候の記述と体系化が可能となり，この意味において，神経学，生物学あるいは生物化学的分析にもっぱら依存している場合以外は，精神病理学的研究が精神医学において不可欠となった。記述的な水準では精神病理学は代償的な反応も同時に研究しており（例えば，欠陥や病気への反応であり，あるいは幻覚性迫害者の防衛方法についてである），より解釈的水準ではさまざまな障害の中に同一メカニズムを見出していた（神経疾患における見当識と平衡の障害，意欲の病気など）。病理の内容が重要なのであり，たとえ精神科医たち（セリュー Serieux，バレ G. Ballet など）がすでに病理的内容に重要性を与えていたとしても，デュマはこの点からジャネと精神分析学の貢献を再認識するのである。重要なことは無意識的な次元の再認識であり，このことによって本質的に意識側面を問題とする哲学から距離をとることができ，さらに無意識の次元にすでに興味をもっていた多くの臨床家により進められていた医学の流れに精神病理学を結びつけることが可能となったのである。デュマは抑圧のメカニズムの発見と内容の象徴的理解に対しても理解があった。一方で，合理主義である多くのフランス人と同様に，彼は解釈として所与されたことや，汎性説として

性格づけられる性理論については，活発に批判した。フロイト（Freud）は精神分析学の創始者として知られているが，しかし最も重篤な精神障害に興味をもっていたフランス精神科医の研究者たちにとっては，精神病が議論になるという限りにおいては，ユング（Jung）とブロイラー（Bleuler）がいたチューリッヒ学派が多くの参照の対象となっていた。

　デュマは，精神病理学を哲学から分離することを具体化し，大成功であったサンタンヌ病院の臨床講義によりフランスの医学と精神医学の伝統に結び目を与えた。この同じ病院では，マダム・ソコルニカ（Mme Sokolnicka）に続いて，ルネ・ラホルグ（René Laforgue）が1923年に働いており，フランスの精神分析運動はそこから始まる。パリの精神分析協会は1926年に設立されたが，たとえ初期の分析家が大部分医師であったとしても医学界と分析協会との関係は困難であった。デュマは，精神分析学に対して多くの同僚たちの意見，それも強い批判的な意見を反映させていた。最後に，彼はほかの人文科学，とくに社会学へと歩み寄ったのである。

　シャルル・ブロンデル（Charles Blondel）(1876-1939年) は哲学者であり，同時に医者であった。彼はデュマの方向性を追い，人間科学の枠組みの中に病理学的心理学を位置づけつつデュマを引き継いだ。彼の著書である『原始心性（*La mentalité primitive*)』(1926年)，『精神分析学（*La psychanalyse*)』(1924年)，『ガルの精神生理学（*La psychophysiologie de Gall*)』(1914年)，『集団心理学序説（*Introduction à la psychologie collective*)』(1928年)には，ブロンデルの興味が示されている。しかし合理主義的傾向は増大しており，本能と無意識の存在が否定されないとしても，意識と社会的環境に所与されたものが重要となっていた。知的な次元に重要性を認めていたにもかかわらず，ブロンデルは臨床家にとどまり，正常と病理現象（自殺，発明の生理学的メカニズム，自傷など）に興味をもち続けた。博士論文である「病的意識（*La conscience morbide*)」は，彼の足取りの代表作である。ブロンデルは病的不安に切り込むために，サル

ペトリエールで観察された精神病症例の研究から出発する。そこでの病人にはあらゆる妄想性障害が見られ，心気観念から，正常な心性から患者たちを区別しうるような被害観念まで呈する者がいた。患者たちには皆，感情と運動の間における反応に論理的な関連性が欠如し妄想観念を伴った独創的な心理学的現実を示していた。この病的な意識は，正常な《明晰な意識》との連続性はない。この障害の起源は，大脳の異常により引き起こされる体感印象の受容様式の混乱にある，と生理学的に説明された。患者の独創的な内容を理解するためにわれわれの意識へ所与されたものから始めるのは間違っているとして，彼は，内省，共感 (*Einfuhlung*)，精神分析学，そしてかつて定義されていたような病理学的歩みを，正常と病的なものの相異を強調するという限りにおいて非難したのである。レヴィ・ブリュール (Lévy Bruhl) の社会学をよりどころとして，病的な意識は《論理性と社会性が正常な意識に課しているような枠組みの中では，概念化されないし組織化されることもないような個人的な意識》として理解された。集合的表象の病理が存在しうるのであり，それにより精神分析学はまるごと捨て去られる。つまり《フロイトの体系でより真実といえるのは彼が奥底では心理学が全体としてつくり直されるべきものであるという考えを支持していたということである。見つけるべき答えは生物学ないし社会学によってもたらされるであろう》。

ポワイエ (Georges Poyer) は，心理学的方法を精神医学的事象に応用し，この教えを継続する。博士論文である「心理学的遺伝の一般問題 (*Les Problèmes généraux de l'hérédité psychologique*)」は，記述的・統計的・遺伝的な方法を用い，可能な限り客観的方法により，単に精神病の領域だけではなく，より一般的に心的素質の遺伝が存在することを説明した。《自動症的眠り (sommeil automatique)》に関する彼の研究 (1914 年) は，臨床的観察と症例の研究に基礎を置く精神医学に非常に近似しており，睡眠が強制的で無理強いされていると感じている精神病患者を記載している。このことはジャネを準拠として思考の自動症の中へと統合され，クレラン

ボー（G. de Clérambault）の精神自動症を先取りしていた。

アルフレッド・ビネー（Alfred Binet）（1857-1911年）は1894年に、ソルボンヌの生理学的心理学研究室の部長をボニから引き継いだが、この教室の基礎はリボーによってつくられたものである。ビネーは、《心理学における唯一の師》であるミルとドイツの実験主義に影響を受け、多彩な研究を追及した。知能に関する実験的研究（1903年）は彼の研究と実践の中で最も知られているものの一つである。それがヴォークリューズ（Vaucluse）病院の医師で有名なシモン（Th. Simon）との共同研究で、知性の計測的測定であるビネー・シモンのテスト（1905年）である。精神発達遅滞の客観的研究を幼児の病理において大きく展開することが可能となった。しかし、このことによって不都合にも病理は測定されうるという幻想が生じた。テストを精神医学において用いることに対して多くの議論が誘発されたが、テストもすべての検査同様に限界のある一つの方法であるとさえ理解されていれば、多くの議論は不要であったであろう。精神病理学において、ビネーは《精神発達学》と呼ばれる新しい方法を始めた。これは特定の諸欠陥を精神発達の一連の序列に位置づけようとするものであり、その結果、この一連の序列を通して多様な機能の発達を理解できるようになった。

3　コレージュ・ド・フランス

ピエール・ジャネ（Pierre Janet）（1859-1947年）はリボーの弟子で、哲学者であり医者であった。力動精神病理学の創始者のひとりで、フロイトとの葛藤がしばしば誇張されている。フロイトがドイツロマン主義の後継者であるのに対し、ジャネはフランス合理主義の一連の傾向の中に位置づけられるのは事実である。

パリ高等師範学校の門下生で、哲学の教授資格をもっており、伯父の哲学者であるポール・ジャネ（Paul Janet）の影響を受けた。ピエール・ジャネは哲学をシャトールーで、ついでル・アーヴルで教えながら、医学会

にもしばしば顔を出し，催眠を修得した．1889年の哲学論文は，「心理自動症　人間活動の下位の形についての試論 (*L'automatisme psychologique. Essai sur les formes inférieures de activité humaine*)」と題していた．医学の研究を行いながら，シャルコーのところへしばしば通い，そこで「ヒステリー患者の心的外傷についての研究への貢献 (*Contribution à l'étude des accidents mentaux des hystériques*)」という医学論文を準備した．シャルコーはジャネのために，サルペトリエール病院に実験心理学研究室を創設する．シャルコーの死後，後継者であるレイモン (Raymond)，ババンスキー (Babinski)，そしてデジュリンはこの領域にほとんど興味をもっていなかったので，ジャネはこの病院での活動を放棄しなければならなかった．

　1895年以降，ジャネはコレージュ・ド・フランスでリボーを助け，そして1902年に正教授に任命される．彼はそこで，国際的に大きな注目に値することとなる精神病理学的体系を精緻化する．しかし，文学部でも医学部でも教えることはなく，孤立しており，弟子はいなかった．彼は私的な患者を相手に活発な臨床活動を行い，とりわけ神経症患者を診察することが多かった．娘婿であるピション (Pichon) によりフランス精神分析運動と関係があり，その時代のフランスにおけるさまざまな傾向が再統合されていく精神科の発展運動に関与していたのである．

　ジャネの研究は，リボーにより導入された大原則である病理学的方法，すなわち病理学的構造破壊は発達の逆の順序を追うということが確立している心的装置の構造化についての概念（スペンサーとヒューリングス・ジャクソンの概念）を使用したことが特徴である．ジャネは，とりわけコレージュ・ド・フランスの任命に対して彼を支持したベルクソンにかなり近い哲学的見解をもっていた．ジャネは引退後ですら，サンタンヌで外来診療を行いながら精神科医としての仕事にとどまっていた．精神医学界は，フロイトの考えと対立させるために，ジャネの概念を促進させていく傾向があったのである．ジャネの用いた方法は臨床医学的で，外来診療で

出会った患者の治療を追及する症例研究であり，また最後まで催眠という方法を用い続けた。彼は，自らが批判していた統計的方法やテスト，実験的方法を用いず，《体験》を使用したのであった。

　最初の頃のジャネの研究対象はヒステリーである。ついでほかの神経症が対象となり，1901年に『精神衰弱症 (La psychasthénie)』を，1903年には『強迫と精神衰弱 (Les obsessions et la psychasthénie)』を発刊する。機能の水準と階層の概念は，1889年の「心理自動症 (L'automatisme psychologique)」という博士論文以来，彼の著作を通して見出される。催眠の経験により，彼が好んで下意識と呼ぶ無意識現象の存在が示されていた。すなわち部分的自動症では，ある行動は意識を逃れて，主体を無視した二次的人格の中に統合されている。ヒステリー性の感覚脱失はこの病気の基礎的障害であり，関連していたある種のイメージや回想が拒否される。病的な放心と感覚脱失は意識の狭さを証拠立てており，ある心理学的現象が意識的となることを許さないでいる。ジャネはフロイトよりも先に，ヒステリー患者の病理における下意識とその役割を記述した。しかしフランスの伝統にしたがい，内容よりもそのメカニズムに対して，より敏感であったのである。

　引き続く著作，『ヒステリーの心的状態 (Etat mental des hystériques)』(1892年)，『神経症と固定観念 (Névrose et idée fixes)』(1898年)，『神経症 (Les névroses)』(1909年) は，本質的にはヒステリー性の神経症を常に取り扱っている。症候は潜在意識下の固定観念によって生み出され，生きられた体験を通して展開し，階層になった各段階に配分され，意識されないまま，それとは別の意識されないままになっている要素に到達するのである。《病気を治すためには，固定観念の外的表出を促進することで十分なのか。……固定観念を分解し，破壊し，あるいはその要素を変容させることを追求しなければならない》。記憶のこの解体は，はじめにフロイトによって用いられた浄化法とは大変異なっていたのである。

　ジャネはのちに，下意識と無意識や，1897年以来彼が命名したような

《臨床心理学》[3]への興味を徐々に失い，実験的方法を用いず病者のかたわらにいて，進化論的な見方の中でとらえられた行動に対して次第に関心を深めていく。その臨床的観察から精神衰弱を記述するに至る。精神衰弱では生理学的不十分さ（ベアード Beard の神経衰弱に比較しうる）と心理学的不十分さ（無為，不安）を示しており，不完全であるという感覚を引き起こすような客観的な変質徴候を含んでいた。この基本の上に，症候（強制的な焦燥と頭から離れない観念）が付け加わる。基礎的な障害は，《現実機能》に関わっている心理的不全である。機能の階層の中で，複雑に発達したこの現実機能を用いる能力の不足が，抑うつ，つまり《心理的緊張 la tension psychologique》の低下と関連している〔この緊張とは，ベルクソンいう生の飛躍（élan vital）に近似するものである〕。精神衰弱症についての仕事と，二大神経症であるヒステリーと精神衰弱症の比較的研究から出発して，ジャネは自らの心理学的体系を打ち立てる〔『心理学的医療（*Les médications psychologiques*）』(1919-1921年)，『不安からエクスタシーへ（*De l'angoisse à l'extase*）』(1926年)，『心理的発展段階（*Les stades de l'évolution psychologiques*）』(1926年)，『内的思考とその障害（*La pensée intérieure et ses troubles*）』(1927年)，『記憶の発展（*L'évolution de la mémoire*）』(1928年)，『人格の心理学的発展（*L'évolution psychologique de la personnalité*）』(1929年)，『心理学的強さと弱さ（*La force et la faiblesse psychologiques*）』(1930年) など〕。客観的研究を重んじる中で，とりわけ行動に興味をもち（行動主義の先駆け），リボーが用いた用語を取り上げ，本能や欲動よりも傾向（tendance）という用語を好んだ。行動は傾向により支えられている。傾向とは，《何らかの器官のまとまった運動によって特徴づけられる一定の行為，その行為を実行する生体（有機体）の準備性のことである》。傾向には階層的な位階が存在している。その目的に対して，傾向は特徴づけられており，行為行動，観念行動そして概念行

---

3) Claude M. Prévost：*Janet, Freud et la psychologie Clinique*（ジャネ，フロイトと臨床心理学）. Paris, Payot, 1973.

動の起源である。ジャネは，下等の心理学的傾向（反射，社交的行動（訳者注　へつらいなどの社交術），初歩的知的操作），中等度の心理学的傾向（瞬時的な行為や信念，自省を伴う行為），そして上級の心理学的傾向（理性的・進歩的な実験）を区別した。このシステムの機能性は，《心理学的力（force psychologique）》（基礎的な心的エネルギーの量，あるいは心的行為を実現させる能力）に負っているが，それは《心理的緊張（tension psychologique）》（多少なりとも高い水準に保つためにエネルギーを利用する個人の能力）から区別される。したがって，すべての力動はエネルギーの量と質に立脚しており，葛藤の概念上にではない。行動と行為の全体的な制御は，行為の内的な形である感情と，一次的行為を戻して修正しようとする二次的反応（訳者注　フィードバックの意味であろうが，当時はこの用語は存在していない）に立脚している。社会的な人格段階において発達した感情は，理性的・道徳的行動の出現とともにその重要性を失うが，しかし心理的緊張が低下した場合には，再び新たに感情が目立つ。ジャネはそれら（行動と行為の全体）を制御しているものとして，《努力 l'effort》，行為の加速，《疲労 la fatigue》，狭小化，《不安 l'angoisse》，恐怖，《勝利感 triomphe》，最後に徒労を区別した。

　ジャネによって精緻化された複雑な体系は，何よりも階層化された行動全体についての力動的概念であり，神経症から見出されたものである。すなわち神経症は精神的な水準の変動と関連して，合理的に提示されているのである。行動の視点で病理を検討したことの利点の一つに，自我（l'ego）と社会（le socius）の関係の中に病理の社会的次元を知覚したことがあげられる。社会の影響は，心理学的力の節約をもたらすこともあるし，さらなる浪費となることもある。精神療法はこのエネルギー理論に由来しており，重要なことは，平衡を回復させるために，刺激にせよ休息にせよ，病因となる記憶を追及し，心的経済を修正することである。

　ジャネには直接的な弟子がいないにもかかわらず，生存中に全世界中に招待され，その影響は非常に大きかった。力動的臨床精神病理について

の彼の概念は，多かれ少なかれ直接的な方法で全世界中で後日再現された。エー（Ey）の器質力動理論，ヘンリック・シュープリンク（Henrik Sjöbring）の人格の概念，緊張の概念に基づく神経生理学的な研究，ドレー（J. Delay）の神経遮断薬の分類は，ジャネから着想を受けた例である。

アンリ・ワロン（Henri Wallon）（1879-1962年）は，デュマとジャネの弟子で，彼らと同様に哲学者であり医者である。ソルボンヌで講義を担当し，精神生物学研究室の創設者となり，ついで1932年にコレージュ・ド・フランスの教授となる。彼はまず児童の病理を研究しており，文学博士論文は，「騒がしい児童，運動と精神発達の遅滞と異常に関する研究（*L'enfant turbulent, étude sur les retards et anomalies du développement moteur et mental*）」（1925年）である。非常にすばやく発生論的方法をまとめ上げ，児童の成熟についての発生論的な概念を，精神病理学の分野を大きく越えた精神生物学的で社会的な統一の中へと確立させた。

フランス学派は，哲学から分離しながら，そしてフランスの伝統的精神医学と関係を保ちながら，病理学的心理学を創出した。しかし第二次世界大戦の終わりまで，病理学的心理学の授業は文学部と哲学の枠組みの中でなされ，その後，これらの学部は人間科学の学部となり，心理学教育が生まれた。このことからも，精神医学への影響は非直接的であるように思われ，心理学教育がパリにおいて精神医学と心理学の結びつきを生み出したにもかかわらず，臨床家には無視された。シャルコーの理論はフランス学派における起源の一つであるが，シャルコーの立場は，神経学への回帰の中で，その価値は当時失われていた（ヒステリーは，暗示症となったのである）。最初の頃の心理学者，精神病理学者は，無意識を過小に評価してはいなかった。無意識は，意識に専念する哲学に対して，それらと一線を画している一つの次元を表していたのである。ジャネは確かに，無意識に関する刊行物においてはフロイトよりも先行している。しかしながらフランス人は，行動と，進化論的システムの中で病理現象を理解し統合するこ

とに専念するのである。変質と体質の理論が得ていた成功には，哲学的影響があったことと同様に，これらの展開（訳者注　行動と進化論的システムの中で理解すること）が関係している。精神分析学が浸透することに対する抵抗には，これらの精神病理学的概念がよりどころとなっていたのである。精神分析学は，1926年のパリの精神分析協会の設立の日までは，実践というよりも理論的なものにとどまっていた。フランスの初期の精神分析家は，より臨床的な適用に専念し，そしてフロイトを両価的に評価し，《フランス》で精神分析を擁護していた[4]。クロード（H. Claude）に代表される（当時のフランス）医学界は，精神分析が《フランス人の精神》，つまり《ラテン人の臨床》の探求に適合しうるか，自問していたのである。

C　フランスの外側で，さまざまな着想の始まり

　ドイツ語圏の国々もまた医学および精神医学の長い伝統を有し，病理学的事象の研究を重要視していた。19世紀末では，精神病理について神経学的解釈を支持する人たちが最も重要な位置を占めていた。フェヒナー，ヘルムホルツ（Helmholtz），そしてヴント（Wundt）に続く心理学は，生理学に基づいている。用いられた方法はこの場合，観察された現象を分析的に分離することであり，基本的な法則を掘り起こし，病理をメカニズムと障害部位に結びつけようとした。この科学的分析的な立場と，精神医学臨床や全体的な様式から主体を検討しなければならないとしてすでに精神病理学と呼ばれていた立場との間には，隔たりが存在していた。分析的科学的な理論はみな一様に，哲学，とくにロマン主義的哲学から遠く離れていた。内省は哲学者には重要なものである。内省を実験的な方法の中に再導入する試みはエビングハウス（H. Ebbinghaus）（1850-1909年）によってなされるものの，ヴルツブルク学派の研究は病理学とほとんど関係がな

---

[4] V. Smirnoff：De Vienne à Paris（ウィーンからパリへ）．*Nouvelle Revue de Psychanalyse*, 20, 1979, p.13-58.

かった．精神病理を理解するために哲学への接近が必要とされ，フランスにおけるような哲学からの解放の試みではなかったのである．

1 精神分析学の寄与

ジクムント・フロイト（Sigmund Freud）の精神分析学は，すでにロマン主義派によって直感されていた無意識の現象について科学的に理解する可能性を導き，オーストリア－ハンガリー帝国の終末に対応するようなその時代の思考に変化をもたらした．フロイトは，神経科医で生理学者であった人生前半での経験を土台として，人生後半において広大な統合を実現した．1885年，パリでのシャルコーとの出会いによって，到達を予感させる《新しいこと》を垣間見ることができ，生理学的基盤から心理学的なものへ移行する．しかしながら，われわれがすでに注目したように[5]，フロイトは当初は孤立を感じていたが，スイスのチューリッヒ学派との出会いののちに初めて，広大な精神病理学的なシステムを構想することとなる．この出会いによって，フロイトは国際的な聴衆を増やすことを望んだ．実際，彼の聴衆者はウィーンのサークルを越えて精神医学界に広がり，スイスは他国への浸透の出発点となる（アメリカの最初の精神分析家であるブリル Brill はブルクヘルツリーで過ごしている．フランスの最初の分析家であるモリショウ゠ボーシャン Morichau-Beauchant はスイスのグループと関係があり，さらにオディエ Odier とド・ソシュール de Saussure はパリの精神分析協会の最初の創始者のひとりとなる）．フロイトは，チューリッヒで研究をしていたブロイラー（Bleuler），ユング，そしてビンスワンガー（Binswanger）に出会い，力動精神医学的視点と心理学的知識にとって開かれた交流が可能となった．もっとも彼らが精神分析学派の代理人になったというわけではない．スイス連邦は，フランス文化とドイツ文化の交流に最適な場所であった．多くの精神科医は外国の出身であり，そして自らの国に戻っていった．例えば，ヴィルヘルム・グ

---
5) xi ページを参照．

リージンガー（Wilhelm Griesinger）（1817-1868 年）がその例である。外国に移住した者もおり，アメリカ精神医学に多大な影響を与えることとなるアドルフ・マイヤー（Adolf Meyer）（1866-1950 年）がその例である。精神医学と神経学は分離した二つの医学的専門分野であるものの，ドイツとフランスにおける大学病院では分離しておらず，このことによって，より《心理学的》な精神医学の存在が促進される。ポール・デュボア（Paul Dubois）（1848-1918 年），いわゆる「ベルン（Berne）のデュボア」は，デジュリンの友人であり，ベルンで内科（神経学を含む）の教育職に携わっていたにもかかわらずベルネーム（Bernheim）の仕事に興味をもっていた。デュボアは 1901 年に『身体における精神の影響について（*De l'influence de l'esprit sur le corps*）』を出版し，医学における心理学的要因の役割を強調した。アウグスト・フォレル（1848-1931 年）は，最初は神経学者であり，フォン・グッデン（von Gudden）のドイツ人の弟子であったが，《精神医学のメッカ》となるチューリッヒ大附属のブルクヘルツリー病院の院長となる。フォレルは心理療法によるアルコール禁酒治療と同様に，ベルネームの見解にも興味をもっていた。性愛性に関する本を著し，フォレルの方向性は人生の後半にはより哲学的となっていった。1898 年，チューリッヒで彼のあとを継ぐ者は，精神病の力動的な考え方を精神分析学から着想を得たブロイラーであった。ジュネーブのテオドール・フルールノワ（1854-1920 年）は，医者であり哲学者であり，ヴントの弟子であり，理学部で心理学を教えていた。フルールノワは無意識に関して霊媒の研究から出発し，被催眠術者の催眠術者に対する愛着性について，精神性的な性質を強調した。フルールノワの業績は，ユングとフロイトの著作に確実に影響を与えている。フルールノワの従兄弟であるエドゥアール・クラパレード（Edouard Claparède）（1873-1940 年）は，1904 年に心理学の教授となり，1912 年，ジュネーブのルソー（J.-J. Rousseau）研究所の共同創始者となる。クラパレードは機能的・力動的・実践的概念を発展させ，これを教育学的概念に適用した（ペスタロッチ Pestalozzi（1746-1827 年）以

来の，スイスにおける教育学への関心を忘れることはできない)。クラパレードは，この文脈に関して可能なかぎりの興味を開花させる。彼は，デジュリン，ジェームズ (James)，ビネーと親密となり，精神分析学的な概念の初期のものを受け入れ，動物や児童の心理学に興味をもつ。病理学的方法は，《病的心理発達論》として，発達心理学と意見を同じくするのである。この時代の学派や科学的ドグマには触れないが，この時代の著名な人物の何人かを想起すれば，当時の思想の十字路がいかに重要であったかがわかる。ブロイラーとその弟子であるユングとビンスワンガーは，同国人のように，関心をもってフロイトの発見を受け入れた。1906年以来，ブロイラーは，《「精神病の症候学におけるフロイトの機制 (*Mécanismes freudiens dans la symptomatologie des psychoses*)」》という論文を書いている。翌年，ユングとビンスワンガーは，フロイトに会うためにウィーンに向かう。フロイトとの関係をもち続けたブロイラーは，自閉を記述するために，自体愛の概念を参照とした。しかし精神医学と心理学的領域において，精神分析的な考え方を最も進歩させることとなるのはユングである。1900年以来，ブルクヘルツリーでのブロイラーの指導と自らの啓発により，ユングは連合主義的理論から着想を得ながら，正常および病的な観念連合についての研究を行った。1905～1906年に出版した言語連想テストは，投影テストの最初のものと考えられる。彼はゴールトンのテストを取り上げ，リボーとクラパレードによってすでに強調されていた感情の次元を考慮に入れた。この言語連想テストにより，感情的負荷，つまりコンプレックス（心的複合体）に目印をつけることが可能となる。ユングは精神病患者の幻想と無意識に興味を抱き，そのことにより集合的無意識の記述へと進んでいく。ユングは，1914年までフロイトの精神分析運動に所属したが，1914年，彼自身の運動を始めるために袂を分けた。個人的な問題は別として，この断絶は相反した興味に帰することができる。つまり，フロイトにとっての興味は神経症の病理であり，ユングにとっての興味は精神病であるということである。この対立により，フロイトは自分の立場

のいくつかを修正し，とくにリビドーを生の欲動に置きかえる。しかしながらユングは，ドイツにおけるその時代の科学的心理学を拒否するフロイトによって強く退けられた心理学にも同時に興味をもっていた。ユングは，科学的心理学の文脈においても（フロイトと）同じ先入見はもつことなく，《メタ心理学》の必要性を覚えることなく，自らの実践から分析心理学（*psychologie analytique*）をつくったのである。彼は二つの重要なタイプから出発して，類型学を発展させる。それが内向性と外向性であり，彼の全著作を通して，意識と無意識の弁証法が強調されている。治療の目的は，ただ治療することだけではなくて，個人の心理学的特徴を考慮に入れつつ，人格の発展を促進させることであり，潜在的な可能性を知ることなのである。

　精神分析学と精神医学のこの出会いは，二つの学科間の関係のあいまいさを示している。精神分析学は，精神病理学的な適用領域を拡大した。ユングに続いて，ほかの分析家たちは精神病について実り豊かな研究を行い，ブルクヘルツリーで働いていたアブラハム（K. Abraham）はクライン（M. Klein）を分析することとなる。彼は，発達のかなり早期の相を精神病の症例と関連づけ，研究全体の道を開いた。今では，精神分析学理論の参照なしに精神病理学を考察することは困難である。同時にユングは，この理論をより心理学的なほかの理論とつき合わせて，新しい学派，つまりフロイト派の精神分析学に強く対立した新しい概念に達した。特殊な実践から生まれた理論である精神分析学を歪曲あるいは心理学化しようとしたり，精神病理学を精神分析学へ還元しようとすることもあり，精神病理学は常に，精神分析的な知見へ統合しようとすることと，精神分析的な次元を過小評価しようとする危険性，との間に位置づけられる。したがってわれわれは，精神分析学の精神病理学への貢献を考察しつつ，独立したものとして精神分析的な一連の傾向を考慮することへと導かれるのである。

2 哲学の寄与

　フランスの精神病理学は，哲学から分離しようとする企てから誕生したものの，完全には成功することなく実証主義哲学と結びついていた。ドイツでは哲学への回帰により，ヤスパース（K. Jaspers）が精神病理学的な流れを創始したことが示されている。フランスの精神病理学者たちとは反対に，ヤスパースは医学研究から始め[6]，人生の後半に哲学の方向へと完全に向かった。彼の著書である『精神病理学原論（*Allgemeine Psychopathologie*）』は1913年に出版され，精神病理学の個別化への一つの重要な段階を示している。ヤスパースは現象学的な思想への傾倒の中に自らを位置づけ，心的現象あるいは病理学に新しい概念を示すことはなかったものの，精神障害への接近についての考察を提示する。リボーは明確化することなしに病理学的方法の使用を推奨したが，一方ヤスパースは病理学的方法としての方法論的考察を示し，先入見なしに現象から出発することを呈示した。精神病理学的な手続きを踏む場合，医者と患者の関係を考慮に入れ，病因よりも病理的な主体と世界との関わりを理解することが求められた。彼が確立した了解と説明に関する区別は，心理学的なレベルにおいては重要であり続ける。1913年に擁立された彼の立場は，この現象学的潮流の中ではあまりに医学的でありすぎるとして時に批判を受けつつも，この潮流の外部ですら強い影響があった。すなわち，病的過程には独創性が保たれており，病的な体験は原初的な世界内存在の一つの様相である，というものであった。

3 生物学と心理学の寄与

　精神医学の始まり以来，精神の乱調に対する身体的な根拠についての研究が存在している。心理学の一部は生理学の上に基礎づけられており，これらの研究では完全に心理学的な次元を無視しながら，精神障害を説明可

---

6) 163ページ参照。

能な局在性病変と関連させた機制を追求していた。心理学的および身体的な特徴の関係についての研究が体系的に行われるには，エルンスト・クレッチマー（Ernst Kretschmer）(1888-1964年)の研究（この場合の身体的特徴は体質である）を待たなければならなかった。クレッチマーの研究は，われわれが器質論者[7]の傾向の中に位置づけることとなるドイツ臨床精神病理学の業績から分離することはできないが，彼はヤスパースの業績と同様に，精神病理学的な歩みに新しい生物学的次元を結合しようとし，新たな段階を示している。彼は，ユングとは大変異なった類型的記述に達している。ユングは統計的利用を拒み，統計学は意識－無意識の関係が介在しているような複雑な領域ではほとんど意味がなく，統計学では意識の世界と無意識の世界は関連づけられない，と考えていた。

　クレッチマーは，精神医学者としての経歴の一部をドイツのチュービンゲンで送っている。『敏感関係妄想（*Der sensitive Beziehungswahn*）』の記述は，ドイツやその他の国で大変な成功を得た。彼の精神医学的著作についてはのちに触れるが，クレッチマーのより《了解的》な態度と《多次元的診断》の概念は，クレペリンの業績とは対立しているように見える。クレッチマーは，病理的な症例を出発点として，生物学的および生理学的な事象の観察をもとにして精神現象を理解しようとしたという意味で，精神病理学の創始者の中に位置づけることができる。彼の著作である『体格と性格，体質の探求と気質の研究（*Körperbau und Charakter. Untersuchungen zum Konstitutionsproblem und zur Lehre von den Temperamenten*）』(1921年)は，類型学に基づいている。クレッチマーは，類型学的システムを提出した最初の発案者ではなく，体質の記述はヒポクラテスまでさかのぼる。クレッチマーの少し前に，フランスでは，《大脳，消化，呼吸，そして筋肉》についての形態的類型は記述されていた。クレッチマーの指摘のように，それまでは思弁的なシェーマであり，《思想家は大きな頭をもち，大食漢は大きなお腹をもつに違いない……》というようなことであった。

---

7) 85-96ページを参照。

頭部の問題については，ガル（Gall）の見解は同じく思弁的なものにとどまっていた。臨床家は，彼ら病人の中に，変質のスティグマ，つまり伝達された過程の進展の証拠となる肉体的な症候を，あるいは精神障害における素質的な徴候を求めていた。エドアルト・ライス（Eduard Reiss）は，体質的な素質と躁うつ病性の精神病との関係を研究しており，クレッチマーの先駆者として引用される。クレッチマーの独創性は，肉体と精神機能との関係に課せられている精神病理学的運動という概念の新しさにあり，その運動は《現実の生物的な基礎をもった精神生理学的な組成》であるという。彼は，身体的な構造と心的特徴との関係を確立したが，理想形やあらかじめ考えられた観念から出発せず，精神疾患の母集団の研究から始めた。疾病学的な大きな枠組みである循環病と精神分裂病（統合失調症）の枠組みにしたがって患者を分類し，人類学に用いられた測定法や図と写真による客観的記述を含む身体的な検査が対象であった。形態的な類型は統計学を用いて記述され，したがって典型的な症例は，共通の特徴にしたがって形態的な類似が観察されるグループの中に集められたデータの中間値に一致していた。引き続いて，循環病者と分裂病者に相当する人格の類型が症例の心理学的な分析によってなされたことが重要である。しかしながらクレッチマーは，体質的な素質から引き起こされた精神病患者よりもその親により体質的な特徴が認められるであろう，とその時代の遺伝的な理論を参照としつつ推測していた。身体の構造，人格的な素質，そして精神的な病因性の間には，多様な関係が存在し，一般には，病理と正常との間にはあらゆる中間段階が存在しうる。クレッチマーにとって体質とは，遺伝の上に立脚している個人の身体的および精神的性質の総体である。性格とはまさに心理学的なレベルの概念であり，遺伝的な素質と外因性の要素に由来する感情反応の可能性の総体である。気質とは，身体構造と関連し，心的現象の一部を構成している。気質は，刺激に対して過剰感受性から非感受性まである精神感受性に対して，情緒的な調子，心的なリズム，心的な運動性に対して，影響を及ぼしている。クレッチマーは気質

に対して体液性の要因に重要性を与え，生物学的な基礎をもっているとする。しかし中枢局在との対応は求めていない。彼が記述していた身体的な体質はよく知られるようになり，それが躁うつ病における肥満型，分裂病者の細長型，後日てんかんと関連づけられた闘士型である。心理学的な水準では，各々のタイプに相当する病理は偶然にしか観察されず，正常と病理の間にはまさに中間体が存在している。こうしてクレッチマーは，健全な個人においても同じような幅広い生物学的類型を記述することができたのであり，それが分裂気質であり，循環気質である。分裂病質と循環病質は病気と正常の中間的な形であり，病気が頓挫した形である。気質の型は，病人において認識された形態的な特徴を示す人々から出発して記述された。この研究は，臨床に，そして実験室のさまざまな状況（タキストスコープ，リズムのテストなど）の中で反応の多様さを研究する実験心理学に，さらに生物学的研究に適用された。このようにして形態的な細長型と心理学的な分裂気質の間に，そして肥満型と循環気質の間には関連性が存在するとされ，この二つの強いシステムが存在していたため闘士型は気質の記述においては付加的な位置にとどまった。各々の気質には，正常と病的なものとの間の中間体の存在に，彼が精神感受性と呼ぶ機能や，精神リズム，精神運動性について差異が考慮される必要があったため，クレッチマーは相対的により複雑なシステムを提案することとなる。それまでは思弁的なものであれ，単に生物学的な次元であれ，それらに還元されていた病理学の領域に，臨床的・統計的・実験心理学的方法を試みたというのが彼の功績である。クレッチマーの考えはとりわけアメリカで受け入れられ，シェルドン（Sheldon）思索の中で，もう一つの形態システム（訳者注　内胚葉型，外胚葉型）を動機づけることとなる。

第3章
大いなる流派

A 器質論者の思潮

　精神病理学は，精神医学の基礎の一つであり，精神医学と非常に強く結びつきつつ，精神疾患に関する器質論的基盤を有する概念と関連した非常にさまざまな傾向を提示していた。この意味で器質論者の流れについて問題とすることができる。19世紀の精神医学は，理論的準拠枠を手探りの杖としながら，ある種の疾病論的システムへと至るが，それは創始者たちによって多少とも特有な多様な軸に基づいて確立されていた。心の病気，つまり精神病はより現代的な用語が用いられた結果，主題（迫害，神秘，誇大妄想），発展（急性あるいは慢性精神病，躁と抑うつの循環を伴う間歇性あるいは循環性精神病），組織化（体系的か非体系か，び漫性か局在性か），メカニズム（解釈，幻覚，空想），そして最後に病因論に応じて目印をつけられた。診断の基準はしばしば混合され，同一水準に置かれていた（病因論によるものと症候学による分類の混合）。症状を生み出しその組織化を促進している精神科病院の状況の中で観察されたものであると今では認識されている症状も，臨床的アプローチの基礎として残っていた。

1　エミール・クレペリン

　エミール・クレペリン（Emil Kraepelin）（1856-1926年）は，ハイデルベ

ルク，ついでミュンヘンで研究していたドイツ精神医学者であり，ヴント（Wundt）の弟子である。1886〜1927年にかけて精神医学教科書を改訂しながら徐々に補完し，膨大な集大成を実現させる。彼の著作は，精神医学において大変な重要性をもっており，それは現代にも続いている。この著作は臨床精神病理の概念に基づいており，臨床家は実験心理学者のように客観的に精神疾患の予後を判定することができる症状を数えあげられなければならないし，治らないとされるかぎりにおいて，入院させるべき病人を識別しなければならない。その結果，精神医学は病人を守り社会を守ることになる，としている。クレペリンは，ベイル（Bayle）によって記載された進行麻痺による精神疾患モデルに準拠した。早発痴呆と躁うつ病の記述は，臨床モデルに相当した病気であり，グリージンガー（Griesinger）のように解剖と臨床の対応をよりどころとしていない。クレペリンは，カールバウム（Kahlbaum）の緊張病と進行麻痺の間にある種の類似を確立したが，これらの病気が比較して記述しうるという予想には，ドイツ学派とフランス学派の間の競争が確実に影響していた。クレペリンは，内因性および外因性の病気の間に本質的な対立があるという病因論的な基準に立脚することによって，大症候群を記述することになる。外因性疾患には外的な原因が存在し，内因性疾患は，遺伝的に伝達されたものかあるいは素質と外的要因の出合いによる心的人格の変容や自我の内的な障害である。躁うつ病と早発痴呆は，内因性疾患モデルとして慢性疾患の中で二つの重要な疾病単位を表している。クレペリンは早発痴呆つまり変質過程を，代謝性疾患つまり内因性衰弱の枠に組み入れ，メランコリーを退行性疾患の枠組みに，あるいは循環性，周期性，躁うつ性，体質性の狂気の枠組みに入れた。多くの病人についての詳細な観察から出発して，病気の単位を記述しつつ，クレペリンは病気の進展を重要とした。早発痴呆は青年期に不意に生じる精神病で，幻覚，奇妙な行動，妄想からなり，とりわけ痴呆性の衰退（荒廃 Verblödung）へと進展する。早発痴呆は，ヘッカー（Hecker）の破瓜型，カールバウムの緊張型，そして妄想型を

含んでいる。古典的なこれらの型に，常に進行性という基準が重要となるほかの型（例えば偽周期性型）を，クレペリンは付け加えることとなる。クレペリンの分類は，正確には病因論的基準に立脚しておらず，あるときは決定的な病因（中毒性精神病，感染性精神病，甲状腺起源の狂気）に対応する症候群と，またあるときは内因性の障害に関連して臨床的に認められる症候（躁うつ病，早発痴呆，精神病質の状態あるいは変質性の狂疾）との混合が見られる。教科書を徐々に改訂する間に，彼自身あるいは他者により記述された病型のすべてを，経過あるいは病因論的な基準に立ち戻ることなく，自分の分類の中に統一しようと試みた。そのため，単なる名称の変更として，早発痴呆は精神分裂病（統合失調症）に置きかえられる。ブロイラー（Bleuler）により用いられた心理学的な基準はクレペリンの著作には欠如しており，クレペリンは心理学者と対峙する器質論的な精神医学の頂点として考えられる。しかしクレペリンは，ヴントの実験心理学の法則を病理学的現象の研究（疲労，夢）に，あるいは薬剤の研究に援用した[1]。クレペリンが多くの観察を基礎にして症候学を確立したことに異論の余地はない。彼は実験心理学のように主観性が介入しない科学的観察により診断が確立されることを望むが，このことにより，徴候の選択の問題が生じた。すなわち《微笑とは口の筋肉の収縮を見るということではないように，病気の徴候を見ることは客観的に見つめることではない》と，レイン（Laing）が良識に立ち戻りつつ，後日述べることとなるようにである。客観化するような態度は，近寄りがたく無感情に見える精神科医から距離を置くこととして働く。かくして精神病者の疎通性障害が刻印づけられることとなるのである。モレル（Morel）とマニャン（Magnan）のフランス学派とは異なり，クレペリンは理論や明確な病因論にこだわらなかったために，提出された分類は異なる学派によって利用されうる準拠枠として残り，そして治療によって進行性ということがもはや唯一の基準

---

[1]《心理学的な研究》とは，言葉の連想の利用であり，数字列を累積することによる疲労を評価テストにより説明することであり，麻薬の影響下での反応時間や作業と疲労曲線の研究である（作業曲線 *Die Arbeitskurve*, 1902）。

ではないことが一般に認められるようになっても，アメリカのDSM-Ⅲのような現代の用語集の中で復活し得たのである。

2　オイゲン・ブロイラー

　スイスの精神科医であるオイゲン・ブロイラー（Eugen Bleuler）(1857-1939年)は，クレペリンとはまったく異なる考えから精神病に接近する。精神障害についての器質原因説を保ちつつ，強調点はもはや病気の描写ではなく，精神病理学的メカニズムに置かれた。ブロイラーは神経学の経歴をもち，研究の途中でフランスのシャルコー（Charcot）とマニャンのもとで研修した。ドイツロマン主義の伝統の中で，ブロイラーは各々個々の症例を考察し，症候を理解しようと努めた。そのために彼は心理学的知識や連合主義者の理論をよりどころとし，心理的緊張や一次および二次症状について記載したときには，ピエール・ジャネ（Pierre Janet）の仕事を参照している。彼は非常に早くからフロイトの精神分析理論を知り，手紙のやりとりをすることになる。1907年に，ブロイラーの弟子であるユング（C. G. Jung）とビンスワンガー（L. Binswanger）がウィーンでフロイトと出会う。ブロイラーはフォレル（Forel）のあとを継いで運営していたチューリッヒのブルクヘルツリー病院を国際的に名高い交流の場所とした。1911年，ブロイラーは，早発痴呆についての心理学的理解により精神分裂病（統合失調症）という名称を選択し，これが大成功を得ることとなる。1905～1906年以来，ユングは観念連合の仕事をしつつ言葉の連想テストに焦点を合わせ，ついで1907年と1908年の2冊の発刊物の中で，精神分析理論の精神病への適用を考慮した。ブロイラーのもうひとりの弟子であるカール・アブラハム（Karl Abraham）は，性的外傷やヒステリーと早発痴呆との間の精神性愛的差異に対して，精神分析理論を適用した。ブロイラー自身1906年に，精神病の症候学におけるフロイト学派の機制について記述している。彼は1911年に，いくぶん遅れて翻訳されたものの大きな反響を呼ぶこととなる著作『早発痴呆あるいは精神分裂病（統合

失調症）群（*Dementia praecox oder Gruppe der Schizophrenien*)』を発刊した。早発痴呆は，もはや衰退（荒廃 Verblödung）によって定義されず，共通の精神病理学的なメカニズムにより集められた臨床症候群，つまり精神分裂病（統合失調症）となったのである。連合の障害が一次的であり，連合の緩みによって感情に相対的優越性が与えられ，とりわけ情動の《コンプレックス》に続く精神の断片化が重要となる。連合のつながりが低下することにより，精神分裂病（統合失調症）の名の出所となる二次的症状としての分裂（Spaltung）が生じる[2]。彼は疾病過程の原因に一次的な脳障害の存在を仮定し，その存在が連合の障害，つまり一次症状として露呈され，一次症状による心的現象の反応により，二次症状を生み出される（分裂 Spaltung，自閉 autisme など）とした。基礎的な症状である観念の連合障害から出発して，途絶（Sperrungen），感情の障害，両価性，自閉の原因となり，副次的な症状（幻覚，妄想，緊張病など）を生じながら人格が再構成される，というような力動的な過程の認識が重要な点である。基礎症状の中で，自閉は特別の場を得ている。自閉は，精神分裂病（統合失調症）の症状として一番始めに記述される。自閉は《内的生活の病的優位により》《自分にとっての世界に》退却することであり，現実機能の喪失を示している（ジャネを参照としつつ）。加えて，ブロイラーは自閉の概念を，《正常現象の誇張》であり発達の途中で観察されうるものとして展開した。現実喪失の自閉的思考は快楽原則にしたがっているが，論理的法則にしたがいながら現実主義的思考をもつ正常な主体の中にも共存している。ブロイラーの弟子であるミンコフスキー（E. Minkowski）とビンスワンガーは，自閉を世界内存在の一つの様式とする見方を発展させることとなる。しかし，大きな成功を得た精神分裂病（統合失調症）と自閉とい

---

[2]《私は，早発痴呆に対して，精神分裂病（統合失調症）の名を与えた。というのは私が示そうとしたように，さまざまな精神機能の中で分裂（Spaltung）が最も重要な特徴の一つであるからだ。この病気は実際には多様な病気を含むが，便宜的に私はこの言葉を単数で用いる》。精神分裂病（統合失調症）は，シャラン（Chaslin）によって記述された不調和性の狂気（la folie discordante）に近いものとなった。

う用語は，しばしば精神力動的次元を考慮されることなく，疾病学的単位として適用することだけに用いられるようになった。精神分裂病（統合失調症）はより拡大した単位となりつつ早発痴呆に置きかわり，自閉は幼児の病気であるカナー（Kanner）の自閉症（1943年）となった。ブロイラーの概念の変遷が，彼の精神分析の弟子（アブラハム，ユングなど），現象学の弟子（ビンスワンガー，ミンコフスキー），あるいは自分の名をもつ投影テストの著名な発案者であるロールシャッハ（Rorschach）(1884-1922年）らに影響と輝きを与えていることを忘れることはできない。

　第二次世界大戦に先立つこの時代，精神医学者たちは精神の器質起源に忠実にとどまり，国によって非常に異なった方法による心理学の資料を利用しながら，19世紀の機械論的立場を乗り越えようとしたのである。

3　アドルフ・マイヤー

　アメリカでは，スイス生まれのアドルフ・マイヤー（Adolf Meyer）(1866-1950年）[3]が，アメリカの文化的背景と対応させながら，アメリカの精神医学に深い影響を与えた。彼は牧師の出であるものの神経学を研究し，フランスではデジュリン（Déjerine）のもとで神経学を修め，イギリスではヒューリングス・ジャクソン（Hughlings Jackson）の理論とトーマス・ハクスリー（Thomas Huxley）の実用主義哲学を知ることとなった。ヒューリングス・ジャクソンの解体と適応水準の概念，環境への適応の概念，そして進化論的・実用主義的なハクスリーから借用した──良識の上に科学は立脚している──という考え方は，マイヤーの著作の基礎となっている。ブルクヘルツリーでフォレルのもとで過ごしたあと，1892年，チューリッヒで爬虫類の前脳について学位論文の審査を受けているときにアメリカに移住した。神経科医，神経・解剖学者，そして神経病理学者として活動を始め，個人的動機（母親のうつ病）と，哲学者であるチャールズ・パース（Charles Peirce）とウィリアム・ジェームズ（William

---

[3] T. L. A. Meyer : *Confrontations psychiatriques* II. 1973, p.163-178. を参照。

James）との出会いやアメリカの最初の社会学者たち（ミード G. Mead., チャールズ・クーリー Charles Cooley）との出会い，そして経験は教育の基礎であると考えた教育学の重鎮であり友でもあるジョン・デューイ（John Dewey）との出会いにより，マイヤーの精神病理学に対する興味は急速に芽生えた。彼はさまざまな研究施設で精神医学を教え，バルチモアで自らの経歴を終える。彼は病気の発展に基づいたクレペリンの疾病学を活発に批判している。すなわち，病人は全体として，《精神生物学的》総体の中で考えられなければならない。病理とは適応についての機能的病理であり，病気は反応の諸様相である。思考は行動を統合し，思考が行動に際して適応の主要な道具になっているような階層化された総体を，精神と身体が形成している。病人を理解するためには，具体的なもの，つまりアナムネーゼによって得られた患者の経験を示す資料が重視されなければならない。そのあとで，共通の要因や似通った困難性を引き出すことが可能となる。精神科医は，こうして適応と統合のさまざまな困難を見出す，というのである。クレペリンの疾病学との隔たりを強調するために，マイヤーは新語を用いる。統合された精神の活動性が《ergasia》であり，反応のさまざまなタイプが存在する。《parergasia》は分裂病（統合失調症）性反応の精神の活動性であり，《thymergasia》は感情障害の精神活動性であり，《merergasia》は神経症者の精神の活動性，《oligergasia》は精神薄弱者の精神の活動性である，など。マイヤーの理論的概念は，用語によって理解が促進されることはなく束の間のものであったものの，経験に基づいて変化が起こることが信じられ楽観論が流布する国（アメリカ）では，すべての疾病学に対する嫌気もあり，環境に対する反応に与えられた重要性はあまり疑われることなく容易に受け入れられた。精神生物学では，適応を促進する経験の可能性を患者に与えることにより，多元論とプラグマティズムが伴ってくることとなる。こうしてマイヤーは，異なる傾向の代表的なものを受け入れる。たとえ彼が意識と無意識の次元を区別する必要性を感じていないとしても，アメリカへの精神分析の移入を促進した。精

神分析学は精神力動的な見方を用い，その結果，最終的にはより的確で理論的・治療的な基盤により精神生物学の地位を奪うこととなるが，同時に精神分析学は文化主義的見方によって脅かされることとなる。マイヤーはまた，ジョン・ワトソン（John Watson）のための研究室をつくり行動主義を普及させ，ナチスドイツによって追放されたアーウィン・シュトラウス（Erwin Strauss）を招いて現象学を普及させる。社会的環境を考慮に入れつつ，マイヤーは治療と予防について組織化し，疫学研究を促進する。こうして彼は組織者としての役割を越えて，アメリカの精神病理学的思索に新しい方向性を可能にしたのである。

4　チュービンゲン学派，ハイデルベルク学派，ベルリン学派

ドイツでは，神経学的器質論者の概念の止揚と精神病理学的な視点の統合は錯綜しているが，それはクレペリンの視点と実験心理学派の視点，そして哲学的歩みとの関係があるためである。精神分析学は導入されていたにもかかわらず，精神病理学の主要な理論には影響を与えていなかった。

a　エルンスト・クレッチマー

エルンスト・クレッチマー（Ernst Kretschmer）[4]は，生物学と実験心理学的データを精神疾患へのアプローチとして統合する。1918年の敏感関係妄想の記述以来，彼はクレペリンと対立する。クレッチマーは，パラノイアグループの中からとくに分離されたこの妄想症では，《敏感性格》と，人生の出来事，失敗あるいは挫折などのさまざまな要因が出会うことによって妄想が促進されている，との見解を提示した。こうしてチュービンゲンにおいて多次元的な精神医学学派が創始され（ガウプ Gaupp もこの学派の代表者である），病理学的な状態の創出へと収束するかのような役割を演じている遺伝的・体質的・器質的，そして社会的な全要因を，クレッチマーは各々の症例において考慮するのである。

---

[4] 81ページ参照。

b クルト・シュナイダー

　クルト・シュナイダー（Kurt Schneider）(1887-1967年)は，ヤスパース（Jaspers）[5]から影響を受け，ハイデルベルク学派と呼ばれたもう一つの精神病理学派の代表的人物である。ハイデルベルクで人生の終わりまで主任教授を務め，1923年に『精神病質人格（*Die psychopatische Persönlichkeiten*）』を出版している。正常からのバリエーションである精神病質の人たちは，その性格特徴によって社会とその人自身を苦しませる，という。これらの異常人格は，主要な精神病理学的特徴（気分高揚，抑うつ，自信欠如，熱中，顕示，気分変動，爆発，情性欠如，意志欠如，無力）によって定義される。最もよく知られ普及した彼の著作は1946年に出版された『臨床精神病理学（*Klinische Psychopathologie*）』であり，彼の立場を要約している。基本的に診断が重要であり，臨床的記述に立脚していた。クルト・シュナイダーは，一方では正常からの統計的偏倚であり，知的要素・人格・体験された出来事への反応を含んだ異常精神と，もう片方では病気によるものの帰結を対比させている。その結果，病気は三つの基本的なグループ，つまり証明可能な身体的要因による精神病，急性の精神病あるいは慢性の精神病（循環病と統合失調症）から成り立つとしており，この再編成ではクレペリンの影響が示されている。しかしながら著しい相違が存在していた。というのは，これらの類型は臨床的な描写に基づいており，病気の進展をよりどころにしていないからである。異常精神と病気（内因性精神病）の差は，現象学的な生命の発展方向についての連続性概念，すなわち体験された出来事への反応とされるか，病的な人格によるものとされるか，正常から質的に異なった体験である精神病へと断絶しているかに基づくものである。クルト・シュナイダーは病気の診断のために一級症状と二級症状を区別する。しかし，これらの症状は，異なる概念からきているブロイラーの一次症状あるいは基礎症状には相当していない。シュナイダーの一級症状と二級症状はプラグマティックな目標を

---

5) 80ページ，163-166ページを参照。

もっており，疾病特異的な一級症状により診断が可能である。一方の二級症状は副次的なものである。統合失調症に対しては，病人は聴覚性幻覚の特別な型つまりクレランボー（G. de Clérambault）の精神自動症に近い状態を示すこと，妄想知覚をもつこと，主体が彼自身と外的環境間の変化による犠牲者（思考奪取，強制された感情など）となること，の三つの一級症状の組があった。診断を可能とするこれらの症状は非常に信頼性が高いように見え，そのために最近のアングロサクソンの分類（DSM-Ⅲ）はシュナイダーの一級症状に動機づけられている。クルト・シュナイダーの分類はもっぱら心理学的で症候論的であった。たとえ知られていないとしても病気は常に身体的起源をもっているのであり，身体的病因論的分類は症候学的分類とは別の平面に位置づけられるものなのである。臨床家は二重の分類をしなければならない。この臨床的接近法は，スペイン語圏あるいはドイツ語圏では非常に影響が大きく，現在では病因や進展にではなく臨床的な病像に基づいて診断確定しようとするアメリカにおいても，影響が大きかったのである。

c ゲシュタルト学説

　連合主義者的な心理学への反応として，形についての理論であるゲシュタルト学説が，統一され組織化された形として心理学的事象を考えることを提示した。ケーラー（Köhler），コフカ（Koffka），ヴェルトハイマー（Wertheimer）は，1910～1920年にベルリン学派を形成する。この全体的な見方は，精神病理学には直接的な影響をほとんど与えなかった。クルト・ゴールドシュタイン（Kurt Goldstein）(1878-1965年)は，ドイツのほかの神経学者（ポッペルロイター Poppelreuter, シュタイン Stein, フォン・ヴァイツゼッカー von Weizsäcker）と同様に，大脳局在についての非常に狭小化した理論を修正するために，ゲシュタルト学説を神経学に用いた。有機体は部分の総体以上であり，全体として考えられる。徴候を付け加えることで満足することはできず，行動の新しい印として徴候を理解し

なければならない。有機体に見られる症候は，有機体と外的世界との間の妥協である，というのである。クルト・ゴールドシュタインは，アデマール・ゲルプ（Adhemar Gelb）とともに，第一次世界大戦による頭部外傷，とくに失語症者の研究から出発する。失語症は思考全体の障害を示しており，失語症者の固有世界と関連した主体の態度の表現なのである。彼により新しく分類された失語症を踏み出て，大脳の有機的障害の総体を研究する。『生体の構造（*Der Aufbau des Organismus*）』（1934年。1951年にフランス語に翻訳された）は，全体として考えられる有機体の障害の概念を示している。病理学的な行動は，純粋で単純な欠如の表現では決してない。刺激に対する反応は，見かけ上のもののみに限局されてはいない。地との関係における図のように，有機体活動の残余のものとの関係により，反応が際立つのである。障害は，この区別（地と図）の能力を弱める。さまざまな行動は障害されるテリトリーに応じて優先的に障害されていくが，しかし，障害される組織の量もまた，正確な障害部位と同様に重要である。すべての症例に機能的能力の減少が存在しており，適応能力が減少した患者は対象なき不安を体験する。これが《固有の自我の実存のみならず，世界の実存にまで達する動揺の感情である》。《有機体の本質に関わる課題の実現が不可能になるとき》，現れるものが《破局的不安》である。自由の喪失，カテゴリー化可能性の喪失を体験した主体は，刺激による混乱の影響に抗する，代償性の平衡を求める。下位の水準で再組織化しつつ，主体は，環境と交流する新しい様式をつくる。環境との交流が弱まっているのは，正常な個人が容易に応じられるような要請が今や脅威として知覚され，意識の領域から離れて拒絶されるからである。主体を窮地に陥らせる可能性のある刺激を避けるために，主体は安定した家族的な状況に自らの基礎を置き，よく知られた対象，つまり主体が制御することができる，いつもの具体的な状況にしがみつくのである。大脳損傷の理解のために最初に用いられたこのモデルは，病理学や正常な人間の理解にまで広げられた。こうして幼児は，《遂行できない課題の前でしばしば佇むことになる。その課題

が幼児の存在を危うくさせるのであり，幼児はいつもは完全に実行する操作を成し遂げることができなくなるのである》。不安は，幼児の生活において大きな役割を演じている。幼児の課題の一つは，繰り返して生じる再調整の過程の中で，この不安を減じることにある。《結局のところ正常な人間は，世界を支配するための努力の中で，動揺から別のものへと向かうのである》。ゴールドシュタインの考え方は，神経心理学において重要となった。この考え方は，より現代的な器質力動論，あるいはクルト・レヴィン（Kurt Lewin）の場の理論の中のゲシュタルト学説再評価を先取りしている。

5　ウィリアム・マイヤー゠グロス

　ウィリアム・マイヤー゠グロス（William Mayer-Gross）（1889-1961年）の経歴はハイデルベルク学派（現象学によって影響を受けた）の一員としてドイツで始まり，1933年以来住んでいたイギリスで終わっている。彼の職歴の複雑さがドイツ学派の変遷を示している。彼はハイデルベルクでヤスパースの方法に着想を得て，歓喜状態の現象学，つまり夢幻様状態の現象学に関する研究を先入見なしに行う。マイヤー゠グロスは，ブムケ（Bumke）の精神医学教科書に寄稿している。まさに現象学的方法にしたがいながら，フォン・ヴァイツゼッカー（von Weizäcker）や社会学派たちと折衷し共同作業を行っている。精神病および身体疾患の心理学的影響を取り上げた彼らの研究の基礎は臨床にあった。しかしそれは厳密に科学的にとらえられる臨床であり，臨床は実験と調和していた（インシュリン療法によるグルコース代謝の変動，LSDによる実験的精神医学など）。彼はとくに，経験主義とプラグマティズムが優勢であった国々に，すなわちアングロサクソンの国々に実験主義的あるいは現象学的視点を過剰ではなく単純に示すことにより，それらを浸透させることに貢献した。イギリス精神医学はその当時，ドイツにおけるグリージンガーの視点に相当するモーズリー（H. Maudsley）（1835-1918年）の器質論者的視点が優勢であっ

たのである。

6 フランス精神医学

フランスでは，ミュンヘン，ハイデルベルクあるいはチュービンゲンという中心をもつドイツのような，多方面に支配的影響力があるような学派は存在しなかった。大学病院と一般病院および精神科病院の間の断絶が交流を阻害し，臨床精神医学の伝統が非常に強く残っていたのである。慢性妄想病についてドイツと対立していた疾病論的議論は，精神医学の歴史において際立つものである。フランス精神医学は，パラノイア性妄想病の特殊性や慢性幻覚性精神病（PHC）の独立性に引きつけられ，メカニズムに基礎を置いていた[6]。一方ドイツでは，内容に対してより敏感であった。よりどころとするものは医学的なものか，あるいはフランス精神病理学派にあり，かくして変質理論は体質の概念への準拠へと置きかえられることとなる。

a エルネスト・デュプレ

エルネスト・デュプレ（Ernest Dupré）（1862-1921年）は，変質の理論と臨床的伝統によって特徴づけられるこの時代初頭のフランス精神医学をよく象徴している。彼は，警視庁の医務室で，つまり主体が精神病へ移行する瞬間を観察できる緊急対応の場所で鍛えた鋭い臨床的眼力により，そして精神病理学的業績に関しての知識のおかげで，変質の理論とフランスの臨床的伝統に再び現在性をもたせた。彼は古典的・医学的・哲学的な伝統の中で教育を受けており，著作ではテーヌ（Taine）とリボー（Ribot）に準拠していた。1925年の『空想と情動性の病理（*Pathologie de l'imagination et de l'émotivité*）』という題のもとに集められた彼の著作は，正常と病理学的なものは双方との関係によってしか理解され得ない，というような心理

---

[6] 理性的狂気（訳者注　パラノイア）においても，理性的文脈の中でメカニズムに重要性が与えられていた。

学的記述への顧慮がなされている。同時に，体質的・遺伝的なアプリオリな病因論は，臨床的な仕事ではその重要性が限定されることとなる。したがって空想の病理では，虚言症（デュプレによってつくられた新語）は幼児と未開人においては正常な生理的な現象であるものが，虚言癖がその強さと持続，あるいは病的な連合によって幼児や成人でも病的へと偏倚し得て，心的な伝染によって集合的精神病質へと至りうるのである。虚言症と空想妄想病，そして急性妄想性精神病の間には，まさに中間状態が存在している。この空想的素質は体質的なものであり，良い場合には空想的作品と創意に富む創作へと向かうものの，社会的・教育的・遺伝的要因においては悪い方向に向かうこともある。デュプレは，理論としてではなく，観察の事実として遺伝を考えており，この点では実証主義に合致していた。彼は同様に，感覚−運動の知覚過敏，つまり深部血管運動と内臓神経運動の変調によって特徴づけられる情動的体質を記述した。運動性の不器用さは末梢神経運動の失調を反映しており，これにより腱反射の亢進，協調運動と随意運動の不器用さ，そしてパラトニー（paratonie）（四肢の筋肉に関する随意的抑制力の不十分さ）と呼ばれる広範囲で多様な筋の過緊張が生み出される。運動拙劣症（débilité motrice）は小さい幼児では正常な症候であるが，その持続と強さによってはまた病的となる。補足的には，舞踏病，持続的運動不穏，さらにてんかんにこの病理がある。運動拙劣症は大きな成功を得ていたが，今日再び，小児精神医学の実践領域において，この症候群は研究されている。1919年，デュプレは《体質学説》をまとめ，そこには運動拙劣症と平衡失調，虚言症，情動的および妄想的体質，倒錯を含めた。病的体質は《客観的症候学において，そして精神神経学的次元からも，臨床的現実》であり，精神疾患の潜在的な下書きで素地である。この《現実》の彼岸に，デュプレは哲学者たちに思索にふけるための余地を残している。

b ガエタン・ド・クレランボー

ガエタン・ド・クレランボー（Gaëtan de Clérambault）（1872-1934年）は，パリ警視庁の特別医務室の臨床をデュプレから引き継いだ[7]。急性で過程初期の非常に限られた時期の患者をしばしば見ることができるという状況の中で，ド・クレランボーは，アルコール症を含む中毒，てんかん，熱情精神病および精神病に興味をもった。熱情精神病については熱情のメカニズムの枠組みを明確化し，精神病については中心となる核，すなわち精神自動症を記述するのである。精神自動症は，ジャネの自動症のような心的活動についての概念に立脚しているのではなく，臨床的記述に立脚している。精神自動症の中に，幻覚，異質な感覚，運動性，観念言語性，そして観念性自動症，思考の二重化（思考の反響，行動についての発話行為など）などの要素的現象のすべてを含めた。小自動症では，現象はより微妙であり，記憶の心的なたぐり寄せや漠然とした抽象的思考などが含まれる。ド・クレランボーは，デリール（délire 狂気）に冒されとまどう患者の言葉を文字どおり取り上げた。《誰かが，私のものでない考えを私に与える。誰かが私に怒りを与え，あなたに応答することを妨げる。誰かが間違った認識を与える，など》。これらの現象は意図されず患者の人格にとっては異質なものと体験され，ド・クレランボーは自動的で機械的な現象，大脳の刺激的な障害によって引き起こされた現象，として解釈する。《本来のデリールは，理性的でしばしば正常な知性が強制的に反応したにすぎず，下意識から生じる現象，つまり精神自動症によるものである》。大脳障害は，障害が生じた年齢に応じてさまざまな結果を生む。これが，ド・クレランボーの年齢についての古典的法則である。《少なくとも成年の終わりまでは，主体の年齢が進むほど中枢神経の障害はより規則正しくなる。胎児の時期から初老期まで，有害な要因に対する中枢神経系の抵抗性は増大していくこととなり，中枢神経系の感染性の障害は年齢

---

7) 迫害妄想病と二人組み精神病を記述したラゼーグ（Lasègue）と，ルグラン・デュ・ソーレ（Legrand du Saulle），ガルニエ（Garnier）も，同様に特別医務室の医師であった。

に応じて，だんだんと小さく，いっそう型にはまる。胎児では痴愚となり，運動性障害はより限定された障害である。小児期では焦燥性の錯乱のあと，全体的なデマンス（痴狂）となる。青年期では破瓜病と緊張病となる。30歳より後期ではパラノイド性のデマンスとなる。40歳を過ぎると，デマンスのない慢性精神病，あるいはまさに特殊な遅発性のデマンスを伴う慢性精神病となる》。障害は局在に正確には一致せず，大脳病理学（Gehirnpathologie）の初期の支持者のようにどんな場合でも解剖-臨床的に一致に達するとは，彼は主張していない。彼の器質論的な考え方は，好んで主張したように《機械的な病因論》に立脚していた。彼の考え方は了解と心理学的な明敏さを排除しないが，しかしディスクール（言述）の記述こそが直接的な説明となるのである。ド・クレランボーを《精神医学における唯一の師》として認めるラカン（J. Lacan）がディスクールに重要性を与えるのはもっともなことである[8]。

　ド・クレランボーは，比較的孤立した立場にあった。フランスの精神科医たちは，1917年のフォン・エコノモ（von Economo）伝染性脳炎の大流行に直面し器質論に引きつけられていて，生物学的視点と心理学的視点を統合しようと試みつつ精神疾患の概念を発展させていた。アンリ・クロード（Henri Claude）（1869-1945年）は，パリのサンタンヌ病院のデュプレの後継者であり，ピショー（P. Pichot）がマイヤーを折衷主義としたような折衷主義により，これらの統合の試みを具現していた。アンリ・クロードは，初期のフランス精神分析者たちや，実験的に緊張病を研究するためにアンリ・バリュック（Henri Baruk）を彼の部局に迎え入れる。デュマ（G. Dumas）はそこで臨床講義を行っている。精神疾患についてのアンリ・クロードの概念は，ヒューリングス・ジャクソンの原則に基づいた解体概念である。《分裂精神病schizoses（訳者注　体質より反応性に生じるもの）》は，分裂による病気である。しかし，アンリ・クロードはフランスの伝統に忠実であり，精神分裂病（統合失調症）と早発痴呆を区別し

---
[8] 232ページを参照。

ていた。ポール・ギロー（Paul Guiraud）は，精神生物学的な視点において，フォン・モナコフ（von Monakow）とムルグ（Mourgue）より影響を受けていた。これらの研究者たちにとって，器質的生命と精神的生命は密接に関連しており，そして《オルメ hormé》により，つまりベルクソン（Bergson）のエラン・ヴィタール（élan vital 生の飛躍）に着想を得た，生きている存在の推進的な傾向により，生命が吹き込まれている。すなわち神経系は，大脳の個体発生の過程を通してより発達した機能へと移行し，時の中で組織化されるのであり，このことは進化論的な視点と相並ぶこととなるのである。ある病巣が存在するとき，残留性の欠損と，《機能解離 diaschisis》による一時的な欠損現象，つまり間接的な欠損現象とを区別する必要がある。障害によって有機体が適応するために活発な戦いが導かれており，病理では統合と逆の意味での統合解体を認めるのである。ジャクソンの理論と異なって，《本来的な低位の均衡水準への退行ではなく，単にこの水準の断片的残遺物があるだけであるということである（断片への解体の法則）》。有機体はその上で，代償の努力を行っている。精神病および精神神経症（psychonévrose）は，素質が重要な役割をもつ内分泌−植物性システムの障害の結果であり，この障害はまさに機能が過労することに起因しうるといえる（これは，フロイトの外傷の概念を統合するのであろう）。各々の病理においては，負の側面（抑制，閉塞など）と代償の側面（精神の反応であり，本能的葛藤，神経症状，あるいは内臓症状が間接的に示される）が観察される。ディッド（Dide）とギローは，精神障害の起源に対して間脳の役割を強調していたフォン・モナコフとムルグの理論を取り入れた。早発痴呆において本質的なことは，《アチモルミー athymhormie》という生気的力動の欠損であり，このことにより無関心・無感情の症状，現実の中でとらえることができないことによる妄想，観念連合の障害などが生じる。すべての障害はある病的原因に対する有機体全般の反応であり，あるいはより頻度が高いこととしては病因要素（遺伝，感染，毒素，葛藤など）が加わることに対する反応である。器

質・精神一元論は，臨床的・現象学的・精神分析的なさまざまな視点を統合しており，ひとりの患者についての臨床的研究は，排除されることなくさまざまな水準に位置づけられた。精神と身体を分離することを認めない全体論的態度は，フランス学派では広く共有されることとなる。ドレー (J. Delay) はクロードの後継者であり，リボー，ジャネ，ヒューリングス・ジャクソンの概念に由来している有機体の全体論的概念を広めることに貢献するのである。

c アンリ・エー

しかし，アンリ・エー (Henri Ey) (1900-1977 年) こそが，器質力動論を精緻化することにより，フランスそして世界中の複数世代の精神医学者に最も大きな影響を与えたのである。彼は先駆者たちとは異なり，フランス学派のさまざまな傾向だけでなく，ドイツの哲学的・精神病理学的知をも統合する。第二次世界大戦前に始められた彼の研究は，大戦後にも追及されていた。彼の主要な著作は比較的最近のものであり，『精神医学的エチュード (*Etudes psychiatriques*)』(1948-1954 年)，『意識 (*La conscience*)』(1963 年)，『幻覚論 (*Traté des hallucinations*)』(1973 年) がある。器質力動論は，局在論と解剖病理学に基礎づけられた器質論的視点を超えようとして，心理学的知見を考慮に入れながら，その世紀 (20 世紀) の初めより素描されてきた一つの運動の最高点を示している。アンリ・エーが機械論としてではなく器質力動論として引用されるのは，彼が有機的な生に基礎づけられた組織化の一つの形として心的な生を考えているためであり，障害は機械論的な損傷による説明に還元され得ないと考えていたからである。器質的損傷による障害は本質的に第一義的な基礎を満たすが，しかしそれだけでは障害を説明できない。《精神病理学的なすべての形は，その形成に際して，第一義的な器質的障害（必要不可欠な条件）と，現象学すなわち実存的いしずえを構成するために不可欠な心理的構造を要求する》のである。器質論者と心因主義者を対立させることは無駄である。有機体

は，実際，ヒューリングス・ジャクソンの原則にしたがっていて，総体的であり階層化されている。エーにとって，この神経学的概念は，以下のように心的機能に適用された。

① 心的機能は階層化されている。神経システムと有機体の発達では，下位の相を上位の構成の下位に置くという関係性により，生命機能の革新が起こる。下位水準においても，ある統合は存在している。機能のヒエラルキー的なこの概念は，心理的緊張により支えられている現実機能の階層についてのジャネの概念に似ている。エーの概念では次第に複雑になっていく思考水準の段階が見出される。つまり思考についての意識化があり，ついで観念と想像（思考的遊びの行為）の意識化がある。時間との関連では，記憶の行為（過去），予想の行為（未来），向かう行為，存在する行為（近接過去），予想と準備の行為（近接未来），心的現在（現在，意識している心的現実），現在の活動（活動の調整感），現在の出来事（現在についてのより統合された構成である），われわれと他を関連づける行為を束ねている精神的社会的現実，最後に対象の現実性についての思考がある（訳者注　ここでの行為とは，心理的過程やその内容を含むものである）。

　機能の階層についてのこの概念は，機能心理学が臨床において客観的症候を集積するとともに細分化しようとして直面した際の一つの反応であった。エーの視点では，有機体は，進化により，神経機能の成熟と統合により，意識化により，そして人格化により，力動的に階層化された一つの構造物であった。

② 精神病は，この構造体系の解体，構造破壊，異常な発達の結果であり，ジャクソンの理論と同様に下位にある構造の解放を伴っている。病気は，劣等の，以前の，そして下位の，ある水準への退行である。病気には，陽性と陰性の側面がある。

③ 進化していく出来事の作用こそが有機体化の過程である。この概念

は，病気の成因的あるいは解体的過程として，器質的な障害を仮定しており，したがって，器質因論（しかし機械論ではない）である。障害は破壊的あるいは陰性の活動である。

④ ある水準への退行や未成熟が，精神疾患に相貌(そうぼう)を与えている。残存した水準における再構築あるいは再統合の作業は，精神疾患に陽性の側面を与える。精神分裂病（統合失調症）の例を用いるならば，陰性の側面は意識と人格の破壊の様相であり，解体，転位（la Spaltung 分裂）である。心的現象は内的統合を失っており，したがって，思考の流れの障害（反響言語，まとまりの喪失など），言語の障害，論理的システムの変化，太古的思考，空虚，感情生活の解体，精神運動性の不調和，カタトニーが観察される。陽性の側面は錯乱の産出であり，自閉的妄想であり，奇妙な妄想と離人症的な体験を伴う自閉であり，パラノイア性妄想の巧緻化である。これらの陽性あるいは陰性の側面には，両価性，奇妙さ，不可解さ，疎隔感が共有されているのである。

器質力動的概念は発生的な視点にも重用性を与え，当時神経学の領域に属していた全体と部分の解体の存在を強調している（全体をコントロールする上位の機能の解体は，全体的でしかあり得ない）。器質力動論は解体の水準を研究したため，臨床解剖学的単位を記述することに努力していた疾病学と対立していた。一般的にこの器質力動論は，現象についていくぶん抽象的な見方や，小児病理に対しては参照とすることが困難であること，そして神経症が問題となるとき，つまりあらゆる病理において器質的機能の基盤の現実性を否定することができないとしても器質的な要請の必要性が少ないときには，妥当ではないと批判された。

7　実験精神病理学

機械論的視点を超えて，さまざまな国の臨床家たちは，記述や了解，あ

るいは心理学的な資料をよりどころとして現象を説明することに強調点を置きながら，有機体についての全体的な視点の中に精神病理学を再び位置づけていた。パブロフとワトソンの業績により，非常に異なった一つの方向性が20世紀の初めに現れた。反射学派あるいは行動主義学派は，ソ連を除いては，第二次世界大戦から非常に遅れてからしか精神医学的実践に影響を及ぼせないこととなる[9]。

　イワン・パブロフ（Ivan Pavlov）(1849-1936年)はロシアの生理学者であり，まず消化を研究し，犬の条件反射を発見した。この仕事により，1904年にノーベル賞がもたらされた。反射行動は適応の基礎となることから，機能平衡のために必要な条件，つまり上位の神経活動の研究へと進んでいった。心的活動は生理学的に理解されるとして，パブロフは激しく心理学を批判する。《私は13年間ずっと，いかなる目的においても心理学的考察についての研究には従事しなかった》。病理的現象の研究により，逆に彼は正常機能を理解することが可能となっていた。つまり病態生理学的実験を行い，それが実験精神病理学となり，実験的神経症を生み出す試みにより，精神医学的な知へと駆り立てられていた。こうしてパブロフは，精神病理についての一つの生理学的な説明に到達する。すなわち大脳半球の正常機能の中心現象は条件反射であり，それは《動物を取り囲む環境と，有機体により決定された活動の数え切れない要素間での，一時的な神経結合》の一つであるという。条件づけられた反射は，心理学者たちにより記述された連合に一致するのであろう。大脳半球が有機体の内部および外部に由来する刺激の分析と統合を確実にしており，こうして要素的な思考は特徴づけられ，有機体の適応と平衡が条件づけられる。皮質の活動は，刺激と抑制の現象に帰着される。刺激と抑制の過程が病理学的となるように，例えば間髪を入れずにその過程を変容させるか，あるいはさまざまな要素的活動のもとでその過程を変容させるように実験が行われた。抑制と興奮過程の強さは，個体によって異なっている。一つの類型学が，この多

---

9) 218-222ページ参照。

様性（興奮過程の強さ，平衡かそうでないか，運動が早いあるいは遅い過程であるか）から出発して形成される。動物では，四つの基本的タイプが観察された。つまり，興奮しやすいタイプ，強く緩慢なタイプ，平衡が強く活発なタイプ，脆弱なタイプであり，それらが四つの古典的な気質である胆汁質，粘液質，多血質，黒胆汁質に相当している。例えばこれらの特徴が過剰であったり不安定であったり，あるいは無力であることが病的なのである。ヒステリー的な人間では，神経システムは抑制が潜在的に強いという特徴をもっている。その際には，興奮は広範な抑制性のブロックを伴っており，神経過程は，皮質下中枢が優位となるがゆえに，皮質のある点に固定され過剰に集中する。陰性の誘導すなわち抑制により，ほかの皮質領域の陽性の緊張による対立的な抵抗がほとんどないため，例外的な力と伝播性が獲得されるという。逆に，精神衰弱症者では相当な興奮の潜在的エネルギーが存在している。このことは，ユングの外向性・内向性の類型に関連づけられた。パブロフは，ジャネの精神衰弱症の記述あるいは心的統合の障害概念，そしてクレッチマーの記述を参照したものの，ジャネの《観念論》とクレッチマーの非常に単純な類型学を批判している。さまざまな症状（変動性活動，傾眠，興奮，新しいものの拒絶，カタトニーなど）を有する実験神経症を創出することにより，人間の症候学への接近が可能となった。例えば統合失調症者では，パブロフは無関心，無気力，常同症，カタトニー，行動の子供っぽさなどの症候に注目し，それらを抑制過程の特質として説明した。すなわち，その症状は慢性の催眠状態の表現であり，その本質的な原因は《神経システムの衰弱であり，とりわけ皮質細胞の弱さであり》，遺伝的あるいは獲得性の脆弱さである。このようにすべての症状は生理学用語により翻訳された。精巧なすべての心的現象は，条件反射の連鎖に還元され，すべての病理的状態は，興奮と抑制の不均衡として説明され得た。障害は，《皮質の分析装置》に及んでいる。しかし問題となるのは機能的・力動的な総体であるため，動物において得られた結果を人間に移すことは正しくなかった。パブロフは，通常の条件反

射により表現される一次信号システムに加えて，条件反射と言葉の象徴を結びつけている信号の二次システムを付け加えた。パブロフの学説は，ソビエト体制のもとで公式学説となり，条件づけがつくり出されることにより環境に重要性が付与されたことと，弁証法的な体質−環境の唯物論的性質が，この学説の認知に貢献する。同時代の精神科医であるウラジミール・ベヒテレフ（Vladimir Bechterev）(1857-1927年)[10]は，神経学，解剖学，心理学から出発して《精神反射学》を創設した。アルコール中毒患者に対する嫌悪治療のような治療方法がその直接的な適用であった。

　アメリカでは，ジョン・ワトソン（John Watson）(1878-1958年) が動物実験心理学から出発し，1913年に行動主義を創設する。哲学的側面と主観主義的な側面に対して同様に反発しつつ，心理学は観察されうる行動だけに没頭すべきであり，刺激に対しての反応に研究を限定すべきである，と断言した。観察され，制御される事象のみが興味あることであった。ワトソンは新生児の体験に没頭し，その結果，学習によって修正されることとなる先天的な基本的反応を見出した。その反応は必然的に最も要素的な反応に限定され（唾液分泌，反射など），情動反応は恐怖，怒り，そして愛に還元された。生後の反応は条件づけの表現にすぎないと考え，レイナー（R. Rayner）（彼の未来の花嫁）とともにワトソンは，実験による幼児の神経症的反応を創出した。9カ月の赤ん坊がさまざまな物体や白ネズミなどの動物に向かい合うと，幼児はこの状況では少しも恐怖を示さない。生後11カ月で，実験者が白いネズミの写真と荒々しい音と結びつけると，まもなく白いネズミが現れるや否や，幼児は恐怖反応を示す。恐怖反応は，検査の期間持続し，そして同じような対象であるウサギや毛皮のついた対象に一般化された。ワトソンとレイナーは，全人格は修正されうるもので，《精神病理学における恐怖の多くは，直接的な方法であれ，置きかえによるものであれ，条件づけられた文字どおりの情動的反応である》と断言した。成人の情動的障害は，《1〜3歳の間の幼児期における根

---

10) フレクシヒ（Flechsig）とヴントの弟子である。57ページを参照。

本的な人間の情動の中で，条件づけられ一般化された反応に還元することができる。この障害は，《洪水法，フラッティング immersion》あるいは《脱感作》によって処理されうるのであろう》。実験神経症の経験は追試されず，ワトソンは，風評のために心理学を放棄した（彼の結婚はスキャンダルとなった）。しかし，行動主義は環境に大きな地位を与え，効果と客観性についての関心が一致していたので，アメリカで大成功をおさめた。刺激-反応理論は，ハル（C. L. Hull），トールマン（E. C. Tolman），ソーンダイク（E. Thorndike），ついでスキナー（B. Skinner）による学習理論によって止揚される。これらの理論は研究領域から精神疾患を排除し，その結果偏った行動しか見なくなっていた。精神病理への影響は非常に遅れ，治療に焦点が当てられた（ウォルピ Wolpe が 1950 年に始めた）のは第二次世界大戦後となってしまった。

B 精神分析

《精神分析革命》[11] といわれるように，精神分析学の重要性は，精神病理学をすべて精神分析学に還元しようとする信奉者のみならず，精神分析学を中傷する者にとっても，疑う余地はない。精神分析学は，20世紀の初めにジクムント・フロイトによって生み出され，多かれ少なかれ迅速に，国によって異なる様式で発展していった。フロイトが 1909 年に訪れたアメリカでは急速に広範囲に広まったが，フランスのような国では，第二次世界大戦後まで精神分析が広がることはなかった。精神分析運動の歴史には，最も知られたユングとアドラー（Adler）の例のような苦難と分裂があり，多くの著作で解説されている。精神分析運動の歴史に対しては，精神疾患の治療を超えて出ていった概念の混乱と適用の拡大を忘れることはできない。われわれはここで，人間精神と精神病理の理解を根本的に修正したこの概念の発展について検討する。フロイト以来，精神分析は

---

11) M. Robert: *La révolution psychanalytique*（精神分析革命）. Paris, Payot.

充実し続けるが，新しい精神病理の取り組み方を提供するという限りにおいて，フロイト以降の重要な後継者について検討するつもりである。

1 フロイトと精神分析

ジクムント・フロイト（Sigmund Freud）(1856-1939年) はおよそ40歳のときに精神分析を考案しており，無意識の理論を発展させたのは，1895年以降でしかない。この遅い創造性は，《人生半ばの危機》と父親の死と関連している。このタイプの発見は，個人の全経験の総合から生まれるものであるが，その創造は，その時代の思考の潮流からは決して孤立され得ないもので，ドイツ語の特徴により深く表現されている（ゴールドシュミット Goldschmidt）。

a 思想の動きと受けた影響
i フロイトと神経系の研究

若きフロイトは医学の勉学のあと，1876～1882年の間，ウィーンのブリュッケ（E. Brücke）の研究室で働くこととなった。ブリュッケは，フォン・ミュラー（J. von Müller）と心理生理学と実験心理学の創始者で高名なフォン・ヘルムホルツ（H. von Helmholtz）の弟子である。

フォン・ヘルムホルツは，厳密科学である物理学の原則と方法を，生物学，ついで心理学に適用した。彼は，例えば神経インパルスの速度を計り，異なる音の高さによって生み出される感覚を研究した。理論的に，彼はエネルギー保存の法則を生きている生物に適用しており，この法則はフロイトにとって重要なものであり続けることとなる。ブリュッケの研究室で，フロイトは知的欲求に突き動かされ，神経系の生理学と組織学を修得した。実験の厳密さも学んだ。1882年には，1886年に結婚することとなるマルタ・ベルナイス（Martha Bernays）と知り合い，少しでも早く経済的手段を得るために仕事の方向性を決め，ウィーン大学の総合病院の有名な神経学者であるテオドール・マイネルト（Theodor Meynert）の部

局に職を見つけ1886年まで働く（訳者注　マイネルトはウィーン大学の教授であるとともに総合病院の部長であった）。彼は，この大学総合病院で神経病についての臨床を経験することになる。下等魚類の神経システムの研究から人間の神経系の研究に移り，そして神経解剖学から神経病理学へ移った。この時期にフロイトはさまざまな仕事を発表している。まず1877年のヤツメウナギ（Petromyzon）の神経系に関する研究，ついで聴神経の連絡路（1885年）と小脳連絡路（1885年）についての研究がある。1884年頃には医学的利用を示そうと試みコカインの経験に身を置いたが，しかしコレル（Koller）が彼よりも先にコカインの麻酔的特性を発表した。さらに神経痛の治療のために友人フライシュル（Fleischl）へコカインの使用を助言しており（フライシュルは神経痛のためにモルヒネ中毒となっていた），このためフライシュルはコカイン中毒患者となってしまう。フロイトは臨床領域，とくに小児脳性麻痺（1891年）と失語（1891年）に関する神経学の論文を発表し，賞賛と同時に多くの批判を受けていた。

　これらの経験により，フロイトは，普遍的自然法則を引き出すための科学的方法の重要性と，物理学的および生理学的過程は厳密に絡み合っている，との考え方をもち続ける。マイネルトは，大脳構造の用語で心的現象を説明しており，その時代の神経学の最も高名な代表者のひとりであった。神経システムについてのマイネルトの表象モデルは暗室のような視覚システムの様式に基づいており，さまざまな印象の源が集まったあとに投影（訳者注　大脳皮質に投影）されるというものである。この表象モデルはフロイトに影響を与え，蒼古的一次的自我は(神経)反射的なもので二次的自我が抑制の役割を担う，という考えに至った。フロイトは常に，より進歩した事実を確かめるための論法にしたがった観察の進め方を追い求め続けることになる。

　ⅱ　催眠

　1885年，フロイトは神経病理学の講師に迎えられ，奨学金により神経

学の知識を深めるためパリのシャルコーのところへ出発する[12]。フロイトはすでにウィーンで動物磁気の会に参加していたが，しかしそれはペテンのように見えていた。彼はパリで，シャルコーのような名高い神経学者が催眠を利用しているのを見る。フロイトは，『私の人生と精神分析（*Ma vie et la psychanalyse*）』（訳者注 『自己を語る（*Selbst darstellung*）』）という著作の中で，最も印象的だったのはヒステリー現象の現実と適性範囲が確認できたことであり，男性のヒステリー患者が頻繁に存在したこと，催眠暗示によってヒステリー性の麻痺と拘縮が生ずること，それらが外傷後の麻痺や拘縮を模倣するようなものであったことである，と述べている。彼は同じく，催眠の治療的利用にも敏感であった。パリでは《ためらうことなしに，病人に症状を生み出すために，ついで症状を解放するために，催眠が利用されていた》。彼は，ヒステリーの麻痺や感覚脱失は，《人が心に描いている通俗的で（非解剖学的な）表象にしたがって決定されている》ということに気づくのである。

　ウィーンに戻り，フロイトはシャルコーの考えを擁護していた。そのことは活発な論争を引き起こしはしたが，（フロイト）伝説が信じ込ませようとするような（ウィーン）医学界からの排除を生じさせることはなかった。フロイトは1902年にウィーン大学の特別教授の称号を得，1920年には常勤教授の称号を得ることとなる（訳者注　私教授としての資格を得ただけである）。しかし彼は次第に神経学の領域を去り，1886年にウィーンで開業し，そこでブリュッケの研究室で知り合いになっていたヨーゼフ・ブロイアー（Joseph Breuer）の友情のおかげで患者を得ることができた。日常の診察において，フロイトは催眠を利用し始める。催眠により，あるいは催眠によらずに，暗示を用いる学派がナンシーにあることを知り，1889年にナンシーのベルネーム（Bernheim）とリエボー（Liebault）を訪ねる。《ここで，人間の意識にとどまりしかも秘められている強い心的過程の可能性に最も強い印象を受けた。このようにして暗示は，私の仕事の主

---

12) 49ページを参照。

要な手段となった》。

iii 哲学の影響

　フロイトは科学的思考の中で実証主義の刻印を受けており，心理学の形而上学とダーウィン（Darwin）の考え方を完全に排除することを主張していた。しかし，フロイトが講義を受けた唯一の哲学者は，フランツ・ブレンターノ（Franz Brentano）（1838-1917年）であった。心理学の講座を担当していたこの元神父は，自然科学に対する心理学の優越性を力強く断言し，とりわけ，何時も何らかのものに向かう意識の志向性を主張した。彼にとって，意識的な生活とは，統覚（訳者注　意識的に把握すること），表象，判断，愛により直接的に体験された活動と結びついているものであり，その活動それ自体が何らかの対象に向けられているものであった。現象学の主導者であるフッサール（Husserl）はブレンターノの弟子とされる[13]。

　フロイトは，彼の最後の著作である『精神分析学概要（*Abriss der Psychoanalyse*）』（1938年）にせよ，ブレンターノについて述べているにせよ（『機知と無意識との関係（*Der Witz und seine Beziehung zum Unbewussten*）』1905年），現象学についてはほのめかしてもいない。しかし，1907年からフロイトの人生の終わりまで続いたルートヴィヒ・ビンスワンガー（Ludwig Binswange）との間に保たれた特別な関係は，一般によく知られている。

　あまり直接的には示されていないものの，フロイトは感情移入（共感 Einfühlung）により自然へ向かうドイツロマン主義哲学の後継者のように見えることだろう。このドイツロマン主義哲学では，情緒生活の最も親密な深みの中の根底に入り込むことが求められている（そこから，民族学と神話への興味が生まれる）。ロマン主義は，個人と個体化の生成とその過程に強調点を置きながら，あらゆる文化に興味をもっていた。自然界では相反する対（昼夜，覚醒睡眠，男女など）をもとにして，個体は原初的な現象（原現象）から発しつつ一連の変化を受ける。すなわちバッハオー

---

13) 156ページを参照。

フェン（Bachofen）の思想とフロイトの思想を引き比べることも可能となったのである。同様に，フロイトの考え方と，シェリング（Schelling）やシューベルト（von Schubert）の思想を関連させることもできる。精神分析に近い哲学的態度は，無意識の哲学者たち（訳者注　意識界−理性を超越する問題を扱った）やショーペンハウエル（Schopenhauer）やニーチェ（Nietzsche）の思想である[14]。

　実際，思想の流れは多様である。一般的にはユダヤ神秘主義の影響を引用できるし，マルクス（K. Marx）と接近させることもできる。いわばフロイトは同時代のドイツの思想を通してさまざまな思想や概念をとらえ，それらをオリジナルなシステムにまとめあげることができたのである。影響を受けていた思想の流れは，政治システムが二つの国の対立を促進していただけに，合理主義的なフランスの動向とはまったく異なっていた。ジャネとフロイトとの論争は，この相違の一つの例である。

iv　力動心理学

　ヘルバルト（Herbart）（1776-1841年）の心理学は，たとえマイネルトが媒介となっているにせよ，大きな影響があった。ヘルバルトは，全体の組織化から心理学的現象を研究しており，エネルギーと意識の水準について記述していた。意識がある閾値以下だと，心理学的過程は無意識にとどまる。意識された思考とは，競い合った結果，注意の閾値を手に入れたもので，それが観念の出現である。一方その他のことは無意識の中に拒絶されるのである。

　心理学的現象の基礎に横たわっている非合理的力動的な力の重要性は，先に引用したドイツロマン主義的哲学の流れの中で，そして催眠や超心理学と非常に似通った方法で無意識を探索していた心理学的コンテクストの中で再発見される。霊媒，夢を媒介とした創造的機能における無意識の役割，憑依などについてのテオドール・フルールノワ（Théodore

---

14) 34-37ページを参照。

Flournoy) の研究が想起される……（58ページ参照）。

b フロイトの歩みと精神分析学の発見

フロイトは，事象の観察による継続的で必要な再検討を通して，臨床的足どりの中で，精神分析を思いつく。彼は一つの体系をつくったのだが，その体系とは，無意識の重要性を自由連想法により明らかにしうる研究方法であり，精神療法としての精神分析的治療方法であると同時に，この方法によってもたらされた理論の全体でもあった。精神分析の創設について，おおまかに三つの時期に区別することができる。

i 第一期：精神分析の発見，心的機能のエネルギー概念

1895年にフロイトは，ある素材（マテリアル matériel）を呼び起こし蘇らせ，意識に取り戻すことを可能とする自由連想法を発見しており，1896年に初めて「精神分析」という用語を用いることとなった。実際，パリとナンシーに滞在したあと，電気療法（訳者注　静電気を利用したもの）を捨て，ブロイアーと共同して，診察室で催眠を利用した。フロイトは，その時代の都市に住むすべての臨床家と同様に，男性および女性の多くのヒステリー患者を診ていた。ブロイアーの患者のひとりは，有名なアンナ・O，実名をベルタ・パッペンハイム（Bertha Pappenheim）という未来の女性解放運動活動家で社会福祉運動の創設者であるが，催眠によって改善するヒステリー症状を体現していた。

意識清明なときに浮かんできた苦痛や出来事を話すと，症状は消失した。アンナによって，話すこと，いいかえると《煙突掃除》による治療が明らかになったのである。ブロイアーは情動の激しい表出ののちに症状が消滅したことを説明するため，カタルシス（下剤）という用語を用いた。しかしこの患者が恋愛感情をもったため，ブロイアーは治療を中断する。

フロイトは，ほかの症例をよりどころとしつつ，1895年，ブロイアーとともに『ヒステリー研究（Studien über Hysterie）』を出版し，患者が心

的外傷的出来事に苦しんでいることを示した。その直後にフロイトはブロイアーとの関係を断ち，研究を続け転移を発見し，抑圧された欲望を催眠によって呼び起こしていた。少しずつ，彼は治療を修正していく。1896年にその治療法を「精神分析」と名づけ，自由連想の規則（精神に現れるすべてのことの非省略），禁欲の規則（患者との実際の関係の禁止），患者は横たわって目を閉じなければならないことを基礎として，治療法を体系化した。しかし，催眠により受け継がれた目を閉じることの必要性は，のちに消滅することとなる。

　フロイトは，ブロイアーとの離別ののち，彼の父親の死に相応する時期であるとともに，彼に両性具有の概念をもたらした耳鼻咽喉科のベルギー人，ヴィルヘルム・フリース（Wilhelm Fliess）との友情の時期にも一致するときに，自己分析によって無意識の理論の補完へと向かった。フロイトはこの時期に自分の理論を精緻化したのである。

　理論の前提が，1895年に出版されたテキスト，『(科学的)心理学草稿（*Entwurf einer Psychologie*）』に見られる。企ては明らかであり，《われわれは，心理学を自然科学の仲間入りさせること，すなわち区別することができる物質的小粒子により量的に決定された状態として心的過程を表すことを追及したが，これは心的過程を明らかにし確実とするためであった。この企ては，二つの原則的な考え方を含んでいる。第一の原則は，休息と活動を区別することであり，それは量的法則による。その量(q)は運動の一般法則にしたがっている。第二の原則は，その物質的な小粒子がニューロンであるということである》ということであった。

　フロイトは，心的外傷の状況を思い出すことを患者に求めたとき，治療中に生じた症状の産生と抵抗の中に，無意識的記憶の役割を見出す。性愛性は転移の中に現れ，支配的役割を演じていた。この臨床的確認事項は，心的装置についての概念の中に組み込まれ，1895年の自己分析の頃までの科学的説明による企てに対応していた。このようにして，カタルシスの効果と除反応があること，置きかえは一つの表象の量をもう一つのものへ

置きかえることであり，症状，象徴，そして夢の基礎となること，固着はリビドーの幼児経験への愛着であること，抑圧は最初は催眠治療に対するヒステリー患者の対抗意志であったものが次第に無意識の過程となっていくこと，検閲により意識へ立ち戻ることが禁じられているということ，病人は抵抗に対抗し，備給を実行し，防衛を働かせ，転移が起こることなど，さまざまな概念が練り上げられた。これらすべての用語は，フロイトが恒常性と局所性の法則を守っていただけにますます機械論に類似しており，慣性と恒常性の法則，すなわち感情の定量性と興奮の総量の法則についても述べられている。その時代の科学的考え方によく合致し量的にとらえられた試論の中で，無意識は一種のエネルギーのタンクであった。そのエネルギー量は，知覚あるいは欲動の刺激として，外的あるいは内的興奮に由来している。心的エネルギーは，ニューロンを充電し，空にし，費やす，一つの流れであり，充電水準が増大したり低下し，エネルギー量は自由にあるいは制限つきで変化する。そのエネルギー量は，システムの中では緊張をゼロに減らす傾向である慣性の原則により，そして興奮の水準をできるだけ低く維持する傾向がある恒常性の原則により，制御される。しかし，システムは緊張を完全に取り除くことはできない。なぜなら，内的興奮は，外的興奮のようには逃れ出ていく可能性がないからである。そこには，障壁であるとともに受容器の役割をする感覚装置に相当するスクリーンはない。力動的エネルギーは，ある場所，つまり力を位置づけている局所（τοποζ 場）において，お互いに影響し合っている。その局所が無意識，前意識，意識である。

　このエネルギーは心的装置を駆動するのだが，どこにこの力は由来しているのか。それは，リビドーに由来しているのである。実際には，たとえわれわれの種を特徴づけている未完成と未熟期が長いという理由にすぎないとしても，この本能の力は幼児の間には用いられることはない。一方，空腹あるいは渇きのようなほかの本能と欲求は，満足されなければならない。

フロイトは少しずつ，エネルギー論的見地による心的装置の説明的体系から一つの解釈へと，つまりさまざまな病的現象や日常的生活での無意識の意味を探究することへと向かう。病的なものと正常との間の根本的な境界は消えたのである。

1900 年に発刊された『夢判断（*Die Traumdeutung*)』には，この展開が示されている。夢の研究は無意識へと誘うための王道であり，夢は感情的緊張を和らげるための企てであり，外的障害によるにせよ（例えば，最も単純な年ゆかぬ幼児の夢がその例である），あるいは教育のために受け入れることのできない欲望を表現している内的葛藤によるにせよ，夢は欲望の欲求不満から生じたものである。受け入れがたい欲望，自我に異質なものは，主体を守るために欲望の直接的な表出を避けて，夢の中で提示される。変換の方法は，置きかえ，圧縮，象徴化，隠喩，寓話，全体に対しての部分の使用，反対のことによる表現である。夢は，現実によって課せられる制約を考慮しない一次過程にしたがい，無意識のように機能している。

フロイトは，心的生活の全領域において無意識過程の重要性を指摘した。その結果として，『夢について（*Über den Traum*)』(1901 年)，『日常生活の精神病理学（*Zur Psychopothologie des Alltagslebens*)』(1901 年)，『機知と無意識との関係』(1905 年)，『イエンゼンの小説「グラディーヴァ」にみられる妄想と夢（*Der Wahn und die Träume in W. Jensens "Gradiva"*)』(1906 年)，『事実状況診断と精神分析／精神分析学と診断学的方法による司法事件における事実の確定（*Tatbestandsdiagnostik uned Psychoanalyse / La psychanalyse et l'établissement des faits en matière judiciaire par une méthode diagnostique*)』(1906 年)，『強迫行為と宗教礼拝（*Zwangshandlungen und Religionsübungen*)』(1907 年)，『詩人と空想すること（*Der Dichter und das Phantasieren*)』(1907 年) を発表した。

欲動の力動的枠組みの中で，フロイトは，無意識より映し出された症状の意味を明確にする。性愛性の役割は一次的に見え，このことをフロイトは性愛性の理論に関する三つの主論文の中で強く主張した (1905 年)。性

的欲望は，満足可能な現実的かあるいは幻想的な対象へと全体（ひとりの人間）かあるいは部分的な対象へと向けられ，自己愛の枠組みでは自身の主体が対象と成りうる。

症状は，エネルギー次元での葛藤からしばしば生じる。しかしリビドーを抑圧しているエネルギーはどこに由来するのかという問いには，答えられないままであった。フロイトは，文化の中に位置づけられている人間へと，彼の研究を向けなければならなくなったのである[15]。

ii 第2期：エディプス・コンプレックスの発見。文化の中の人間

フロイトは，抑圧の力を考慮に入れなければならなくなる。検閲においては一つの掟が予想されていた。この掟が，家族の中で，社会の中で，幼児の発達の経過中にどのようにして確立されるのか。これがまさしくエディプス・コンプレックスの問題である。エディプス・コンプレックスという表現は，1910年に初めて用いられた（《性愛生活の心理学への寄与。男性にみられる対象選択の特殊な一タイプについて（*Beiträge zur Psychologie des Liebeslebens : I. Über einen besonderen Typus der Objektwahl beim Manne*)》)[16]。実際には，フロイトはすでに，1897年から始まる夢の系統的分析を含む自己分析の間に，エディプス・コンプレックスを提示している。彼は『夢の科学（*La Science des rêves*)』の中で，エディプスの伝説に言及している。エディプス・コンプレックスと名づけられた問題は，まさしく親子関係と性の差の認識の問題であった。誰もが性の差，そして世代の差をもつ存在として関係の中に自らを位置づけなければならず，このことに普遍的重要性がある。エディプス・コンプレックスは，すべての神経症の中核であるだけでなく，性の差と血縁関係のシステムに基づくすべての社会システムの組織化の根っ子である。フロイトはこのテーマで，『トーテムとタブー（*Totem und Tabu*)』（1912-1913年），『ミケランジェロの

---

15) 77-80ページを参照。
16) フランスでは『性的生活（*Vie sexuelle*)』（Paris, PUF. 1969）の中で発刊された。

モーセ像（*Der Moses des Michelangelo*）』（1913年），『集合心理学と自我の分析（*Massenpsychologie und Ich-Analyse*）』（1921年）などのさまざまな著作を発刊するに至った。

　むろん，文化と創造への最初の精神分析的なアプローチについての方法論的側面には批判があるだろうが，肝心なことは，他者との間主観（体）的関係の中で，つまり自分が精神的に刻印される社会の中に，主体が存在するということである。精神分析は今や，単純な経済的・エネルギー論的領野から離れていった。主体は自分の場所を家族の中に見出さなければならないが，しかしまた，家族を去り，社会の中に自分の場を見つけなければならない。性的な抑制，近親相姦の禁止，ほかの欲望の禁止（離乳しなければならないことや，母親から離れること）は，発達の中でその位置づけが見出されるのである。

　より関係的で社会的な見方の中で，フロイトは心的装置の図を修正し，局所論を変更しなければならなかった。この変更は，1921年の『集合心理学と自我の分析』の中に見られ，ここでフロイトは模倣と感情移入と共感（Einfühlung）の概念から出発して，同一化の分析，つまり《ひとりの別の人間への感情的愛着の最初の現れ》の分析へと導かれ，それがエディプス・コンプレックスと直接的に関係していた。このコンプレックスは，幼児がそうなりたい，そうであることを望む父親への同一化と，母親による明確な性的対象備給との衝突から生まれる。同一化は，それゆえ両価的であり，変形されたものがうつ病患者の中に観察される（『悲哀とメランコリー（*Trauer und Melancholie*）』1915年）。心的装置の機能概念は，『自我とエス（*Das Ich und Das Es*）』（1923年）の中で真に統合される。初期の局所論である無意識，前意識，意識の代わりに，フロイトは，三つの審級をもつ局所論を設定する。それがエス，自我，超自我であるが，それらはリクール（P. Ricœur）が指摘したように[17]，非人称（エス），人称（自我），そし

---

17) P. Ricœur: *De l'interprétation. Essai sur Freud*（解釈について，フロイトに関する試論）. Paris, Seuil, 1965.

て超人称的なもの（超自我）の区別に基礎を置いたものに相当している。超自我，それは内在化された社会的欲求と接触することにより生じた真の道徳的意識であり，観察，理想，そして道徳意識の機能をもつ。超自我は親の超自我のイマージュ（心像）から生じ，《同じ内容で満たされた伝統の顕れ，すなわち世代を通して存在するすべての価値判断を表象することとなる》（『精神分析入門新講義（*Neue Folge der Vorlesungen zur Einführung in die Psychoanalyse*）』1932 年）。

　この理論の発展により，神経症はつまずきであり，文化の帰結によるものとなる。神経症は，責務（強いられた状態）による病理（監視，判定を下すまなざし，満足の放棄，去勢の脅威）となる。

　間主観(体)的関係を強調することによる最大の影響は，精神分析的治療において転移がますます重要になったことである。治療は性的エネルギーによってのみでは説明されなくなった。もはや抵抗は治療の障害としては考えられず，治療に組み入れられた。転移は無意識の性的運動の再現であり抵抗の起源であると同時に，治癒の要因でもある。転移は分析家に対して陽性で好意的な態度と陰性で攻撃的態度を両価的に含むが，分析家は患者にとってはたいてい両親の位置に置かれるのである。治療の条件として，無意識の過程を分析することを可能とするために，転移神経症を発展させることがめざされる。転移は分析家にも反応を呼び起こす。それが逆転移である。ユングとフェレンツィー（Ferenczi）によって示された不可欠な条件，それは治療者の分析であった。精神分析家は十分なコミュニケーションの水準に達し，患者と入れかわらないために，彼自身の無意識運動に十分な認識をもたなければならない。分析家は，無意識に隠されていたものをすべて発見するために，そして患者が放棄した選択を分析家が固有の秤で置きかえることなしに，聞いたことをすべて解釈できなければならない。《彼（分析家）は，精神分析的な技法にしたがうことによって，被分析者の言葉について分析家の理解を妨げるおそれがある固有で複雑な問題についての知識を修得しなければならない》（『精神分析技法（*De la technique psychanalytique)*』1912年)。治療的枠組みの修正技法の知識を得るためにも、盲点をもたないためにも、教育分析というものが必要となる。精神分析のこの養成の問題は、精神分析運動において多くの対立の源となっていく。精神分析運動は1902年に始まり、1908年にウィーン精神分析協会が設立され、アブラハムによりベルリンに、1911年にジョーンズ（E. Jones）によってアメリカに、1923年にはブタペストに、1926年にはロンドンとパリに協会が設立された。しかし、ランク（O. Rank），アドラー（Adler）(1911年)、ユング(1913年)らが離脱していった。

iii 第3期：エロスとタナトス

1920年の『快楽原則の彼岸（*Jenseits der Lustprinzips*)』の出版は新たな段階を示しており、フロイトは思索の中で生の欲動と対立する死の欲動を仮定することとなる。この理論の前提は、『ナルシシズム入門（*Zur Einführung des Narzißmus*)』の中で1914年以来提起されていたものである。

フロイトは困難な出来事を経験することとなる。それらは、始めは熱狂によって迎えられたが敗北により懐疑が生じた戦争であり、前線の息子に対する心配、異なる派への協会メンバーの分散、物質的困難、協会メンバーのうちのひとりの死ともうひとりが精神障害に陥ったこと、オーストリア－ハンガリー帝国の崩壊、政治的大混乱、1920年の娘の死とフロイトを癒していたフォン・フロイント（von Freund）の死などであった。それに、糸巻き遊びの中で行動を研究した孫の死 (1923年) と、1939年の彼の死の原因となる癌の1922年の最初の衝撃が加わる。これらすべてが、死の本能の誕生と期を一にしている。

神経症の治療の中で《どこから驚くべき抑圧の力が来るのか》という問いが提起されたあとに、《一方で無意識に人を閉じ込め、一方で人を魅惑する可能性は、抑圧されたもののどの側面から引き出されるのか》という問題がフロイトに生じたが、それは彼が反復強迫に直面したときであっ

た。治療経過中の症状と行動の反復は治療に逆らっており，この症状を抑圧された欲望の償いであると考えることは困難であった。フロイトはこのために，今一度，自分の理論を修正しなければならなくなり，生の欲動 (Lebenstrieb) と対立する死の欲動 (Todestrieb)，つまりエロスと対立するタナトスの仮定を導入する。彼の最後の著作の一つ，『精神分析学概説 (*Abriss der Psychoanalyse*)』(1938 年) の中で，以下のように自分の理論を要約することとなる。《エロスの目的は，統一体を維持するために，常により大きな統一体を確立しようとすることであり，ひと言でいうと，結合が目的である。もう一方の本能の目的は反対に，すべての関係を破壊することであり，すべての事物を破壊することである。破壊の本能では，その究極の目的は生きているものを非有機的な状態へと至らしめることと考えられ，この理由からわれわれはそれを死の本能と呼ぶ》。この仮定は生物学との対照により，つまり人が食べるときの異化-同化，性的行為にとっての攻撃-一体化に支えられており，基礎的な様式としての細胞代謝現象を連想させる。ともかく，人間は矛盾する二つの要求の間で，つまり統合・共同体への融合をめざすエロスと，暴力・攻撃・死をもたらすタナトスとの間で，今や分断されているように見える。この攻撃性が，食べられる恐れ（口唇期），叩かれる願望（肛門サディズム期），受動的性交の幻想（性器期）などのさまざまな形で，主体自身へと導かれている。性愛性の中に浸み込んだ死の欲動はサディズムの中にも存在しており，同様にマゾヒズム的な苦痛の快楽を規定している。二元論として死の本能は基本的なものとなった。エロスにより有機体はより複雑な総体となるが，エロスは死の回復，つまり生きた組織から生命のない状態へと回帰する傾向を遅らせることでしかない。フロイトは，ショーペンハウエルの《人生の目的，それは死である》という見解の近くにたどり着いていた。

　直接的には，精神病理学的水準では罪責感はあまり悪いものではなくなり，リビドーではなく攻撃性に対して有益で予防的となりうるものになった。同時に，第二の局所論は新しい次元を有していた。1923 年の『自我

とエス』に続いて，1926 年に発刊された『制止，症状，不安（*Hemmung, Symptom und Angst*）』では，不安について新しい意味が付与される。

不安はもはや一つの症状ではなく，症状が生じることとなる条件となる。エスと超自我を起源とする抑圧された要素が自我の保護壁から溢れ出るとき，不安が生じる。不安信号（Angst signal）は内的危険についての信号であり，現実的危険によって決定された恐怖のようには抑えることができない。さまざまな防衛を用いることで自我は不安に対抗することができ，不安により抑圧やほかの防衛メカニズムが促進されるのである。抑圧はヒステリーに特徴的であり，反動形成，孤立化，そして過去にさかのぼる取り消しは強迫神経症に特徴であるというように，分析の磁極は本能的な力の分析から自我と抑圧しているものの分析へと移った。自我は現実に立ち向かうために本能の束縛を乗り越えなければならないのである。幼児と精神病患者の心的機能を理解することによって，クライン（M. Klein）は欲動の二元的発達の重要性を見出すこととなる。

フロイトは，一連の著作シリーズである，『分析の彼岸（*Au-delà de la psychanalyse*）』，『自己を語る』（1924 年），『精神分析と医学（*Psychanalyse et médecine*）』（1926 年），『幻想の未来（*Die Zukunft einer illusion*）』（1927 年）の中で，世界に対する見方（世界観 Weltanschauung）について，彼のシステムがより広く含有していることについて考えるようになっていた。

もし人間が内的葛藤によりもはや悩まされないとするならば，人間は本来の可能性獲得により自由となり，そして本来の喜びへと至るのか。文明は，規範と本能の禁欲の上に確立されていなくてもよいのか。唯一科学だけが幻想ではないのか，など。科学は現実を知らしめるが，《しかし科学がわれわれに与えることができるもの以外のものを，われわれが手に入れることができる，と信じることは幻想であろうか》。

フロイトは，戦争について（『何故戦争か？（*Warum Krieg?*）』アインシュタインと共著，1932 年），宗教について（『モーセと一神教（*Der Mann Moses und die* monotheistische Religion)』1934 年，『反ユダヤ主義（*L'antisémitisme*)』1938 年），治療における死の欲動の適用について（『終わりある分析と終わりなき分析（*Die endliche und die unendliche Analyse*)』1937 年），自問した。これらすべては，『文化の不満（*Das Unbehagen in der Kultur*)』(1928 年) の問題の周囲に集中している。フロイトは臨床経験から出発しつつ，すべての文明はエロスとタナトスの対立によって貫かれている，と認識するのである。

　人間は，過去のすべての段階の痕跡を自分自身に深く保ちつつ，自我を発展させている。この自我の発展の間に，人間は自らの要求を幸福に還元しなければならず，自然によって課せられることとなる苦痛に対して，そして人間どうしの関係調整のために向けられる手段が不足していることに対して，自らを守らなければならない。自らを守るために用いられている方策は，文明のもとに従属しているのである。家族というものが社会から個人を隔離している基礎的単位であるが，社会に必須である性愛性と攻撃性の抑圧を（家族制度が）強いているのである。

　文明では，死と攻撃性の本能の存在に最大の桎梏が見出される。この攻撃性は，一部は内在化され，一部はエディプスにより社会的に強化された超自我（罪責感の起源の）として再起動されている。超自我は文化の中で大きな役割を演じる。しかし《文明の発展は，攻撃性と自己破壊の人間の欲動によって共同して生命にもたらされる障害を制御することができるのであろうか，そしてそれはどの程度であろうか》という問題は未解決のままである。科学主義から出発したフロイトの歩みは，《彼岸》であるロマン主義に終わるのである。

　この経過に伴って，当初より採用されていた科学的立場からは疑問と矛盾が生じるものの，フロイトは異なる問題や立場を再び取り上げる可能性を残しており，彼の後継者によって追及されたさまざまな道筋を理解していた。しかし彼は，治療法であると同時に研究方法であり，そして理論の体系として，精神分析をうまくまとめあげていた (1922 年)。この体系は，文化の象徴や神経症的症候，葛藤を表す身体症候などというような全般的

な言語の理解が可能となる《精神分析的革命》を実現しており，病理はもはや，根本的には正常から分離されず，固有の歴史に至った人間の困難性を示していた。

2 《分裂》

　最も有名な人物は，アルフレッド・アドラーとカール・グスタフ・ユングである。実際にはこの2人は，フロイトのウィーンの精神分析サークルには短期間しか属していない。彼らは各々に独創的な考えを発展させ，フロイト派と異なった学派の創始者となっている。

a　アルフレッド・アドラー

　アルフレッド・アドラー（Alfred Adler）（1870-1937年）は，個人心理学の信奉者として，そして彼が与えた劣等感の重要性によって知られている。フロイトと同じくオーストリアユダヤ人で，神経精神科の医者であったが，フロイトとは非常に異なっていた。アドラーは，身長が低く，年上の兄と競いあった第2子であり，フロイトよりも恵まれた階級の出身である。1904年，彼はプロテスタントに転向している。

　アドラーは，街の貧しい地区の患者たちの治療に携わっていた（患者の35％が貧民層に属し，40％が中流階級に属していた）。彼は社会主義的な考えを表明しており，ウィーンで教師のための診察を始めながら，この考えを実践しようとした。彼はフロイトのようには神経病理学に従事しなかったことにより，大学のすべての職から遠ざけられ，思弁だけに身をゆだねていると非難された。

　《A・アドラーは，フロイトの最も傑出した弟子のひとりであったが，彼はただ一つだけ欠点をもっていた。彼は分析ができなかった。無意識的な精神的生活の出来事は，彼には受け入れることが困難であった》というフリッツ・ヴィッテルス（Fritz Wittels）の軽蔑的な個人的な評価は，アドラーの資質を過小評価している。アドラーは，静的で孤立した様式では

主体を記述せず，周囲の人間との相互作用の視点の中で主体を描写しようとし，社会的視点により感受性があったのである。

　アドラーは衛生環境と職業病に興味をもつことから始めて，1898年に彼の最初の小論文である《仕立て屋のための健康本》が出版される。1902〜1911年の間，アドラーはフロイトの運動に関与していた。アドラーは，独創的な仕事である『器官劣等性の研究（Studie über Minderwertigkeit von Organen）』（1907年）で，器官の劣等性が代償的な過程を導いているということ，すなわち病気は劣等状態の器官の上に集中するので，器官劣等が神経症の始まりから過剰な刺激点となっている，という神経症についての器質的な説明を提出している。しかしアドラーは，早くもフロイトとの不一致を感じ，リビドーと比較して攻撃性の本能の重要性を確信していた。1911年，フロイトと別れ，ほどなくして個人心理学会と呼ばれることとなる自由精神分析協会を設立した。アドラーはその当時，独自の理論を発展させており，その概念は1927年の『人間知（Menschenkenntnis）』の中で最も系統的に以下のように示されている。個々人の実際的な心理学が重要である。すなわち，個人は一つの全体として認識され，生きることへの企てという目的に向かって行動している。しかし個人は，自分の反映である共同体感情（Gemeinschaft Gefühl）を伴う生きている環境にも相互依存している。個人は一つの全体へと組織されることをめざし，絶えず環境に再適用しつつ（環境において）支配権を握るために努力しなければならない。絶えず乗り越えていかなければならない幼児にとっては，支配権を握ろうとするこの傾向の挫折はとくに重要な劣等感情を引き起こす。もし自己肯定の欲求が十分に満足され，コンプレックスと代償の起源とならないならば，この感情は消失するに違いない。この支配権を握ろうとする欲求は，隠された形では表現されることが許される（例えば，献身あるいは憐憫）。劣等性は，現実の劣等性や不手際な教育，また社会状況が原因となることがある，というのである。

　神経症者は，この劣等感に反応する結果，誇張された形でその心的な力

を動員した人たちである。よく用いられる代償法は，自分自身と他者を欺くことが目標であるような否定的なものとなりやすい（例えば，虚言症や中傷は他者の優越性を否定している）。神経症者は，他者と自分自身の目に対して，野望の挫折をごまかす目的で妥協（設定）を行うのであり，その妥協（設定）によって肉体的な病気あるいは精神的な病気が導かれる。メランコリー者といったものは，いわば深い劣等感情に苦しむ人である（1920 年）。幼少時以来，メランコリー者は困難性，決定，責任を回避しており，世界が自分に敵意をもっているように見えている。隠された優越性の目的を達成するために，できるだけ自分を控え目であるように試みているのである。メランコリーは，生命の危機のもとで主体が断定的な決定をとらねばならない状況下で，そしてより批判的な人たちの前にいると感じられ，出現する困難性により虚構がさらに再強化されるような状況下で出現する。困難，涙，嘆き，悲哀がある程度優勢になると病気は勢いを減じるが，そうならないと，自殺が周囲の人への復讐の行為であると同時に絶望の状況を脱出するための唯一の解決法となってしまう。

　ほかの精神病も，このモデルの上に理解されうる。パラノイアは共同体感情を欠き，自分の人生に不満足な主体の代償である。統合失調症は極端な落胆の表現であり，生きることに恐怖をもち生きることの大いなる課題へ立ち向かわなければならない人たちの表現として理解された。

　アドラーが犯罪行為に特別に興味をもったのは直接的な（臨床）経験があったからである。すなわち，すべて受け入れられることで甘やかされることに慣れた幼児であれ，また逆に見捨てられた幼児であれ，欠点に苦しんでいた幼児であったにせよ，犯罪者は過大な優越性への欲求をもっている，とした。

　アドラーは，教育や予防のようなほかの領域にも興味をもっていた。

　この理論では，過度に単純化すると，無意識には非常にわずかな重要性の場しかない。神経症者では，所有していないだけに入手することがますます困難となっている虚構の行き先が《あたかも》あるかのような，その

ようなことが生じているのである。人間は，優越性への熱望と共同体感情との間に自らを見出すのである。社会次元に置かれた強調によってアドラーは，文化主議（ホーナイ K. Horney，サリバン H. Sullivan）的傾向の先駆者，グループ内における相互関係の研究によって社会心理学の先駆者，ある種の社会精神衛生学の先駆者，と見なされうる。アドラーには直接的継承者はいない。おそらく彼自身《アベル症候群，つまり潜在的な犠牲者の症候群》を患っていたのかもしれない。そこでは優越であることが羨望を助長する危険があり，（潜在的犠牲者は）自らを（羨望から）守ろうとも思いつかないし，そして守るすべを知らないのである。

b カール・グスタフ・ユング

カール・グスタフ・ユング（Carl Gustav Jung）（1875-1961年）はアドラーと同様に，1907〜1914年までフロイトの精神分析運動に関与し，その運動に評判と豊かさをもたらした。その後，ユングは自分固有の概念である《分析心理学》を発展させた。彼は精神病理学の創設者のひとりと考えられる[18]。

スイスの牧師の息子であり早熟な才脳をもっていたユングは，人類学とエジプト学といくつかの自然科学を修めたあとに精神医学を専門とした。1900年からブルクヘルツリーで，ブロイラーの指導のもとで仕事をした。彼の最初の著作である『オカルト現象の心理学と病理学（*Zur Psychologie und Pathologie sogenannter okkulter Phänomene*）』の中でフロイトとブロイアーを参照しているが，すでに霊魂の再生や来世の人格の問題に興味を示すという方向性が示されている。1906年，ゴールトン（Galton）の言語連想テストの最初の経験から，『言語連想の研究，実験的精神病理学への貢献（*Etudes sur l'association verbale. Contribution à la psychopathologie expérimentale*）』を出版する。連想テストの中では，言葉は強い感情的負荷をもっているのであり，ある観念への強い情動の結合がコンプレックス

---

[18] 78-79ページを参照。

である。コンプレックスという用語はのちにフロイトによって取り上げられる。言語の連想テストにより，感情的負荷を突き止めることが可能となったのである。

　ユングは，フロイトが経験していなかった精神病の重い病理の経験があった。ブロイラーと仕事をしながら，早発痴呆は常に早発性ではなく，そして常にデマンス（痴呆）になるとは限らないと指摘し，早発痴呆の概念を批判する。彼は生物学的な基盤を保持しながら，自分が知った精神分析の理論を適用しつつ，早発痴呆に接近しようと試みた（『早発痴呆の心理学（*Über die Psychologie der Dementia praecox : Ein Versuch*)』1907 年）。つまり，心理学的コンプレックスが中枢機能を冒すような精神毒素を産み出し，ジャネがいうように心理的緊張が下げられる，というのである。ユングは，フロイトが不可能と判断した精神病の分析的治療の検討を企てた。同じ年，ルートヴィヒ・ビンスワンガーとともに，ウィーンのフロイトに会いにいく。この出会いは，精神分析運動にとってとても重要なものだった。というのは，精神分析学はユダヤ社会の中という孤立を脱したばかりではなく，全ヨーロッパの交流の中心であるスイスを手始めとして世界的な聴衆への通路を得たからである[19]。精神分析学が，真に精神医学の領域の中に入り得たのであった。ビンスワンガーが伝えるように，この重要な出会いは最初から，ユングに王位を奪われることを恐れるフロイトの中にアンビバレンツを引き起こした。

　1908 年，ユングは精神病についての研究（『精神病の内容（*Der Inhalt der Psychose*)』）を続けながら，ブロイラーが精神分裂病（統合失調症）群を定義したすぐあとに，妄想観念とは新しい世界像を創出するための努力の表現である，という仮説を表明した。精神分析とその組織化（チューリッヒの精神分析学会，ザルツブルグの国際会議，定期刊行である「精神分析と精神病理学研究年報」の創刊，フロイトとともにアメリカへの旅行，国際精神分析学会の会長など）に徐々に没頭していった。その上で，大学での

---

19) フロイト自身にとっても同様である。xi ページと 88 ページのブロイラーを参照。

教育職にとどまりながら，ブルクヘルツリーの医長（Oberarzt）を辞職した。ユングは，精神分析の領域を，神話，伝説，寓話，文学，そして詩的創作へと広げる計画をもっていた。その計画は，彼が医学以外にもっていた多くの興味に対応しており，幾度となく普遍的シンボルの出現をあらわにしたブルクヘルツリーでの症例の観察に支えられていた。彼は，分析を受け持った患者の夢と幻想を解釈するために，神話の知識を利用するようになる。つまり夢と神話の病理は綿密に結びついていたのである。同様に《幻想的蒼古的神話の思考と，幼児の思考の間には，類似性がある》（『リビドーの変容と象徴（Wandlung und Symbole der Libido)』）のであった。フロイトはこの道を奨励したが，しかし深い対立が存在しており，増大していくこととなる。

　相違は二つの本質的な点，つまりリビドーとエディプス・コンプレックスにあった。ユングはフロイトにはなかった精神病治療体験をもっており，精神病性に無関心となることは性的な無関心以上に重大なこととし，リビドーのより広い意義を提議したのである。原始人の性的リビドーは時間の経過とともに脱性愛化され，非性愛的な心的生命が，現実には象徴でしかない原初的な性的イメージを出現させている。リビドーは心的関心に相応し，生命の過程で顕現する心的エネルギーに相応する。真の幼児性愛というものはなく，性的本能は潜伏期において現れる。リビドーの自然な発展は，過去の葛藤を再活性化しうるような障害によって閉ざされるのである。ユングは，少年あるいは少女の母親へのある種の愛着を認めたが，そこに，性的な傾向よりも保護者のイメージへの愛着を見たのである。少年少女は無意識に，家族の態度に一致させ，少年は父に，さらに祖先に同一化するが，フロイトがエディプス・コンプレックスと呼ぶものは存在しない。神経症を理解するためには，現実の困難の中をよりよく調べるがよい，としたのであった。

　ユングは1913年にフロイトから最終的に別れることとなるものの，彼らはお互いに影響し合っていた。神話への関心が，フロイトを『トーテム

とタブー』という著作へと導いた。フロイトは，原始人の心理学と，幼児と神経症者の心理学に類似性を見たものの，ユングがいうような連続性は認めなかった。ユングは，おそらくフロイトにシュレーバー（Schreber）症例の研究を思いつかせ，とりわけナルシシズムに関する概念の修正を余儀なくさせた。フロイトは，精神病者に対するユングの観察の明りによって，性的本能と自我の本能を対立させることなく，対象リビドーと自己愛的リビドーの区別へと導かれる。同様にフロイトは，より後期には，リビドーを生への欲動へと広げなければならなくなる。フロイトは，将来分析者となる者の教育分析についての概念も，ユングに負っている[20]。

　フロイトとの離別ののち，ユングは彼独自の仕事である分析心理学を始めた。非常に重要で（200以上の著書と論文），複雑で（アドラーの仕事とは対象的に），広大な教養を証明している多様な参考文献に満ちた研究であった。彼の研究は自己分析をよりどころとしており，その際自分の夢を描き出し，想像力の赴くまま夢を引き伸ばすよう自らに課していた。1913〜1919年の個人的な仕事は，ある種の孤立の中で試みられ，一つの創造に到達している。続いてユングは，最終的にチューリッヒ近郊に定着するのだが，原始文明やアリゾナインディアン，アフリカ東部やエジプト，スーダンやサハラのアフリカ部族の研究のために，しばしば旅行した。そしてチューリッヒとバレでの教授職を得ることとなる。国際的な聴衆により，彼はインドからも招かれた。ところで，ユングの創出した分析心理学とはどのようなものであろうか。ユング自身が教条主義を排除するため簡単な解説を決してしないので，系統化することはいっそう困難である。彼は常に心的現象（psychisme）の複雑さを心に抱いていたのである。

　ユングは，心理学的類型の研究から始めている（1921年）。二つの根本的態勢，すなわち外向性と内向性を対立させた。この二つの態勢は，以前すでにヒステリー者と統合失調症者の構えを対立させ素描されていた。外向性の人は動機を外的世界から引き出し，一方内向性の人は内的および主

---

20) フェレンツィーにも同様に負っている。

観的な要因の中に動機を見出す。これらの態勢は相補的であり，中間が存在する。ユングはこのシステムに，思考および感情の合理的機能と，感覚および直感の非合理的機能，という対立したペアに分けられた四つの基本的機能を付け加えた。思考の合理的機能は，それが何であるかを明らかにすることである。感情の合理的機能は，自我にとっての事物の重要性と価値を教えている。感覚の非合理的機能は事物が何であるかを知らせ，現実機能と突き合わせるのである。直感の非合理的機能は，事物がどこから生じどこへ向かい，そして事物がいかなるものへと定められるかを粗描する。かくして心理学的に八つのタイプを決定することが可能である。外向的思考者（le penseur extraverti）は，自分の人生を定められた規則にしたがって動かす。外向的感情者（le sentimental extraverti）は，教えられた価値に満足し，慣習を尊重する。外向的感覚者（le sentitif extraverti）は，快楽を愛し，社会的で，容易に人と環境に適応する。外向的直感者（l'intuitif extraverti）は，洞察力があり，新しい可能性を見抜く。内向的思考者（le penseur introverti）は，実践の欲望感覚に欠けており，事物の真意に至ろうとするが，自らの不安によって阻まれる。内向的感情者（le sentimental introverti）は，静かで過剰に敏感で，理解するのが困難である。内向的感覚者（le sentitif introverti）は，よく物思いにふける。内向的直感者（l'intuitif introverti）は，自分の思考の内的発展に大きな重要性を与える。子供の間に四つの基礎的機能のうちの一つが発展し，少しずつ精神生活の方向づけの道具となる。一方，反対の機能は無意識の中に遠ざけられる。しかし性質がどんなものであれ，意識的なものは，欲動つまり記憶の乱入の影響を受け，投射により乱されているが，ある機能が不足したり増大することにより神経症的態勢が導かれるのである。治療の目的は，無意識の解放と現実への統合を助けながら，心的機能の一つの主人である意識を強固にすることである。

　ユングの著作の中では，心的機能は複雑な一つの全体として出現している。フロイトが著作の最初の部分で考えたような無意識は幼児のリビドー

体験の抑圧に相当していたが、この概念はユングにより拡大される。さまざまな個人においても同一の集合的無意識が個人の中のより深い層に存在しているのである。意識は、種の発達の中では後期に出現した現象であり、原初的無意識からゆっくりと現れてきている。治療中に、現実の記憶には相応せずより神話に近いイメージが現れる。集合的無意識は、《何百万年以来祖先の全経験により構成された蓄積であり、先史の出来事の反復であり、各々の世紀においてごくわずかな変化と相違をそこに加えている》。個人的無意識と集合的無意識の区別によって、哲学的および神秘主義的思弁を超えた一つの精神病理学的結論が得られる。すなわち個々人の問題が神経症では勝っており、集合的無意識が統合失調症では優勢であるという。精神病者の意識的自我は集合的無意識に侵略されているのであり、それは自我が弱かったり、あるいは無意識が特別な力をもっているからである。このような無意識の理解により、精神病者をより理解することが可能となったのであろう。

　無意識はイメージにより表現することが可能となる。イマーゴ (imago) は、事物により育まれた客観的心理学的表象であると同時に、無意識的要素をまさに表現している主観的な心理学的表象でもある。イマーゴは知覚の枠組みを越えて、その無意識的概念を包含するに至る。例えば母のイマーゴ、父のイマーゴのように。《元型》は、個人的経験を越えて、集合的無意識の次元へと立ち戻ってくるものもある。《われわれが《本能》と呼ぶものは、感覚により知覚された一つの生理学的欲動である。しかし、この本能はまた空想により現れ、しばしばその存在はもっぱら象徴的イメージにより表される。私が元型と呼ぶものが、この現れである。元型の起源は知られていない。元型はいつの時代にも、世界のいたるところに再び現れており、世代への伝達によっても移住による交差した受胎によってもその存在が説明できないところにも現れる》(『無意識の探求に関するエッセイ (*Essai d'exploration de l'inconscient*)』)。元型は集合的イメージであり、多数の個人に共通する集合的無意識がその内容である。元型の中でもアニマ

(*anima*) とアニムス (*animus*) は最も重要である。アニマは男性の中の女性らしさを構成し，母親のイメージ，女性の理想，どの男性にもわかるような霊魂 (âme) の理想を凝縮している。系統的に見ると，アニムスは父親，男性，精神 (esprit) の理想を表している一つの象徴である。男性の心の中でとらえられる霊魂 (âme) とは，一種の母親的な存在であり感情的なものである。女性の心の中の精神 (esprit) は，男性的・知性的性格を表しているのである。ほかの神話的元型も存在している。例えば老賢者の元型や太母の元型もある。

　自我のレベルでは，ペルソナ (*persona*) は社会化された個人の仮面であり，個人と社会の間での妥協である。それは人が演じる役柄のことである。反対に《影》は，個人の無意識的内容である。この二重性については，われわれ自身がこれを拒む種類のものである。《自己》の実現に達するためには，この側面を認める必要がある。自己の次元は自我の次元を超えており，一つの統一，自己生成が重要である。それぞれの個人は個体化の過程の間に，意識と無意識なるものとの直面化（せめぎ合い *Auseinandersetzüng*）の中で無意識的なものを統合しつつ，合成運動の中で多様性から統一性へと移行する。自己の目的，つまり自己の実現とは，全人格を統合することなのである。《自己は単に中心であるだけでなく，意識と無意識を包含する外延でもある。それ（自己）は，自我が意識の中心であるように，この全体の中心なのである》(『心理学と錬金術 (*Psychologie und Alchemie*)』)。しかしユングが参照した道教の陰と陽のように，対立するものを対置させる単純な心理学的二元論が重要なのではなかった。

　自己自身の実現についてのこの概念は，ある種の知に到達しつつ，フロイトの治療よりはあまり体系化されていない分析的治療として，例えば活発な想像やデッサンや絵を用いることによって，ある種の意義をもたらした。教育における分析や老齢者への適用は，非常に早期から行われた。ユングは，言葉の連想によってのみならず，ロールシャッハがブルクヘルツリーで仕事していたことから，投影テストの創作にも直接的影響を与えて

いる。外向性と内向性の対立した類型学は，性格の記述において繰り返されている。とくに精神病は，精神病理学的に理解できない正常から遠い領域のようにはもはや現前しなくなっている。

3 フロイトから非常に早くに別れ，理論のある側面だけを守り続けた弟子たち

1902年以来，特別教授に任命されたばかりのフロイトの周囲に，精神分析に興味をもつ人たちが集まった。水曜日のこの集まりの中に，アドラー，カハーネ（Kahane），ライトレル（Reitler），シュテーケル（Stekel）(1868-1940年) らがいた。シュケーテルは同僚からはあまり重要視されてはいなかったが，名を残している。彼は精神分析の最初の雑誌の一つである『精神分析のための中央雑誌 (*Zetnralblatt für Psychoanalyse*)』の編集者であったが，その雑誌はシュテーケルがフロイトと別れたときにすぐ出版が中止された。実際，ヴィルヘルム・シュテーケルはフロイトの見解を追ったあと，神経症の結び目は意識であると考えるようになった。《私は無意識を信じない。私は始めそれを信じたが30年の経験ののち，抑圧されたすべての思考は前意識であり，病者は真実を見ることを恐れている，と》[21]。彼のこのとらえ方は，サルトル（J.-P. Sartre）により，例として引用されるに値することとなる。

最初のグループは，アドラー，シュテーケル，ついでユングがすぐに離脱したことに影響を受けた。新しい会は，ジョーンズ，アブラハム，マックス・アイティンゴン（Max Eitingon），サックス（H. Sachs），フェレンツィー，ランクらで構成された。

a オットー・ランク

オットー・ランク（Otto Rank）(1884-1939年) は最初，フロイトと強く

---

21) J. F. Müller : *Histoire de la psychologie*（心理学の歴史）. t.2, p.552, Paris, Payot, 1976. より引用

結びついていた。当時ランクは機械工場で働かなければならなかったが，フロイトが財政的に支えてくれたので博士論文を通すことができた。ランクは孤独の感情に苦しんでいたが，感情的に支えられ，それを創造によって埋め合わすことをめざした。彼の最初の論文である「芸術家（*Der Künster*）」とそれに続く「英雄誕生の神話（*Le Mythe de la naissance du héros*）」は，象徴と夢に関する精神分析的観念を発展させている。ランクは，とりわけ 1924 年の著作である『出産外傷とその精神分析学への意義（*Das Trauma der Geburt und seine Bedeutung für die Psychoanalyse*）』で有名である。この外傷の概念は大いに成功をおさめる。新生児の生理学的反応は大量の感覚刺激に引き続いて生じ，このときの反応が不安反応の原型を形成する。個々人はその後，子宮内の至福を取り戻そうと努める。エディプス・コンプレックスは，性器に関する恐怖を取り除こうと努めながら，性器に侵入したいという欲望の助けにより，出産時の外傷を乗り越えるという試みである，という意味に再解釈された。病理的状態は，この性器に関する恐怖と母親の腹部に戻ろうとする欲望から生じるという。単純すぎて父親の役割を排除しているとされたこの概念は結局批判にさらされ，1929 年，ランクは 1906 年より参加していた精神分析運動から離れることとなる。

b　ヴィルヘルム・ライヒ

　ヴィルヘルム・ライヒ（Wilhelm Reich）(1897-1957 年) は，そもそも精神分析運動においてはオットー・ランクほどには重要ではない門弟であった。しかし今日では，ライヒ派と自称する大きな流れの先駆者と見なされている。1920 年に若くして精神分析学会に加入したとき，彼はまだ学生であった。彼はその会を 1934 年に除名されることとなる。しかし，彼は当初からフロイトの理論の中で起こった変化を受け入れていなかった。ライヒは，初期の発達，とくに幼児の性愛性とそのときに起こりうる抑圧の重要性に忠実であったのであり，新しい概念（不安の信号，死の欲

動）には賛同しなかった。ライヒの概念は，彼の政治的信念と強く結びついていた。1923年に共産党に加入し，1932年に除名される。性愛性とその抑圧の重要性は，彼にとっては大衆の性的悲惨さに結びついていた。1927年，彼は最初の大著である『オルガスムの機能（*Die Funktion des Orgasmus*）』を発刊し，1929年に家族についての社会学的試論である《性的成熟，禁欲，夫婦の倫理（*Geschlechtsreife, Enthaltsamkeit, Ehemoral*）》（それは「人間の社会学的変革のために」というサブタイトルをもつ『性革命（*The Sexual Revolution*）／文化の闘争における性愛性（*Die Sexualität im Kulturkampf*）』（1936年）の中に再収録されることになる）を発表する。彼は《弁証法的唯物論と精神分析》という論文の中でフロイトとマルクスを両立することを試みたが，そのことによってフロイト-マルクス主義者呼ばわりされただけであった。これらの意見には社会的活動が伴っていた。ライヒは，1928年に性的情報とセクソロジーのための社会主義協会を創立し，この協会は民衆地域の中にコンサルテーションセンターをつくった。1930年，共産党の支持で，性的プロレタリアの政治のためのドイツ協会（略称，セクソポール Sexpol）をベルリンに設立し，『若者の性的闘争（*Der Sexuelle Kampf der Jugend*）』を発刊した。たとえフロイトが，ライヒの社会行動の正当性を認めていたとしても，フロイトはそれらを精神分析者の仕事と認めないし，また精神分析とはなんら関係ないと考えていた。結局ライヒは精神分析サークルから除名される。共産党との関係も同じく緊張を伴うものになった。『ファシズムの大衆心理（*Massenpsychologie des Faschismus*）』という本は党により断罪された。ライヒは，ドイツ労働者階級はヒトラーの到来とともに挫折したと確信していたが，一方党は，それは非常に小さな権力しか握っていない資本主義の気まぐれと考えていた。『階級意識とは何か？（*Was ist Klassenbewußtsein?*）』が1933年に新たに発刊されたときライヒはデンマークへ移住しており，その本はトロツキスト的プロジェクトへの批判により構成されていた。彼は，共産主義者たちが民衆的・基礎的なものとの接触と革命の意味をまっ

たく失っているので，共産主義者はセクソポル運動のような生命的基礎問題を政治化すべきである，と考えていた。彼は党を除名され，スウェーデンについでアメリカに移住し，そこでオルゴン（Orgone）協会を設立する。現実の迫害も受けていたが，彼は迫害的・被影響的要素をもつパラノイド妄想症を発病した。彼は，試験管の中にリビドーを見つけ，エネルギー，オルゴン（Orgone），バイオン（bion 小胞）を集めることができると考えた。オルガスムの途中でこのエネルギーを分離するための実験を行い，このことにより（収監され），ペンシルバニアのレビスブルグの刑務所で死ぬこととなる。

　ライヒの波乱に富んだ歴史，除籍，人生の末路によって，彼の著作の信用性に疑問が投げかけられ，相対的に，彼は最近まで世間から無視されていた。精神病理学に関しては，多くの視点を取り上げなければならない。彼は，性的抑圧における社会的機能の重要性を強調した。性的リビドーは，量的な精神経済の中で一つの役割を担っている。家族は，イデオロギーとりわけ権威的なものの再生産の場であり，服従の訓練の場であり，神経症の心的機制を制度化したものである。とくに重要なことは，神経症の予防についてである。家族が政治的役割を担っているので，性的束縛の廃止が革命的な意味をもつ。したがって精神分析は，社会的な文脈から孤立させることはできない，ということであった。

　この概念を基礎として，彼は性格学を発展させ，ヒステリー性格，強迫性格，自己愛的男根性格，マゾヒズム的性格について記述する。治療の途中，抵抗（訳者注　精神分析の治療過程の抵抗のこと）が特殊な筋肉の緊張を通して表現される。抵抗は前性器的な源から生じ，本物の性格の鎧（よろい），つまり筋肉の鎧を形成し，それが神経症者に見出される。一方，性器的で正常な主体は，われわれの社会の中で性愛性の実践に束縛がたとえ存在しているとしても，非常に均整のとれたリビドー経済を有している。（筋肉の）緊張は自我を守るための自我の適応の試みであるが，しかし緊張により孤立し，行動の硬直が引き起こされる危険がある，というのである。

のちに，（筋肉の）緊張のこの概念は身体的治療法を開花させることになる。アメリカのライヒの弟子であるローウェン（Lowen）は，こうして，さまざまな姿勢により身体的緊張を解除することを基礎とする，生体エネルギーによる治療技法に焦点を当てることとなる。環境的な変数が考慮され，各々の治療法がいろいろな側面を強調したため，多様な技法が出現することとなる。この運動は共同体的・社会的なパースペクティブの中でしばしば発展し，そこにはライヒのこの問題に対する考え方が取り入れられている。

4 フロイト理論にしたがいつつも，それを補完した精神分析者たち

多く精神分析者たちが，精神分析運動の発展とフロイトにより提案された理論的要点の掘り下げに貢献する。アメリカおよびイギリスの精神分析の発展に参画し，『フロイトの人生と著作（*Sigmund Freud : Life and Work*）』で知られるジョーンズ（E. Jones）（1879-1958年）をその例として引用することができる。最初の分析者の中には，フロイトの運動の中にとどまりつつも，精神病理学をより深く理解するために独創的な貢献をした者もいる。

a カール・アブラハム

カール・アブラハム（Karl Abraham）（1877-1925年）はブルクヘルツリーでブロイラーの指導のもとでユングとともに働いていたために，精神病への興味をかきたてられていた。とりわけ性格の形成の中で，口唇的なあるいは肛門的な，前性器的固着の重要性を指摘した。彼はこれらの段階を詳しく明確化しており，ヘレーネ・ドイチュ（Helene Deutsch）やメラニー・クライン（Melanie Klein）などのアブラハムによって分析された者たちによってこれらの段階は繰り返して取り上げられることとなる。アメンホテプ（Amenhotep）4世についての随筆は，フロイトのモーセについての執筆よりさかのぼり，ユングやのちの文化主義学派の研究に先行し

ており、そこには夢や神話についての神話学研究に対する彼の興味が示されている。

b シャーンドル・フェレンツィー

ハンガリー人であるシャーンドル・フェレンツィー（Sándor Ferenczi）(1873-1933年) は、盲従者というわけではなかったが、フロイトとは密接な友好関係を保っていた。彼は、より理論的なフロイトとは異なり、精神分析の実践家と考えられる。考察の一部分は実際、治療的な問題に捧げられている。彼はまず最初に分析者に向かうリビドーの濃縮が可能となるように、禁止を行うような積極的方法を提案したが、のちには逆に弛緩や寛容性に役立つ手法へと移っていった。実際、フェレンツィーはとりわけ、各々の症例に治療法を適応させる必要性を強調した。彼にとって治療とは、何よりも前に情緒的な経験である。彼は、知的な経験よりも転移における再演にアクセントを置いた。この側面は、とくに心身症に対する興味で知られているアレキサンダー（F. Alexander）によって展開されることとなる。バリント、ハーマン、クラインがフェレンツィーの分析を受けていることも忘れることはできない。

彼はまた理論的な側面に関しても独創性を示している。オットー・ランクと関連して同じ批判の対象となるであろうが、フェレンツィーは父親の重要性を無視していた。彼は最初の著作以来、性器性が達成されるにはその条件として欲動エネルギーが融合されなければならない、と考えていた。早漏のような症状は、錯綜する欲動の消去の結果である（『早漏の射程 (De la portée de l'éjaculation précoce)』）。性愛性に関する最も広い彼の見解は、『*Thalassa*（訳者注 「タラッサ」ギリシャ語で海を意味する），性器性理論についての試論（*"Versuch einer Genitaltheorie"/ Thalassa, essai sur la théorie de la génitalité*）』の中で展開している。つまり汎象徴的な見方の中では、本能的性愛性と種の発達の間に系統発生的類似があるという。海の中つまり生命のゆりかごの中に原初的状態を取り戻したい、という生体の系統発生的

欲望が存在している。性愛的な活動とは、種が原初以来見捨てた海へ回帰しようとする欲望として、子宮への回帰、つまり母の中に住まうことを回復することと象徴的には等価である、というのである。

フェレンツィーはまた、最も原初的な状態以来の、現実への適応に必須な自我の発達について研究した（『現実感覚の発達の諸段階（*Entwicklungsstufen des Wirklichkeitssinnes*)』1913年）。魔術的・幻覚的全能感の段階、魔術的身振りによる全能感の段階、魔術的思考と言語の段階、という連続した段階を記述している。

自我の機制の中で、取り込みの機制をフェレンツィーは1912年より明らかにするが、これはメラニー・クラインによって精神病理学上の大きな成功を得ることとなる。パラノイア患者と対照的に、神経症者は転移をつくり上げる性質があり、《パラノイア患者は不快となった情動を外部に投影するが、神経症者は外部世界のできるだけ大きい部分を自分の関心領域に内包しようと努めるために、意識的あるいは無意識的幻想の対象を形成することとなる。投影と反対のこの過程を「取り込み」と名づけることを提案する》。

フェレンツィーは1933年、悪性貧血で亡くなるが、のちの一連の問いかけの先駆者と考えられている。外傷の役割とヒステリー患者における父親の誘惑について興味をもったあとに、病理の生成の中で母親／幼児の原初的な関係の役割の問題を追及することが重要となっていった。フェレンツィーはタラッサ（海）により、母親の役割をいかに位置づけうるかという問いを設定していた。

フェレンツィーの弟子で最もよく知られているのはイムレ・ハーマン（Imre Hermann）とマイケル・バリント（Michael Balint）（1896-1970年）であり、前者は「しがみつき」の本能により、後者は「一次愛」と「基底欠損」により、母親−子供関係の重要性を実際に認めることとなる。ハンガリーの心理学教授であったイムレ・ハーマンは、実験心理学理論に精神分析理論を接近させた。こうして彼は、乳幼児の研究では母親との生物学

的・社会的関係を切り離すことはできない，と考えた最初のひとりとなった。生物学的な面で満たされなくなるので，原初的本能的要求，つまりしがみつきが存在することとなり，そこから対象との関係が構築されることとなる。この側面はのちに，ハーロー (Harlow)，ラルビック゠グドール (Larwick-Goodall)，ローレンツ (Lorenz) などの動物行動学者によって重要であると考えられるようになった，といわれる。ハーマン自身は霊長類の研究に没頭していた。母親－子供の関係の現れの一つに《二重思考》の存在があり，それは乳幼児の思考の特徴であるとともに，とりわけ強迫的および分裂気質の思考の中に見られる一種の論理的操作の特徴でもある。境界の消失によって，同一視の原始的な形が，魔術的思考法の中に，あるいは集団の中に出現するのである。彼は，共同研究者であるフォナギー (Fonagy) とともに知覚の質的な側面，とりわけ音について研究し，例えば数学者で分裂病（統合失調症）者であったヤーノシュ・ボーヤイ (János Bolyai) の思考と創造者の思考を比較しながら，正常あるいは病理的精神機能の関係の中で考えられる言語および論理の問題を研究したのである。

　マイケル・バリントは，ハンガリーで仕事をしたのち，第二次世界大戦の直前にイギリスに移住した。彼は，退行の過程，つまり治療における退行の重要性，病理における退行の位置づけについて興味をもつ。また，《一次愛》つまり相互浸透を伴う調和した原初的関係を記述した。あらゆる自己愛は必然的に二次的なものであり，常に前エディプス的なものである。そして病理の根源となる《基本的欠損》を記述したのである。マイケル・バリントは，「バリントグループ」と呼ばれるグループにおいて，医者－患者関係に基づく医者の育成活動によって知られている。

5　フロイトの思索の後継者たち

　精神分析は，それまでは主として成人神経症の精神病理と治療のアプローチにとどまっていたが，精神病および子供の領域への広がりを見せる

ようになる。

a アンナ・フロイト

フロイトの最後の子供であるアンナ・フロイト（Anna Freud）は 1895 年に生まれ，精神分析家として 1922 年に精神分析協会の一員となる。1938 年，父親についてロンドンへ行き，戦争の間，ドロシー・バーリンガム（Dorothy Burlingham）とともにハムステッド（Hampstead）戦争孤児院を指導し，ついで子供の治療のための診療所を運営した。父フロイトは，両親を介しての小さなハンスの分析のように，あるいは大人の中に子供の神経症の痕跡を見出すというように，子供に対しては間接的にしか興味をもたなかったが，父が示し続けた道を彼女は深めていった。彼女の著作『自我と防衛機制（Das Ich und die Abwehrmechanism）』『子供の正常と病理（Normality and Pathology in Childhood）』『子供の精神分析的治療（The psycho-analytical treatment of children）』など最もよく知られたものを引用するとしても，精神分析が子供の神経症にも適用しうることが示されている。子供の治療は，陽性転移の相が治療の導入に必要であるかぎりにおいて，教育的次元が必要となる。というのは，子供に治療の動機があることはほとんどなく，愛の対象である両親と子供の関係が保持され続けているからであり，このことによって両親と分析者の間で絶えざる相互作用が引き起こされるためである。晩年の父フロイトと同様に，彼女は自我とその防衛に，そしてよりオリジナルな方法で，子供の成熟と発達に重要性を与えた。アンナ・フロイトはまた，力動的・遺伝的・経済的・構造的および適応についての資料を考慮に入れた子供の評価を提案している。発達概念は，自我と超自我と同様に欲動の領域においても中心的なものであり，それら（自我，超自我，欲動）は発達の領域や方向にしたがって変化を被りやすい総体として考えられた。臨床家はこの力動的な総体の中に，見込まれる（治療的）介入の目印を設定するために重要となる退行的・進行的な傾向を見出さなければならない。力動的診断の要素をすべて集めな

がら，アンナは子供におけるさまざまなカテゴリーを区別した。それらが，正常の変異，一過性に発達の変遷に関連して観察される症候，症状の根源には恒常的な欲動の退行があり人格の発達が衰弱しているもの（神経症あるいは行動の障害のタイプ），欲動および自我-超自我システムの退行（精神病あるいは人格障害のタイプ）破壊的特徴をもち正常世界の組織化を停止させる持続的なプロセス（欠損型あるいは道具障害のタイプ），発達の崩壊を導くプロセス（デマンス（痴呆）タイプ），である。彼女はまた，児童精神医学の診断を確立する中で，時間の次元を導入した。のちにOMS（WHO）の精神医学者たちは，正常からの偏倚，反応性の障害，発達の特別な障害，神経症，精神病，人格の障害などとさまざまなバリエーションを区別したアンナの診断に直接的に着想を得た，診断指針のカテゴリーを樹立することとなる。彼女は，正常と病理の間の乗り越えがたい境界を設定することなく，児童のエネルギー経済の中の葛藤のさまざまなタイプを見つけ出そうとする。つまりある症状は正常な発展の一部となりうるし，あるいはまた固着した病理の組織化をあらわしうるものでもある。症状は，力動的・心的経済および発生的見方の中で位置づけられることが重要であった。

b　メラニー・クライン

　メラニー・クライン（Melanie Klein）（1882-1960年）は，フロイトの人生の終わりの塾考の過程でなされた理論，とくに生の欲動と死の欲動という欲動の二重性の仮説を取り上げた。このことにより，精神分析的思索の系列の中で，フロイト以降で最も豊かで実の多い独創的な著作からなる進展を成し遂げた。心理学と医学をまったく学んでいなかったにもかかわらず（法律と歴史の研究をしていた），メラニー・クラインは，児童，精神病，犯罪者の行動，知的欠損など，それまでは理解されていなかった領域について新しい理解を可能とする。児童心理の早期の発展に関する彼女の見方は激しく論争されたが，現代の観察と実験の中で確証が得られつつある。

メラニー・クラインは，乳幼児の治療経験から，またフロイトの理論と彼女自身についての分析（フェレンツィーとアブラハムによる分析）の結果から，彼女の理論を徐々に練り上げていった。ブタペストついでベルリンでの仕事を始めたあと，とりわけ 1926 年からのロンドンで，彼女の業績は大変な広がりを見せることとなる。

フェレンツィーの奨めによって分析の仕事を始めるや否や，1920 年と 1921 年の最初の論文に示されるように，幼少の児童とその発達に興味をもった。彼女は児童の知的能力を妨げるすべての問題を強調し，教育的目的として，性的好奇心の抑圧と結びついた抑制を取り除いて知的活動が可能となるようにし，人格の開花に到達することが重要である，とした。幻想を示唆する連想材料として，（児童の）活動と行動のすべての関連を考えるという条件において，早期児童の分析は可能である。つまり治療により空想的自由が取り戻され，非常に早期に起こり得た障害を取り除くことが可能となる。このために，クラインは，ヘルミーネ・フォン・フーク＝ヘルムート（Hermine von Hug-Hellmuth）に続いて彼女が見出したプレイセラピーを利用した。遊びは，非常に早期の児童に対して用いられる単なる方法ではなくて，陰性転移を含めて転移の根底にある幻想を理解し解釈することを可能にする連想の言葉である。クラインは，アンナ・フロイトと対立し，少なくとも子供の人生のある時期，悪い対象の取り込みによって理解されうるような転移状況，つまり陰性転移状況の機会を仮定していた。最も早期の不安状況は悪い母親によって脅かされているという幻想状況に帰着するとしたのである。

非常に早くより，クラインは，アブラハムが精神分裂病（統合失調症）患者と躁うつ病患者においてその重要性を強調していたような，早期の発達段階に興味をもつ。ロンドンで精神病の児童の治療をしている中で，彼女は次第にアブラハムに準拠していった。遊びは離乳以来の前性器的欲動から組織される早期エディプス・コンプレックスの存在を示していた。つまりエディプス・コンプレックスは口唇サディズム期および肛門サディズ

ム期には生じており，その時期の対象関係は良い対象と悪い対象の分裂を導くサディズムと両価性によって特徴づけられるのである。自我理想と超自我は，この分裂によって形づくられていく。口唇サディズムが分裂を引き起こし，外的および内的な悪い部分は同時にサディズムの対象となり，同様に良い部分は熱望の対象となっている。肛門葛藤はそのサディズムを呼び起こし，児童は，母親と，とくにその内なる部分となっている父親のペニスを所持することを欲望する。乳房の一部は理想化されそして一方ではサディズムの対象となるのと同様に，ペニスは《良い》と《悪い》の側面に分裂される。この蒼古的幻想（そうこてきげんそう）は，対象の取り込みの様式を明らかにしている。児童のサディズムが問題としても，とりもなおさず1927年以来クラインによって強調された修復の機制が存在しており，攻撃される対象は，象徴的に等価なシステムによって修復されねばならない。すなわち蒼古的エディプス段階の罪責感によって起動されるメカニズムによって，自らの攻撃性に対して，良い対象を保つことが可能となるのである。

1934年以来，クラインの理論は抑うつポジションの記述により曲がり角を示している。遊びによる非常に幼い児童の分析によって明らかにされた早期の段階の記述が単に重要なのではない。抑うつポジションによって児童の最初の1年が発達の鍵となる時期を示している，ということが重要なのである。つまりその変化の様相によって，主体が正常，神経症，精神病へと進むことになる時期なのである。まさに人格構成の基礎となっているこの精神病の「種」は，どれほど重要なものとなるのであろうか。

抑うつポジションは躁うつ病との関係でこのように名づけられたのだが，精神分裂病（統合失調症）と関係のある妄想−分裂ポジションに引き続いて生じる。欲動の二重性と未発達の自我が存在していることにより，幼い児童はより早期に，良い対象および悪い対象の投影と取り込みという，分裂した未発達の機制を確かに利用している。児童は，良い部分対象と悪い部分対象，外部へ投影されるか取り込まれた部分対象，迫害あるいは理想化された部分対象，という分断された世界の中に生きている（例え

ば，良い乳房は与える乳房で，悪い乳房は拒絶する乳房である）。不安はそのときには迫害者となるので，このポジションは，妄想−分裂ポジションと呼ばれる。抑うつポジションにおいては，個々のその一つ一つの特性によって部分的に把握されるのではなく，対象は全体として理解される。サディズムが絶頂であるとき，攻撃性は，もはや分割されない対象，良くもあり悪くもあるもはや一つでしかない対象を破壊する危険がある。この対象に対して，そのときには両価性が存在しているのである。攻撃性により対象の喪失を導く危険が必然的にあるために，離乳のとき，主体は良い対象を守れず保持できなかったという感情をもつ。主体が対象の喪失を前にして，罪と自己非難（攻撃性は自らに由来する）を感じる抑うつに対して自らを守るために，全能と否認の表出を伴った躁的機制を用いて，対象から自らを切り離しこの状況を抑えるのである。この機制は修復を行うために必要な次元であるが，その状況はこの機制を消し去ることによって終わるものである。全能か強迫的様式によって通り過ぎたあとに，現実の体験によって，修復が穏やかな感情の中で和らいで行われることとなる。この時期，両価性による良い−悪い，愛される−嫌悪されるのイメージの再統合をしながら，徐々に分裂が現実に近づき，両価性は減少し自我が強化される。この時期が，エディプス・コンプレックスと《結合された両親》の幻想の蒼古的段階と同一時期であり，躁的ポジションに相当している。抑うつポジションの通過条件の一つは，良い対象への同一化，すなわち内的世界の保持を可能とするような良い対象の取り込みによる定着である。

簡単に理論の要点を説明すると，さまざまな病的な組織化というものは精神病的なポジションを必ず通過している児童の発達と結びつけられることとなり，精神病理学の新しい理解が可能となったということである。良い対象の分裂と取り込みの障害，すなわち現実あるいは内在化された愛の対象との同一化を維持することが不可能であると，躁うつ病へと導かれ，かくして呼び起こされた攻撃性によって良い対象は破壊される危険があるとともに，現実の葛藤が良い対象を脅し続けるのである。内在化された良

い対象への回避は精神分裂病（統合失調症）において見出され，外的な良い対象への回避は神経症において見出される。幼児神経症への進展は，全体対象が構成されたときにしか起こり得ず，この構成された時期から現実の学習が可能となり，神経症的機制が精神病的防衛機制に引き続いて生じる（例えば，否認に続く抑圧）。幼児神経症への通過は蒼古的恐怖によって始まり，次に1歳を過ぎてから強迫的傾向が現れてくる。性的リビドーが全面に現れるときには，児童は十分に統合し抑圧が可能な認知的能力を有しており，欲動をようやく禁止することとなる。分裂はもはや能力を障害せず，知的な機制への場がつくられている。

　クラインの理論は，相ついで手直しを受け，絶え間なく貢献をもたらした（同一化，投影，羨望，感謝，修復）。発達の早期段階の研究は，精神病のみならず神経症や正常な主体に対する精神病理学的理解を変革した。新生児の未発達の自我の存在，早期の対象関係の存在，そして母親への生得的な定位の存在に関して，メラニー・クラインの概念は批判され，その時代の心理学的理論と矛盾していた。ところが今では，乳児に関する研究は，早期の《能力》と他人から非常に早く区別される母親との関係に，まさにアクセントが置かれている。クラインは，内的で生得的な要因を強調し，環境と体験された経験に重要性を与えていないように見えた。ウィニコットのような彼女の後継者たちは，体験される現実により重要性を与えることとなる。

c　クライン学派

　イギリスでは多くの精神分析家たちがメラニー・クラインの理論を発展させ，精神分析の治療および理論のみならず，精神病，児童の発達，人格障害の理解に貢献している。

　ドナルド・W・ウィニコット（Donald W. Winnicott）(1896-1971年)は，プリマスの裕福な家庭生まれのイギリス人である[22]。幸福で安心感のある

---

22) D. W. Winnicott: *Revue l'Arc*. 69, 1977.

児童期を過ごしたのちに医学の勉強を始めた。小児科医であったが，ストレイチー（J. Strachey），ついでジョアン・リビエール（Joan Rivière）（クラインの弟子）らによって，精神分析にとりかかる。精神分析家として，小児科医の活動を続け，臨床により早期の母親−子供の関係の研究へと導かれ，それまで精神分析家に相対的に無視されていた母親の役割と乳児の能動的役割を明らかにする。共感をもって乳幼児と同一化した《十分に良い母親》は，《原初的母性の没頭》により，乳児に連続性の感覚を与える。この原初的関係の中で，母親はホールディング（holding）（抱っこ）とハンドリング（handling）（あやすこと）で世話をしており，そこに対象提示の様相が組み込まれている。のちに分析的治療の枠組みは，この母親−子供の関係の置きかえとなる。つまり治療においては，乳児のように依存から独立へ向かうことを主体に可能とするような相互性が見出されるホールディングをつくり出すことが必要となる。成熟の途中で，乳児は自分の同一性と差異の意識を獲得し，《自己》を確立する。現実の要求にしたがうために防衛者の役割をもつ偽りの自己を構成するが，真実の自己と偽りの自己とのあまりに大きな分裂は人格の歪み，《かのような（訳者注 as if）》人格をもたらし，病的な人格となる。外的な侵害が非常に大きく，対象関係のプロセスの中で適応が《十分に良いもの》でないとき，さらに重篤な精神病の病理が観察される。依存が十分に満足されている神経症の症例と，環境が完全に破綻している精神病症例の中間に，欠乏状態によって連続性が満足されていない症例が位置づけられ，この症例では反社会的傾向が特徴となっている。精神医学の領域は，個人の情動的な発展を考慮しながら，援助されることや依存の要求への反応と関連されて，鳥瞰された。精神科の患者は，最初の数カ月の間に，彼らの要求に応じる環境や独立し単独で存在するために進行性の能力を与えるような環境が乏しく，人格化や統合，対象関係に到達し得なかった人たちである。したがってその人格は，《解体し》《自らの身体の中に住まう能力と，自らの皮膚を限界として受け入れる能力を奪われ》，環境との関係から自らを非現実的と感

じ，環境をも非現実的と感じる。精神病では，その原因として，最高度の依存の段階での環境の失敗が考えられる。統合の過程には乳児の能力が介在しており，遺伝的要因と欠乏によって不十分な成熟過程の機会が増している。「児童精神病理」は，成人の病理に増して，《個としての児童の情動的発達と，環境と児童の内的葛藤に由来する成熟過程による相互干渉が重要である》。最も病理の深い場合と正常との間には，自己と偽りの自己に関する病理をもつ多数の《境界例》が存在している。成熟過程に与えられた重要性により，環境の破綻と自我の歪みによって性格の病理である精神病質の理解が可能となる。つまり精神病質は，反社会的傾向によって特徴づけられ，子供が喪失の事実を知覚するために準備している相対的な依存段階での環境の破綻によって引き起こされるものである。子供の侵害に対する反応の研究により，ウィニコットは発達における幻想の役割を検討し，移行対象の概念をつくり出すことへと導かれた。幻想と移行対象に助けを求める能力によって，児童は自分の精神と環境との間に接触を確立することができるようになる。同様に，治療に遊びの領域を提供することによって，外と内との間の中間空間を生み出す可能性が出現し，自己の発展と創造がなされる。人格化の重要な一側面は，精神身体の統一性を得ることである。精神と身体機能の絆の緩みは精神病を特徴づけており，心身症におけると同様に精神病にも（心身症連関の）歪みと分裂が存在している。精神の健康（健全さへの回避ではなく）とは，自我の発達の過程にしたがった成熟のことであり，間人間的関係世界の中で，つまり文化的経験の領域の中で，個人は心的現実を生きることが可能になる成熟のことである。

　ウィルフレッド・ルプレヒト・ビオン（Wilfred Ruprecht Bion）(1897-1979年) は，精神病についての経験により，小集団について，そしてとりわけ心的機能と思考について，精神分析的理論に多くの貢献をもたらした[23]。インドで生まれ，イギリスで医学の研究を始めたが，戦争で中断された。そ

---

23) L. Grinberg, D. Sor et E. Tabak de Bianchedi : *Introduction aux idées psychanalytiques de Bion*（ビオンの精神分析学的思索の紹介）. Paris, Dunod, 1976.

の戦争の最中に，例として取り上げるとすると炎上する戦車から逃げ出すというような困難で破滅的な経験をした。精神科医からついで精神分析家となったが，第二次世界大戦の最中に陸軍病院の再適応部門の部長となり，再適応の問題をグループの問題として考えながら治療的セミナーを組織した。戦争後，メラニー・クラインとともに再び精神分析を始めた。当時のビオンの仕事は，分裂病（統合失調症）的世界，とりわけ分裂病（統合失調症）的思考様式の探求であった。病理的なこれらの症例から出発して，思考の正常発達についての概念を提案している。治療グループの機能によりグループ内での標準的な力動の理解が可能となった。というのは誕生以来，個人はあるグループの一員であり，原初的対象関係における精神病的不安がまさにグループの状況の中でしばしば再活性されるのが見出されるからである。グループの中では情緒的な現象が強度で，活動はさまざまな《基底的想定》に立脚している。《依存》が想定される場合では，絶対的な様式で誰かに依存し，グループの欲求と願望を満足させることを保証しているその人によってグループはまとまっていると確信している（外的対象が安全の保証である）。《つがい》が想定される場合とは，集合的・無意識的な確信がある場合であり，その確信にしたがえば，未来のある出来事やある存在がグループの問題を解決するであろう，というものである。《闘争−逃走》が想定される場合とは，戦うべき，あるいは逃走すべき（悪い外的対象の）存在の確信がある。これらの前もっての想定が（グループの）情動の雰囲気を決定するが，その基底はグループ内の個々人の状況によって再活性化された精神病的不安に対して打ち立てられたものである。個人は，共同するという意識的水準と，基礎的な前もっての想定と関連した多少とも重大な傾向，《原子価 valence》に依存した無意識的水準でグループに参加する。その想定にしたがってグループは機能しており，依存集団ではリーダーの探求があり，つがい集団（分裂すべき集団）では嫌悪と絶望の感情から解放されるための躁的希望があり，闘争−逃走集団では贖罪の山羊の探求がある……。その原初的水準では，常に多かれ少な

かれ，ほかの機能水準が一緒に存在している。想定のすべての変更は，破局的変更のように知覚されるのである。

　精神分析治療を通して，精神病の思考を探求することによって機能の原初的水準が掘り下げられ，そこでビオンは，転移の中の最も原初的様式，すなわち分裂と投影性同一視の原初的機制，つまり思考と身体の境界に立ち戻った。投影性同一視は，母親と赤ちゃんの間の原初的・精神的コミュニケーション様式であり，そのコミュニケーションに思考の誕生が依存している。精神病者の根本的問題の一つは思考の機能であり，二次過程（訳者注　現実原則にしたがっている）が傷つけられていることである。自我は障害され，思考は行動により置きかえられ，あるいは逆に行動が思考により代えられ，精神病者は絶滅不安を伴った奇妙な対象世界の中を生きる。ビオンはフロイトとメラニー・クラインの欲動理論に，理解することの欲求を付け加えつつ，クラインのいうような妄想-分裂の統合解体と抑うつの統合にしたがっている連続する内的空間のように，心的装置を理解していた。乳幼児は最初のうちは思考の装置をもっておらず，母親の精神生活によって養われている。乳児は，自分が理解することができない感覚的・情動的経験に爆撃されており，不安を包容できる母親，《容器（コンテイナー）》となりうる母親の中に経験した不安を排除することを強いられ，できないと《破滅不安》を生きることとなる。感覚が容器（コンテイナー）を見出さない場合，暴力は身体の中へ侵入する。その排除は身体および感覚においてなされうるが，それがビオンが回折してきたβ要素とした問題である。正常の場合では，母親はその印象を，受容され穏やかで考えられる形のものに修正する。もし始めは思考がバラバラのβ要素であったとしても，赤ん坊が原初の不安を立て直した内容（コンテインド）を見出したとき，思考の機能であるα機能を利用することができ，考えることができるα要素の間にある結びつきが確立されるのである。接触の境界が形成され，意識と無意識，睡眠と覚醒，過去と未来の区別が可能となる。精神病者では，これらの区別は決して一度も確立されていない。しかしど

の人の中にも，持続的・破壊的部分，β幕，つまり一部は精神病性であり一部は非精神病性の部分が存在している。たとえビオンがグリッド，すなわちさまざまな変形を観察するための準拠枠を精緻化していたとしても，容器（コンテイナー）−内容（コンテインド）の関連の中に包含される体験された経験を強調しており，抽象的な見方を排除していたのである。

　ウィニコットとビオンは，多様な展望の中で，最初は利用したメラニー・クラインの見方から遠ざかるものの，多くの貢献をもたらした。クライン派およびポスト・クライン派のほかの多くの分析家は，クラインの発見である発達の早期の段階を参照しつつ，精神病に興味をもった。彼らは，児童が体験する原初的不安は精神病性の不安であり，これらの不安に対して闘う機制が精神病の機制（対象と自我の分裂，投影性同一視，理想化，否認，人格の一部の破壊）である，という概念を発展させる。基礎的機制の一つは，ローゼンフェルト（Rosenfeld）が研究した投影性同一視の機制である（自己のある部分を別の人間へ分割し，投影する）。ドナルド・メルツァー（Donald Meltzer）は，心的機能の解体によって特徴づけられる自閉状態と，附着性の同一化（訳者注　身体的接触により同一化を得ること）によって特徴づけられるポスト自閉（postautistique）の状態を区別した。分析の過程で，患者はさまざまな循環的な時間（分析，セッション，3カ月などと循環する時間）を通して，転移の要素のつながりや錯乱していたことの識別（地理的，および領域的識別）を経験しながら，錯乱から抑うつポジションをつくり上げる道を見出すのである。

　フランセス・タスティン（Frances Tustin）は，自閉症児の精神分析に基礎を置きつつ，母親の世話の欠如によるにせよ，正確には母親の世話を利用する能力の欠如によるにせよ（例えば，感覚の欠如），あるいは母親−子供の結びつきの非常に早期の破壊によるにせよ，それらによる精神病性抑うつを強調する。生きられた体験の不連続により，迫害不安が呼び起こされている。身体と世界の間の連続性の幻想を維持し，迫害不安を闘うために，主体は自我と非自我の相違を否認しなければならなくなり，身

体と世界の間の連続性という自閉的な幻想を与えるような生命のない対象，精神病的対象，《自閉的対象》を利用している。タスティンはいくつもの自閉の形を記述している。一次的自閉は，環境の大幅な欠落と結びついた原初的自閉状態の異常な延長である。二次的自閉は，《カプセルに入った》ないし，殻にこもった自閉であり，発達が停止する。最後に退行的二次的自閉がある。ビック（E. Bick）は自己の樹立の中で，精神の皮膚，つまり投影性同一視や取り込みの機制を維持し自己の諸部分を包んでしまう外皮の形成を記述した。対象への依存が偽の非依存によって置きかえらえることを通して組織化が障害されている場合，第二の皮膚が構成されることもある。フランスのアンジュー（D. Anzieu）は同じ意味で，自我-外皮の概念を発展させている。イギリス学派では実際，精神病と自閉症に専念していたとしても，境界性人格，シゾイド，そしてすべての人の精神病的部分に非常に興味をもつに至っていた。ウィニコットの弟子であり，繰り返される外傷をしばしば被った人の病的人格における分裂の重要性を指摘したマスード・カーン（Masud Khan）や，精神病や集団と夢の研究に関するレスニク（S. Resnik）を引用できる。

　精神分析の寄与は，われわれが引用し得た創始者や精神病理学の領域を越えており，あらゆる人間科学はさまざまな程度で精神分析学の影響を受けている。精神分析は，研究の技術，治療的方法，そして実践から生まれた理論体系を表している。この理論体系は，病理学的現象の理解に対して直接的な適応があり，ある者にとっては現在の病理学の全体を表現し得ている。この体系は，児童精神病理のような領域では少なくとも最も豊かで実りの多いアプローチの一つである。さまざまな抵抗に出会っているものの，精神分析の影響はわれわれが現在の潮流の中にそれを見るように，国と時代によってさまざまである。多くの議論により記述的・了解的・解釈的な精神病理学の多様な側面に混乱を生じさせているが，精神分析学は本質的には一つの了解的アプローチである。

C 哲学の寄与　現象学的潮流

　医学-哲学的概念に続いて，スペキュレーションでなく科学的であろうとし，器質論者の潮流におけるように器質的原因をできるかぎり事象と結びつけながら事象を客観化し説明しようとするような方法と反省を導入することにより，ピネル（Pinel）以来の精神医学，心理学が次々と個別化された。一方，哲学から直接生まれた傾向は，基礎的現象として自己の意識についてを理解しようと試みた。この現象学的潮流はドイツ哲学の着想を得て，ドイツ語圏の国の中で非常に重要なものとなる。現象学的流れは定義的にも体系化することが困難であり，そしてまた翻訳の問題からも理解することが困難である。精神病理学の創始者のひとりであるカール・ヤスパースは，たとえ彼が行った精神病理学領域への適用が記述的であると規定されるとしても，現象学的動きに直接影響されている。現象学はのちに，より実存的な見方へと展開し，このことにより多くの誤解と議論が起こる。例えば，現象学と精神分析との関係は，あるときは補足的となり，あるときは相反すると感じられる。現象学の寄与は評価することが困難であるが，現象学は生きられたものを強調しつつ，精神病理学の臨床的アプローチに確かに影響を与えている。

1　哲学の寄与[24]

　18世紀に現れた「現象学」という言葉は，ドイツの哲学者であるランベルト（J. H. Lambert）により最初に使用された（"Neues Organum Leipzig" 1764年）。現象（ギリシャ語の φαινεσθαι（訳者注　おのれを示す））とは，現れ，つまり見えることである。ランベルトは，現象学という言葉を，仮象の科学を指し示すために，つまり実際的には経験的心理学や仮象の記述を意味するために用いた。この言葉はのちに，とくにカント（Kant）により，人は現象しか知ることができず，物自体，つまり本体は知られないま

---

24) J.-F. Lyotard：*La phénoménology*（現象学）. Paris, PUF,《Que sais-je?》, 9ᵉ éd, 1982.

まである，という意味に用いられる。ヘーゲル（Hegel）の『精神現象学（*Phänomenologie des Geistes*）』において，この用語は新しい次元を得た。すなわち現象は《世界の経験と他者の意識の存在を通して，自らによる意識の発見の歴史として現れる。意識が固有の意味作用を勝ちとらなければならないという意味において，歴史が重要である》（ランテリ=ローラ G. Lanteri-Laura）。現象学の責務とは，世界の経験を最も具体的な例から出発して記述し，そのことから意識の目覚めの弁証法を見出すことであった。

　ディルタイ（W. Dilthey）（1833-1911年）はオーギュスト・コント（Auguste Comte）の実証主義に反対し，反科学者の立場を示した最初のひとりである。ディルタイは，1883年（『精神科学序説（*Einleitung in die Geisteswissenschaften*）』）以来，心的（生の）総体の構造の意味を理解するために，病人の世界の人間的文脈の研究に基礎を置いた記述的分析的心理学を強く勧めていた。しかし本当の意味ではフッサールの哲学によって，現象学的精神病理学はその基礎を手に入れたのである。

a　現象学の基礎：フッサール

　フッサール（Husserl）（1859-1938年）は，フランツ・ブレンターノの弟子であり，ウィーンで講義を受けていた（フロイトも同様に受講することとなる）。フッサールはブレンターノによって，何かあるものへいつも導かれている意識の志向性についての概念を見出す。フッサールは現代の現象学の創始者として，たとえ直接的には病理学的問題に興味をもっていなかったとしても，今日の精神病理に最も影響を与えた哲学者のひとりである。彼にとって心理学とは，実証的および実験的心理学ではあり得ない。心理学とは，要素の合成へと還元できない人間を理解するための企てである。人間とは，自らがその部分を形成している世界，その世界を考える人間に向かって存在するようなその世界，すなわち志向的対象との関連において主体なのである。心理学は決して，観念論的主知主義に導くような内省に基づいた思索でもあり得ないのである。

事象へのアプローチは，あらゆる先入験の根本的排除（*Voraussetzungslösigkeit*）と，事象そのもの（*Zu den Sachen selbst*）への回帰を要求する。現象学者は判断を一時停止し（エポケ $\varepsilon\pi o\chi\eta$），現象学的還元によって，判断されるさまざまな現実は疑えず，現実を意識が向かうところの相関者として考えるのである。関心が現象に関わっているのであり，現象学は，意識の状態に随伴する純粋意識，すなわち意識に体験されたもの（*Erlebnisse*）を領域としている。重要なのは，因果関係の体系に帰着させるにせよ概念的体系に帰着させるにせよ，説明することではなく，意味を明らかにすることである。関心があることは，存在すること（Etre）の体験であり，意味作用の網を有する生きられた世界（*Lebenswelt* 生活世界）であり，対象と主体の関係である。実際，意識の志向性が意識を規定しており，意識はそれ自身としては知られず，ただ対象との関係において知られるのである。《あらゆる意識の状態は，この対象物の現実存在が何であれ，またこの存在の位置するところや自然の生命のあらゆる活動についての私の超越的態度によって私が何らかの留保をなすにせよ，それ自身何らかの事象についての意識である。したがって超越論的にコギトする（訳者注 「考える」）自己の内容を広げ，それに新しい要素を付け加えなければならない。そして，すべてのコギト，すべての意識の状態は何らかをめざしているといわなければならない。すなわち各々のコギタートゥム（cogitatum）（訳者注 考えられた内容）と，いずれにせよ各々のやり方でそれをなしているのだが各々のコギトとの相互作用を対象としてめざしているというかぎりで，意識の状態それ自身に関わっているといわなければならない。ある家の知覚は，知覚的に一つの家をめざし（関わり），思い出は思い出としての家をめざし，想像は想像作用の対象物としての家をめざす，などである。意識のこの状態はまた志向性と呼ばれるものである。この志向性とは，コギトの性質として意識自身の中にコギタートゥムを担っているというその意識を意識しているような根本的・一般的な特徴以外の何ものでもない》。

志向性が意識を規定しているので，現象と意識の間には厳密な関係が存在する。現象は意識に対してのみ存在し，意識は対象との関係のみにより存在する。この関係において，ノエマ，つまり意図の対象極は対象そのものの特性を示し，ノエシス，つまり主体の極は自己にとって対象が知覚されているという意識に達するために作用している過程の総体である。現象学とは意図つまり志向性の分析であり，《体験されたことの純粋な流れの記述》であり，もっぱら本質，《形相》の科学を対象としている（形相あるいは本質は，個別の事象においては意味として明示される）。本質は，特別な意図，つまり形相的意図の対象である（本質直感）（訳者注　普遍的本質が意識に与えられること）。個別の事象の利用による形相的還元が大きな価値をもたらし，こうして事象の研究により固有の本質が出現するのである。かくして精神病理においては，少ない症例によって十分な確かさを得ることが可能となるのである。経験的直感は個々の対象についての意識であり，その直感的特徴により，所与の列に対象を到達させる。そして知覚の特徴により，そこで経験的直感は原初的所与となり，そのことによりわれわれは自己の身体的同一性の中に，原初的なやり方で対象をとらえているという意識をもつ。同様に本質直感として直感の眼差しが向かっているところのものを対象とするものを意識し，そしてこの直感の中で自らに与えられているところのものを対象とするものを意識する。本質直感は身体的同一性の中において本質をつかむ直感の原初的寄与者となるのである。

　研究はもはや事象の研究ではなく，意識の形態についての研究となる。単に事象や出来事の継起ではなく，確定可能な意味をもちうる世界との関連を，反省によって意識に取り戻させることが可能となるのである。人間存在，《世界内存在》にとっての意味作用（significations）の領域を発見する志向性の分析によって，精神科および心理学的思考は顕著に修正されることとなった。

b ハイデガーの哲学

この哲学は，精神病理においても同様に重要性をもつこととなる。1889年生まれのドイツの哲学者であるハイデガー（Heidegger）は，フッサールに敬愛を表していた弟子であるが，忠実ではない独創的な弟子であった。彼の哲学は何よりもまず存在（l'Etre）の哲学であり，ただ世界内存在ついての存在の現象学的記述のみが認識をもたらしうるのであった。実際に人間の存在，つまり現存在（Dasein）についての研究は，《事象そのもの》へ向かう先入験のない記述でなければならず，例として用いられる単純な事象に対しても本質を読み取る形相的還元を用いなければならない，というものであった。ハイデガーはしかし，現象学的還元を用いず，経験的自我から超越的自我への移行を探求せず，意図をもった純粋主体だけを明らかなものとして考慮していたため，このことによってフッサールから心理主義であるとして非難されることになる。ハイデガーの存在哲学は，自ら示し現れることを決して超えてはいかない，というのである。ハイデガーは，一般的には存在の哲学と見なし得ないとしても，人間の存在に興味をもっていたのである。《私の哲学的傾向は，実存哲学とは分類され得ないといわなければならない。この種の解釈の誤りは，おそらく目下のところ避けるのが困難であろう。しかし，私が問題としているものは，人間実存の問題ではなく，存在全体における存在そのものについての問題である》。ハイデガーは，ヤスパースのように「人間とは何か」という問いに答えようと探求したのではなく，存在一般の意味を探したのである。実存の分析が問題ではなく，実存論的な分析（訳者注　実存を存在論的に分析すること）が問題であった。

「現存在」は，ハイデガーの思想の鍵となる言葉である。《現存在は，私の思想の鍵となる言葉であり，解釈の大きな誤謬の原因となる。現存在は，なぜ私がここにいるのかをほとんど意味していない。もしフランス語で私の考えを述べるとすると，おそらく不可能であるが，現にあること（Etre le là）であり，そこ（現に）（le là）とは，正確には，「アレーテ

イア（Aletheia）」（訳者注　非隠蔽性）（現れること，開くこと）である》。カント，ヘーゲル，あるいはヤスパースでは，現存在は主体の前の《そこ（現実に）(là)》にあるものの存在を意味していたが，ハイデガーにおいては，現存在はもっぱら人間に適用され，人間の現実を通して解明されるものである。現存在とは，すなわち存在としてそこ（現）に在る人間のことであり，世界内存在（*In der Welt sein*）として現れるものである。現存在は，存在（*Sein*）の様式を示そうとしているものであり，もう一つの存在しているものとしての人間（存在者 *Seiend*）から区別される。「現存在」は，固有存在の不確実さが伴う時間の次元の中で，自らを投企するのである。実存することとは，自らを気づかうことである。人間存在とは，直ちに人間存在が存在しうることのすべてではない。存在は存在者を乗り越えるのであり，《存在は，存在者より広大なのである》。存在がすでにあることと，存在がなおその可能性であらねばならないこととの間の緊張が，気づかい（*Sorge*）である。存在するとは，常にその向こうに向かう可能性のことであり，人間はその存在の投げかけ（*Wurf*）の中で自らを見出す。つまり人間は可能性に向かって自ら投企するのである。現存在とは投企（*Entwurf*）であり，可能性であり，潜在力である。存在者のとらわれは堕落あるいは非真正へと陥ってしまうが，そうでなければ存在に対して，そして存在のため（*für das Sein*）に，開かれた状態となり，真正性を獲得することもできるのである。実存は時間性の一つの過程であり，世界は決して今までに実現されたものではない。世界は変わる（*weltet*）のであり，それは，「現存在」であるこの歴史の反映によってである。

　ハイデガーの哲学は，『存在と時間（*Sein und Zeit*）』，『形而上学入門（*Einführung in die Metaphysik*）』（1953年），あるいは『思考とは何か（*Was heisst denken*）』（1954年）のような著作の間でも発展していっただけに，要約することは困難である。問題は，精神病理学に対してハイデガーの哲学がどのような重要性をもっていたかを知ることである。ハイデガーにとっては，心理学は非真正的な実存行動である。《なぜなら厳密には心理

学は，実存的人間存在（Etre）であるところのものを決して知ろうとはしない人間の存在を知ろうとする試みであるからである》。ハイデガーは，病人を，病気の症状，器官，あるいは病気に還元してはいけないと促している。彼はとりわけ事象の単なる並列ではないような時間的歴史を通して，実存を知ることを促しており，その人間実存とは過去から出発して先がけるものなのである。精神病は歴史を離れて理解しうるものではなく，行動が世界内存在を（存在を世界の内に）印付けるのである。患者は，病人の実存についての現象学的記述により世界の中で知られるのであり，時間性がこの実存に意味を与えている。

c 実存主義思想

キルケゴール（Kierkegaard）とニーチェにさかのぼるある種の実存的思想は，人間存在の《脱−自的 ek-statique》構造，世界の構成の開口部，時間性の特徴をほのめかしており，現象学的展望の中にある。したがって，フッサールの志向性の拡大として，ハイデガーの世界内存在を位置づけることができる。一方で，実存主義思想は，ほかの価値を重視していた。存在の意味をさらに明らかにすることはあまり重要ではなく，存在論は，そこでは三つの展望の中，つまり即自存在（l'être en Soi），対自存在（l'être pour Soi），対他存在（l'être pour Autrui）において展開している。現象学的記述は，サルトル（J.-P. Sartre）が1934年の『自我の超越（*La Transcendance de l'Ego*)』の中で示したように，超越論的存在への参照なしになされうるのであった。人間は，与えられた状況に，その可能性を制限している条件に，連れ出されており，つまり《実存は本質に先立っている》のである。その主観性において無に直面させられているような対自存在は存在し得ず，自らをつくり，自らを超えることを余儀なくされている。人間は，自分自身のために実存し，十分に責任があり，世界への自分の行動を通して自らを選択する（それが対自であり，即自ではない）。しかし，人間とは決して到達することができない存在なのである。すなわち

実存することは未来へ企てることであり，未来へ企てていることを意識していることである。しかし人間はひとりでは現れないのであり，他者の眼差しのもとで対象として構成され，即自存在の状態に還元される。そんな人間は自分の過去と同一化されるか，あるいは動因へと連れ戻される。死んだ存在とは過去の存在のことである。人間はさまざまな疎外あるいは幽閉から解放されなければならない。

サルトルはこの展望の中で，人間の行動とはいつも意識のスクリーンの上で展開されているものと考えるが，意識とはわれわれがそれにより対象をめざしているような行動そのもののことであった。《人間とは，まさに一連の企て以外の何ものでもない。人間は，その企てを構成する関係性の全体であり，組織であり，総体である》。真正性の発見は，間主観(体)性の中で，一連の選択の中でなされる。そこには無意識の場所はない。抑圧とはすでに偽るという一つの企てである。フランス語圏の文献においては，サルトルとメルロ゠ポンティ（Merleau-Ponty）の実存主義的視点による現象学的心理学の影響が，現象学と精神分析的アプローチの間に対立を生じさせることとなるが，このことはドイツ語圏では該当しない。ビンスワンガーがその最高の例である。

2 最初の精神病理学的適用

現象学の精神病理への寄与には多くのニュアンスが含まれる。しかしどんな研究者であれ，共通点がある。現象学的態度は，まず事象についての先入験無しの記述的知であり，意味作用を明らかにすることへ向かう。意味作用の知，本質についての知は，例から出発して行うことができる。すなわち多くの統合失調症者を描写することは，例えば統合失調症者の世界を理解するためにはあまり重要ではなく，深い一つの研究のほうが価値があることとなる。主体は自分自身で存在しているのではなく，世界の中に存在しているのであり，世界とその主体との関係を記述することが重要である。しかもこの知によって真の人間学，人間の歴史の知へ至ることがで

きるのである。

　カール・ヤスパースは，ディルタイについで，精神医学における現象学的接近の真の端緒となる。

a　カール・ヤスパース

　カール・ヤスパース（Karl Jaspers）（1883-1969年）は人生の後半に哲学に専心するが，精神医学に現象学的次元を導入した精神科医の最初のひとりである。しかし，現象学が記述的なものにとどまっていたことが問題であった。彼の著作である『精神病理学総論（*Allgemeine Psychopathologie*）』は1918〜1919年に出版され，1933年に，カストレル（A. Kastler）とマンドゥース（J. Mendousse）によって『*Psychopathologie générale*』というタイトルでフランス語に翻訳された（当時パリの高等師範学校の生徒であったサルトルとニザン Nizan が校正している）。ついで『世界観の心理学（*Psychologie der Weltanschauung*）』を出版し，まさにこの2冊の出版では科学的目標を保持しながら精神病理学への現象学的次元への導入を提示していた。《精神病理学の対象は，現実的で意識的な心的活動である。われわれは，人間が生き感じていること，そしていかにそれらを為しているかを知りたいと思うし，精神の現実の広がりを知りたい。人間の生だけでなく，生を条件づけている状況と原因，生が関与していること，生が表しているすべての側面を検討したい。しかしすべての精神活動が問題なのではなく，病理学的なものだけがわれわれの対象である》。精神病理学者は，現実の精神現象を，その状況，その原因，その帰結により研究する。精神現象の全体的な関係から出発して，ヤスパースは意識外のメカニズムの理論的な描写へと到達し，多くの症例により生理学的現象の確証へと至っていた。にもかかわらず，彼は心の中では身体と魂の関係の分かちがたい統一を保持し続けていたのである。

　この目的の達成には，まさにフッサールの見方にしたがって先入験と偏見を取り除くことが必要であった。心的なものはすべて客観的とはいえな

いとする身体的な偏見，経験に助けを求めることなしにすべてを説明する哲学的偏見，相互浸透（共感）による理解が重要であるという前提に基づいてすべてを理解しようとする心理学的偏見，それらを取り除くことによって，心理学的に理解されたことを越えていくのであり，あるいはイメージや比喩を事物の表象と取り違える危険を越えていくのである。精神病理学は体系づけられた（体系としての）基礎をもっておらず，知覚され，測られ，あるいは分類される研究に還元され得ない。論理的な理解のためにも感情的で非理性的な状態の重要性を忘れてはならないのである。

　まず特定の表象をもっている精神現象から始められた。《われわれは，病人の意識の中に提示されている事態について，その精神的な特徴と様相を自らに明らかにするのである》。精神病理学者は，現象の生因や潜在する表象には関知せず，現実に生きられた事柄に専心する。《現象学は，病人がそれを経験しているような精神の状態を研究することが目的である。われわれに具体的な形で精神の状態を表象させ，類縁であるもののつながりを考察させ》《同じ概念がいつも同じ事態を意味するために，精神の状態を表し限定すること，そこに現象学者の責務がある》。ヤスパースは，病気（そして病人）を把握しようとする欲求から生まれた諸理論（訳者注　精神分析学を含む）に対しては慎重であった。それらへの反感から，彼は統計的・実験的方法と生理学的検査を拒否しなかった。それらの方法にはふさわしい場所があるが，《患者が経験しているような状態を研究するために最も大切なことは，病人の周囲で集められる隠されていたことや，患者が記述したことであり，その結果，病人の中で実際に起こっていることを表すことができる》。この観点では，無数のあまり深みのない症例の研究より，ただ一つの深い症例研究によって，多くのことが理解できる。心理学と精神病理学において，症例研究の重要性が一般に認識されるようになったのである。

　この研究では一連の手続きが想定されている。現実に生きられた精神についての主観的性質なもの，例えば錯乱の経験，意識の変容などがまず

次々と検討され，次いで精神生活の外部への表れ（それを，ヤスパースは客観的精神病理学と呼ぶ）や，具体的に観察される現象（記憶の障害，動きの障害，無動など）が検討される。さらに精神の表現，すなわち直接的に身体，運動，態度，形として，観察者によって直接的にとらえられるもの（それらは個人の無意識的表現であるかあるいは意志による表現であるので，理解される）であるにせよ，あるいは間接的に言語・思考・行為，あるいは表現された作品を通して理解されるものであるにせよ，感情移入（共感 einfühlen）を通して理解される表現の心理学を検討するのである。表現されるすべての現象は身振り動作のように移りゆくものであるか，あるいは持続的な形の中（相貌学）に書き入れられるものである。この手続きの中では，ヤスパースは現象の経験主義的記述心理学の近傍に位置している。しかし，目的はこの素材を通して個人の世界を表すこと，つまり世界についての個人の表象（世界像 Weltbild）とその人の世界の見方（世界観 Weltanschauung）を描き出すことである。

　このように理解された要素から，その現象はどこから生じるのか，ほかのものとどのように関係しているのか，という問題が課されることとなる。共時的・静的な理解に，ある事実からほかのものへの移行を考慮するような縦断的発生的理解が付け加わる。そのときに，関係に身を置き，相互浸透（Einfühlung）により得られた知として保有された了解（verstehen, comprendre）といわれる理解と，自然科学の方法により外部より証明された因果関係の客観的な関連性の発見で得られた説明（erklären, expliquer）を，区別しなければならない。その結果として，いわゆる事象の間に隠された関連性について表象が精密になりうる，と理論化された。ヤスパースによれば，機械論者であるウェルニッケ（Wernicke）のように外部から生じるとする理論や，フロイトのように内部から生じるとする理論には欠点があり，《その理解により無限の多様性が見出されるためである》と単純化された。《そのことは何らかの統合，つまり症候群を形成する諸兆候の何らかの再分類に到達することができないという意味で

はない》のであるが。

　ヤスパースは、たとえ彼が体験されたものと意味作用の世界をめざしていたとしても、クレペリンの精神病理学とその臨床的枠組みのかなり近傍にとどまっていた。ヤスパースは、あるときは正常と同じであり、あるときは正常人から量的に異なり、あるときは根本的に相違し正常とは非連続的であるような病理学的な体験を研究するために、正常人の体験を参照し、かくして病的体験の単位を刻印することができたのである。ある種の体験は、人格と病歴により、つまり人格の発達から出発して理解することができるが、もう一方のものは破壊であり、非連続であり、これこそが過程であった。

　ヤスパースは多くの批判を受け、とりわけフッサールは一つの一般化（普遍化）しにくい理解に至っていると非難し、ミンコフスキーは生きられたことの詳細な記述は本来的な現象学的研究というよりは人間資料の収集にすぎないと非難した。ともかく、ヤスパースの著作が、精神病理学の歩みにおいて衝撃であったことは明らかである。

　ヤスパースの仕事はそのことだけにとどまらないが、しかし『精神病理学総論』の出版のあとにナチスドイツから追放され1937年にバーゼルに亡命し、徐々に哲学に没頭することとなる。1963年に、原子爆弾と人間の未来に関する著作によって、ノーベル平和賞を受賞する。ヤスパースの哲学全体は現象と存在の分離の上に基礎を置いており、知は現象にだけに限定されており、存在は信じること（訳者注　哲学的信仰）があるときにだけ手に入れることができるという。三つの存在のタイプ、すなわち現存在という存在、自我存在（*Ichsein*）、即自存在（*An Sich Sein*）があり、存在の探求の中で生きることが見出されるのである。しかしこれらの考察は、精神病理学には影響を及ぼすことはほとんどなかったのである。

b　ルートヴィヒ・ビンスワンガー

　ビンスワンガー（Ludwig Binswanger）（1881-1966年）はスイスの精神医

学者で現存在分析の創始者であり，直接的に現象学の流れの中に位置していた。フッサールとハイデガーの思索の間を行き来することがたとえあったとしても，ビンスワンガーの著作のすべては厳密な理論的参照の上に基づいていた。

精神科医であり，ブルクヘルツリーのブロイラーの弟子であり，その後，自身の祖父が設立したクロイツリンゲンのベルビュー（Bellevue）病院を運営することとなる。チューリッヒでは，ユングやロールシャッハとも交流があった。1907年にビンスワンガーがユングとともにウィーンのフロイトに会いに行ったことは一般に広く知られている[25]。彼は生涯，フロイトとの関係を保ち続けた。《われわれは，四分の一世紀を通して，相互に忠実であった。しかし，それは自然なことであり，大騒ぎすることはなかった》と1936年のフロイトへの手紙を引用しつつ，1956年に書いている（『ジクムント・フロイトの記憶』）[26]。彼は実際にフロイトの理論に多くを負っており，意味の研究，つまり存在の知（現存在の知）によって，まさにフロイトを乗り越えようとしていた。

彼の仕事は，哲学的な参照，とりわけ重要な道標となっているハイデガーの『存在と時間』の上に基礎づけられている。フッサールにしたがった意識の分析が，人間存在によって生きられた病理学的変化への広がりに対しては不十分であることが明らかとなったとき，ビンスワンガーはフッサールの志向性を世界内存在へと広げた。ビンスワンガーは実際，自我における主体，主体の正当な価値，主体の関係性を主体の実存的動きの中で研究し，世界と世界の開示において，いわば主体の展望と生の投企によって，主体自身を位置づける様態を研究した。重要なことは，患者の実存的様相，つまり症状の意味を解明することであり，症状が意味することは精神分析学が与えることができた意味としばしば関連していた。この理解

---

25) 76ページを参照。
26) L. Binswanger：*Erinnerungen an Sigmund Freud*（ジクムント・フロイトの記憶），*Analyse existentielle et psychanalyse freudienne. Discours, parcours, et Freud*（実存分析とフロイトの精神分析学。ディスクール，道程とフロイト）. Paris, Gallimard, 1970

は，物質的な要素（光，音など）に，因果関係の範疇（絶対的決定論，運命論など）に，そして生きられた空間と時間のさまざまな範疇に向かい合った主体の具体的理解の探求によって支えられている。人間の主体性の研究は身体的次元から不可分であった。

　ビンスワンガーは，とりわけ精神病であることによる体験の変化，存在そのものの条件の特別な構造の変化，すなわち《存在している様式の屈折》を研究した。分裂病（統合失調症）患者では，実存から切り離された生きた領域が自己にとって奇妙な脅威を構成している。分裂病（統合失調症）者はその存在の基盤を確保していないのである。

　ビンスワンガーは，分裂病（統合失調症）者5症例の研究を提示している（『精神分裂病（*Schizophrenie*）』1957年，G. Neske, Tübingen）。それらの症例がイルゼ（Ilse），エレン・ヴェスト（Ellen West），ユルク・ツュント（Jürg Zund），ローラ・ヴォス（Lola Voss），シュザンヌ・ウルバン（Suzanne Urban）である。精神病は，現象学的人間学的解釈にしたがった伝記的現象として提示されている。実存分析では，全未来の喪失，収縮，虚空などにより特徴づけられる実存可能性の制限，すなわち世界内存在の時間性と一貫性の変態に関心が向けられる。現存在は狭められ，世界により課せられた実体と実存的可能性から排除され，他者に依存することとなる。症候学は，実存的不安のさまざまな現れにより形成されていて，これらの不安から逃れるために，患者は運命にしがみ続け，存在は非真正となる。病人たちは，ただある種の条件（無価値，見えないほど微細であること，認められなくなることなど）においてのみ受け入れられる存在（*Sein*）へと閉じ込められる。症状を理解するためには，現存在の特別な構造，つまり実存的不安の役割，病人がかのような存在（*Sosein*）を引き受けてしまうかもしれないその様相を発見する必要がある。こうしてビンスワンガーは，分裂病的存在にとっての特別な条件構造を明らかにした。それが人や物との自然で持続的な自発的接触の欠如であり，外的世界の人に関わる際に受け入れられるであろうという仮定の欠如であり，理想の断

念が無限の不安への落下を意味するかのような理想への執着であり，理想と対立するある種の代用物による歪みと隠蔽であり，現存在の遂行を前にしたあきらめと後退である（妄想の中では，例えば，現存在は彼自身であるための人生をあきらめ，外部の実存的力に身をゆだねるのである）。現存在の制限は精神病の出現前までの原初的関係から生まれるのであるが，精神病ではその束縛がより明瞭であり，責任ある方法で現存在を引き受けることを妨げるような，極端な代用物の中に病人は巻き込まれている。

ビンスワンガーは同様に，とくに躁的世界の変容についても研究しており，その世界では自我と世界との関係は誇大性と熱望の中で体験されるとした。観念奔逸の現象学は，エーが21番目の研究（『精神医学的エチュード』(Desclée de Brouwer)）において提示したため，フランスではよく知られている。観念奔逸，つまり思考の《飛び跳ね》の特徴は，誇大さ，完全さによる空間的変容であり，過去と未来を現在へ吸収させる時間性の変容，揮発性，軽さ，色の可塑性（《バラ色》，鮮明さ）を伴う現存在の一貫性の変容，気分の調性の変容（喜び，お祭り），世界への投企の変容（他者との接触の中で希釈してしまうこと），そして自分自身の非一貫性を伴う人格の変容で，人間の現存在の一つの様相を映し出している。

患者の実存的問題を理解することにより治療分析に到達すること，それが現存在分析である。その方法は，1950年，パリの精神医学国際学会において提示された[27]。定義からも，体系化された治療法が重要なのではなく，実地の人間理解から出発しようとする態度がより重要なのである。患者は，次々と生起する生きた体験の諸段階を治療者とのコミュニケーションによって再び生きることができるのである。過去の再解釈，謎の解読により，主体は一種の止揚（*Aufhebung*）の中で自分自身と再び和解することが可能となる。この治療法は，たとえ非常に興味をもたれたとしても，その複雑さゆえに普及しないままであった。しかし，現象学的理解は一般

---

27) L. Binawanger：*Ausgewählte und Aufsätze*（講演と論文選集），I et II. フランス語訳：*Introduction à l'analyse existentielle*（実存分析入門）. Paris, Ed. de Minuit, 1971.

に思い描かれるほどには精神分析と対立し得ないということは注目に値する。現存在分析は精神分析に異議を申し立てる技術ではなく，精神分析の知から出発してのみ為しうる人間学的研究であり問いかけであり，精神分析はビンスワンガーにとっては現象学的な反省による発見にとって必要条件なのであった。ビンスワンガーとフロイトは，フロイトが亡くなるまで，彼らの対立は経験的探求によって乗り越えられるものと考えていた。ビンスワンガーの仕事は存在者についての一つのアプローチであり，精神医学の具体的現実に直面させられてのものであった。したがって，彼の理論的研究は，フッサールの志向性分析とハイデガーの実存分析の間を揺れ動くこととなる。《現存在分析は，人間の可能な存在（実存），存在することの資格（愛），存在することの必然性（神に見放された状態）など，すべての形の人間存在とその全世界をあらわにする仕事にとりかかっている。精神分析は人間存在を完全に遺棄された（神に見放された）ものとしてのみとらえているのである》。重要なことは，《魂と身体，意識と無意識，意図と非意図，思考と行動，情動，感情，本能を含む》現存在の《人間学的現象学的分析》であり，実際，自らを世界に位置づける様相，すなわち時間，空間，因果関係の実存的カテゴリーを通して世界への開示へ向かう投企というような，そのような関係を生きるあり方として，存在そのものに関して研究されるのである。

3　現象学的精神医学者たち

ミンコフスキー（E. Minkowski），クンツ（H. Kunz），シュヴァルツ（O. Schwartz），シュトラウス（E. Strauss），フォン・ゲープザッテル（von Gebsattel）のような精神医学者たちは，ビンスワンガーとは対照的に，彼らの分析の現象学的特性についてほとんど言及せず，さらに哲学的準拠についてもほんの少ししか強調しなかった。フッサールの現象学やハイデガーの実存分析の厳密な適応が重要なのではない。なぜなら厳密に適用することにより，臨床家に所与されたことを理論的構造によって置きか

えることとなり，現象学の名のもとで心理学的アプローチとなる危険があったのである。

　もし臨床家が，《精神病患者の，本来的に現象学的な経験を手に入れることを望むならば，臨床家は，超越論的哲学による象牙の塔へ閉じこもってはならない》（タトシアン，1975年）[28]。現象学的精神医学者たちは，病人の体験（Erlebnis）を離れることなしに，障害を形成している構造，一つの形，つまり発生-構造的に現象学的といえるような観点の中で力動的に理解された精神の根底を，症状と関連させる努力をしたのであった（ムキエリ Mucchielli）。

　フォン・ゲープザッテルは，フランスではとりわけ強迫者の世界についての記述（『強迫病者の世界（*Die Welt des Zwangskranken*）』1938年）で知られている。その世界は，破壊的な力，すなわち非真正性により支配されている。その世界は非時間的で凍りついている。対象との関係，とりわけ死とお金との関係は変容している。彼はこの障害を，構成-発生的総体として理解した。《実存の組織化は，別の組織化により置きかえられる（反世界，反形相）。その置換は世界の内容の喪失を伴い，代わりに世界の内容の喪失を象徴する多くの内容（不潔，死など）が出現しつつ，敵意のある力によって押し進められる。病人は，世界の形（形相）の解体不安に対して闘いの生活を送っている》。

　ポーランド生まれのフランス精神科医ミンコフスキー（E. Minkowski）（1885-1972年）は，一時ブロイラーの弟子であった。彼はフッサールとベルクソンを援用するが，自分のアプローチを人間的あるいは人間学的であろうとする精神病理学であり，現象-構造的なもの，として定義した。彼は実際に，似たような存在，すなわちひとりの人間との出会いを強調している。「われわれは《医者-患者》の対の中で，患者の中でなおも生きて存在していることを探求する。その対の中で，《われわれは，われわれが

---

[28] Tatossian：*Phénoménologie des psychoses*（精神病の現象学）. Congrès de Psychiatrie et Neurologie de Langue française, Angers, 1975.

経験し，われわれが成り立ち，われわれが知覚しているというように，われわれの人格全体を介入させている。精神病理学は二つの声から成り立っており，人間の出会いから生じるものである》」と，彼は自分の『精神病理学概論（Traité de psychopathologie）』の緒言で述べている。力動的関係の中では，心的なものや症状についてそこに在ることを記述することが重要なのではなく，患者との接触において，その存在において，間人間的な関係の中で，彼固有の《運動》を考慮に入れつつ，病人の生きた世界の中に浸透する努力をすることが重要である。現象学的方法は単なる研究の方法ではない。集められた資料は，患者の生命的射程の中や患者の存在と実存の様式を証拠立てるその様式の中で深められ，とりわけ位置づけられなければならない。現象は，心の奥底，総体，つまり「ゲシュタルト学説（形の理論）」の意味でとらえられた形との関連によって意味をもつのであり，現象−構造的分析が重要なのである。こうして，この道のりの中で，まさに事物の本質まで行こうとして，《最も人間的な存在に近づこう》と努力するのである。

　病理学的現象はとくに重要であるが，そこには異なった存在の形，《もう一つの在り方》が見出されるからである。病理学的な現象は，正常な主体を理解することを可能とする。しかし病理学現象自体は特別な一つの存在の様式である。精神病理学的理解はすべての現象学的過程と同じく，全体構造との関連の中で理解されなければならない。《病理学的現象の性質と意味は，孤立した機能障害の中だけで研究されてはならない。その性質と意味は当該障害が直接準拠している基礎的現象に依存しているが，まさにそこからその性質と意味は障害によって構成された平面を越えている。そしてさらに，それ以上深いところに隠れた，構造と実存様式の中で全体的に傷つけられた人格の痕跡を有する障害の存在を予感させる。こうした（人格全体に印付けられる）障害では，混乱は表現，一つの装いにすぎないのかもしれない》。したがって，症状の並置に達することが重要なのではなく，本質的特徴を深めることが重要である。例えば精神病において

は，われわれの感情生活と深く関わっている幻覚と妄想的確信について深めていくことが重要である。狂気のドラマの側面の一つは，病人は記憶し知っているが，《感じていない》ことである。断裂，出来事と環境との《生きた接触》の障害が存在している。この生きた接触の概念は，ベルクソンのエラン・ヴィタール（élan vital 生の飛躍）の概念を参照としている。基礎現象の中では，時間と空間の方向づけが重要な要素であるが，病者の《生きられた時間》の研究では，これらの混乱を示している。妄想者にとっては，時間は分断され，止まり，未来は妄想が最終的に固定されていることを確証するためにやって来る。解釈妄想病者にとっては，偶然，偶発，思いがけない出来事の要素は欠如し，すべてのことはもはや唯一の意味しかもたない。単に思考の狭窄だけではなく，存在者と物との間での生きられた距離は短縮される。うつ病者にとっては，未来は切迫した罰の観念で閉ざされている。過去は罪の観念で停止させられ，現在は無価値や廃墟の形で否定される。現実との生きる接触を失い解体している分裂病（統合失調症）者とは異なり，あるいは生きられた時間の制止と停止により特徴づけられるうつ病者とは異なり，てんかん患者ではすべてが蓄積し濃縮し密となり凝集しており，凝集と粘着性の非流動性によって特徴づけられる。このように生きられた時間の経験の変容は，精神疾患のさまざまな構造を特徴づけている。ミンコフスキーは，ビンスワンガーと比べ，こうした時間的な側面に特権を与えていた。

　ミンコフスキーは，正確にいえば，学派を創設しなかった。彼は『精神医学の進歩誌（*l'Evolution psychiatrique*）』グループの創始者であるが，その雑誌は精神医学の多様な傾向の間で統合がめざされた中で，パリの精神分析協会（1926年）と同じ時代に創始された。彼はまた，フランス，スイス，そしてドイツ語圏の国の間で意見を交換することに寄与する。思想のこの動きによって，たとえ彼がフランスにおける現象学的な考え方の導入に貢献したとしても，多くの誤解を生じさせてもいた。

　フランスでは実際，現象学的な思想と実存主義的アプローチの間にはあ

る種の混乱があった。このことは，「現存在分析」を《実存的分析》として翻訳したことに顕著に表れているが，《人間存在の分析》を提唱したビンスワンガーはこの訳語を拒否している。フランス精神分析協会の会長であったエスナール（Hesnard）は現象学を提示し[29]，《文化の歴史の中で，初めてその哲学運動は精神医学に受け入れられた。その哲学運動では，志向性の生きた意識は，意味と価値の源であり，世界の中心である。同時に，人間存在は環境の中で存在し存在しうるのではなくて，人間環境によって存在し存在しうるのである，と主張されている。この学説は，人間の科学である精神医学が無関心ではあり得ないような，本質的に人間主義的な学説である》と述べている。エスナールはこのプレゼンテーションの中で，フッサールよりもメルロ゠ポンティのことを頭に描いていたのである。一般的にも強調点はサルトルとメルロ゠ポンティの実存主義への準拠に置かれており，このことによって最後には現象学と精神分析の対立に至ることになる。結局のところ，現象学的な動きは（フランス）精神病理学にはほとんど直接的な影響を与えなかった。現象学的思潮は一般心理学により興味をもっており，エーにより再び取り上げられることによって認知されるのである（102ページを参照）。

　ドイツ語圏の国とスイスでは，現象学的精神医学は精神分析学の批判的調整者であると時々見なされるとしても，精神分析のライバルとしては設定されない。現象学と精神分析の出会いは，とくに精神分析的経験に関する現象学として位置づけられる。精神分析家であるメダルト・ボス（Medard Boss）は理論と実践の関連性を確立することを探求していた。彼は実際に精神分析的理論は，あまりにも精神生理学によって影響されているために，実際に生きられた現実としての精神分析的現実の手前にとどまっている，と考えていた（訳者注　精神分析学の実践では生の現実に入り込んで分析しているが，理論はその手前にとどまる，という意味）。彼はとりわけ，

---

29) *L'apport de la phénoménologie à la psychiatrie contemporaine*（現代精神医学への現象学の寄与），Rapport au LVIIe Congrès de Psychiat. neurol. de Langue française, Tours, 1959.

精神病や心身症の患者，倒錯の患者に興味をもった。もう一つの文脈として，精神分析と現象学の橋渡しをつくり出した人としてヴェーレンス（Waehlens）を引用することができる。現象学はより一般的に，クレペリンによって重んじられた立場の反動として，精神病理学的な視点を開きながら，ドイツ語圏とスイスで重大な影響をもっていたのである。

4　了解人間学[30]

　ユルク・ツット（Jürg Zutt）は，人間の本質（*Wesen*）についての人間学的理解を可能とした現象学の初期の仕事に続いて，フッサールの思想へある種の回帰をしつつ，了解人間学（あるいは，了解による人間学 *verstehende Anthropologie*）を発展させた。ツットはフランクフルトの神経学および精神医学の教授で，ボンフェッファー（Bonhoeffer）（ボンフェッファー自身はウェルニッケの弟子である）の弟子である。1929年以降に自分の考えを発表しているが，ある程度の聴衆を得たのは第二次世界大戦後であった（『了解人間学の基礎への寄与（*Beitrag zur Grundlegung einer verstehenden Anthropologie*）』1957年，『人間学的精神医学への道のり（*Auf dem Wege zu einer anthropologischen Psychiatrie*）』1963年など）。クーレンカンプ（Kulenkampff）とともに，現存在分析から彼らの歩みを区別するために了解人間学という用語を提唱した。フッサールと同様に，現象を理解することが問題であり，現象の意味から出発して世界における存在を理解することが重要であった。人間学という用語は人間知を強調するために用いられ，そして身体的側面の知識との対立として定義された心理学との混同を避けるために使用された。臨床家としてツットとクーレンカンプは，生きられた身体（*gelebter Leib*），生きている身体（*lebendiger Leib*）という最も重要な生きられた現実に強調点を置く。生きられた身体，固有の身体，私であるところの身体は，対象的身体から，つまり私が所有している身体，体（Soma）

---

30) A. Tatossian, S. Giudicelli：L'anthropologie comprehensive（了解人間学）．*Confrontations psychiatriques*, II , 1973, p.127-161.

という用語で呼ばれうる抽象的な身体から区別される。生きられた身体は，主体の世界との関係から孤立させられ得ないような一連の現れを通して出現する。生きている身体は，体の皮膚の限界をまさしく超えて現れ，とくに他者の眼差しの中のそこに存在している。パラノイドにおいては見ることと見られることの均衡が破られており，妄想者は常にすでに眼差された存在で，彼に侵入してくる見知らぬ眼差しによって観察されている。生きている身体は，着衣の身体（身に着けたものの病理が存在している）であり，習慣と社会的秩序の中で位置づけられる身体である。生きている身体は，時間性と歴史性を意味する世界の身体性（*Leibhaftigkeit der Welt*）とでもいえるような世界の中で体験される。精神障害は実存的な窮地，問題，停止の言葉によって理解されうる。例えば，パラノイド症状は境界の喪失であり，習慣と社会的序列の実存的秩序が破壊されているために，身近なものとそうでないものが混同され，世界が保護する信頼は存在せず無保護となり，自己の境界の力が失われる。歴史の流れを通して世界に現れた身体は，感情の土台でもある（担う身体）（例えば，私は身体で怒っている）。例えば，麻薬中毒者やアルコール中毒患者は担い手である身体に身をゆだね，意志的行為や身体の出現による歴史性を断念するのである。正常では，身体は連続する《流れ》の中にあり，感情の担い手である。彼は実存の流れの中で動いており，身体は存在の担い手である。うつ病患者では生成の流れが停止し，躁病患者では生成の流れがあふれる。このことによって，この二つの場合では《世界の存在の歴史性》を逃れさせるのである。

　人間学的了解とは，いかなる病因論も目標とされず，心的あるいは身体的事象の理解ではなく，ある状況における世界と存在の関連性についての理解である。精神因性と身体因性の二元論はその意味を失い，生きられた体験が分析の対象となる。しかし生きられた世界を特徴づけることは規範へ向かう危険があり，この危険がアメリカの人間主義的精神医学の中でなされることとなった。ミンコフスキーのような現象学者と同じく，ツット

は治療者と患者との出会いを記述しているが,しかし世界の存在の全体性の中で現象をつかもうと努めながら,身体の場に留意していたのである。

5 精神医学の革新の試み

この現象学的精神医学の表現様式はドイツ文化圏以外ではほとんど受け入れられず,わずかにしか普及しなかったことは明らかである。しかしクレペリンの分類体系を問題とするこの潮流はドイツ語圏の国を越えて,哲学的な言葉により理解が妨げられないような臨床的な研究が領域となるや否や,一定の成功をおさめた。ハイデルベルク学派のメンバーは外国ではほとんど知られていない。しかし,メランコリーに捧げられたテレンバッハ(H. Tellenbach)の著作(『メランコリー(Melancholie)』Berlin, Sprenger, 1961年)は,翻訳によって生き生きとした成功をおさめただけに,精神分析的理解の覇権に再検討を加えさせるのである。

テレンバッハはハイデルベルクの精神医学の教授で,フォン・ゲープザッテルとビンスワンガーの延長上に位置しており,彼の著書『味と雰囲気(*Geschmack und Atmosphäre*)』と『父親像(*Das Vaterbild*)』では,ハイデガーを参照していることは明らかである。

現象学的寄与の臨床例,メランコリー

最初の現象学者たちは,ミンコフスキーにとっては停止として特徴づけたように,(メランコリーにおける)生きられた時間の変容を描き出した。内的時間は未来への参照を失い(生成の抑制),世界の時間とのくだんの協調性を失い,減速する。このことにより必然的に,可能なカテゴリーは喪失され,行為の無能へと帰結する。過去は一掃されず,失態形として存在し,過去へと不断に尋問することにより,間違いであった,あるいは間違いであり得たことのすべては真実の凝集として呼び起こされる(テレンバッハ)。停滞,生成の抑制は,《反生成》へと病人を方向づける(フォン・ゲープザッテル)。対象との関係は,対象との実存的親密性の喪

失によって，つまり生きたコミュニケーションの喪失によって，修正される。行動は共鳴が失われ，メランコリー者は切迫した死の絶えまない関係を生きる。生きられた時間の変容は，たとえ意識されず行動を通してのみ感知されるとしても，体験の基礎に横たわっている。テレンバッハは，秩序の精神（秩序志向性 Ordenlichkeit）により示される病前性格をとくに強調した。この秩序の精神は，実存のすべての領域を特徴づけているのである。テレンバッハは秩序によって固定された限界の中へ閉じ込められることをインクルデンツ（Inkludenz）と呼び，要求される行動に達しないことを心配する主体の時間的状況をレマネンツ（Remanenz）と呼んだ。主体は，自らが決めたことを行わねばならず，安心の余裕はない。主体がほかの理由のために（引退，病気，引越しなど）実存の秩序を断念しなければならないとき，課題は解決されなくなるおそれがある。義務に執着したこれらの人間にとっては，不完全さは自己を実現することへの無能さの感情を生じさせる。抑うつ状況の中では，失態は，主体自身の否認へと導く生きられた空間と時間の変容を伴い，主体は完全に奪い取られ，彼自身にとっても主体は異質となるのである。この変容は，外的原因との関係なく内因性である。メランコリーでは，エンドン（Endon 存在の深い領域）の世界と関係がある環境のリズム，月経，月および年のリズムは変質させられ，全体的単調さに至る。前メランコリー者状況とメランコリー者状況間の急変は，状況が維持できなくなり《エンドンの動き endokinèse》がその存在を変えるときに，発生する。したがってメランコリーは，必然性と自由性の間の問題として現れる。メランコリーは，《生じ生じさせられるところの布置から，すなわちいわゆる生きられた歴史の内因的生成性の変動可能性》から，生じるのである。前メランコリー者状況の中で，どうして現存在がもはや支えることができないのかを，自己自身の関係の変化の中に見ることが重要であった。

6 実存的現象学のアングロサクソン的適用。カール・ロジャーズの非指示的精神療法

　現象学的および実存的分析は，病人に対し新しい個人的な選択を可能とし治療的な意味をもちうるような《知》，研究の枠組みを提示した。しかし精神療法的な仕事はこのように方向づけられるとしても，実践的な様式を決定することが困難であったことには変わりない。反対に，アングロ・サクソンのプラグマティズムを背景として，カール・ロジャーズ（Carl Rogers）は理論的な弱さにもかかわらず，実践的な方法を提示することとなる。カール・ロジャーズは非指示的精神療法を提案し，大きな成功を得る。彼は実存的視点にしたがって，非指示的精神療法を現象学的人間学の理論的枠組みの中に位置づけることを望んでいたのである。

　カール・ロジャーズは，1902年，シガゴの郊外で生まれた。それゆえに彼自身はアメリカにおいて，ほかの研究者たちとまったく異なっていた（訳者注　当時のアメリカ精神医学研究者のほとんどが移民であった）。宗教的な方向に向かったのちに，教育学と人文科学に興味をもった。心理学的および精神療法的な臨床を始めた頃に，フロイトの離反者であり有名な『出産外傷』の著者であるオットー・ランクに出会った。ロジャーズが知り合いとなる精神分析家は関係療法についてのランクを受け入れた人たちであり（タフト Taft，アレン Allen，ロビンソン Robinson），あるいはホーナイのようなネオフロイディアンである。しかしながらロジャーズにとって決定的であったのはキルケゴールの発見であり，『我と汝（*Ich und Du*）』『人間の問題（*Das Problem des Menschen*）』『間人間的要素（*Elements des Zwischenmenschlichen*）』などの多数の著作があり，実存主義哲学者であるマルティン・ブーバー（Martin Buber）との1957年の出会いである。

　これらの出会いから，ロジャーズは実存的精神療法である《非指示的精神療法》を発展させ，養成者の教育とグループ療法の領域で大きな成功をおさめることとなる。しかし，1966年のヨーロッパへの旅行では，沈黙

のよそよそしい対応を受けた。というのは主観主義と，彼の理論の不完全な性質が批判されたからであった。

　ロジャーズの理論的準拠枠は現象学的であり人間学的であったが，彼が生活していた社会の価値に相応して，プラグマティックで楽観論的な視点にしたがっていた。彼は自己についての真正な知に重要性を与え，このことにより，精神療法過程が可能となるのであった。真正性の発見とは，ハイデガーやサルトルの思想と関連するものではなく，人生の目的，つまり本当の自分自身となり自分の欲求を満たし，自分の限界とともに自分自身を受け入れ，手を加えることなく他者を理解し受け入れることを自らに許すこと，である。真正性の発見により以下のような有用な効果がある《私が，人生のすべての複雑性の中で単純により私自身であろうとし，私という人間の現実，そして他者というものについての現実を理解し受け入れようとより努め，ますますの変化が生じている》。完全に楽観的な展望の中では，個人の経験は人生の実存的探究の一部となりガイドとして役立つ。つまり困難なことは，教育についてデューイがすでに述べているように，客観性に近づくことを可能とするという点では歓迎されることとなる。これらのことは，すべての人間が自己と他者に対して肯定的な感情をもっており，すべての人間は積極的な方向づけをもっている，ということを仮定した上でのことである。より現象学的な視点から，《自分個人》の発見によってより広い理解が可能となった。つまり人格の障害は他者による価値の条件づけのもとでの発達の経過により，心を得るために自分自身の経験と考え方との間に隔たりが導かれるときに，生じる。こうして《不一致》の人格が，他者に気に入られようとするときの自分自身の防衛と拒否の過程から生じるのである。もしその隔たりが非常に大きいと，自我と経験の間の矛盾，自我と行動の間の矛盾が知覚され，自我は解体する危険がある。《これが，人間の根本的な疎外である。そういう人は自分自身に，つまり経験による価値づけの自分の過程に，忠実でなかったのである》。その人は，他者に気に入られるために自分の経験の確かな価値を偽ったので

ある。

　したがって治療は，個人の自発的過程の修復を試みながら，この疎外を解消することにある。治療のために，(問題に焦点が当てられるのではなく) とりわけ現実状況における個人，つまり体験の関連性に焦点が当てられる。技法的には，治療者は面と向かい，《あたかも》その人がもうひとりの自分個人であったかのように準拠しうる枠組みを感じ取るために，《共感的》で《非指示的な》態度をとるのである。こうした介入により，抵抗の解釈，激励，情緒的支持，再編成が，ある一つの情報によって解決に至るという目的の中でなされた結果，主導性，自発性，是認と自己理解が促進される。治療者は語られていることを読み取る一方で，クライアントは自分自身を自ら評価する。つまりは真正性に到達することが重要である。

7　現象学の貢献

　現象学の寄与を体系化することは困難である。現象学的運動はそれ自身，しばしば個人的傾向に応じたさまざま着想により進化した。精神病理学に，新しいシステムを適用することが重要なのではない。そのようなことは現象学的な精神と反するであろう。アプローチが現象学的であるとは，志向性を尊重しつつ患者の経験 (*Erfahrung*)，すなわち現象を中心に据え，特別な事象から真の本質を出現させることを可能とする (志向性，還元，形相の概念) ように，意識が関わっているさまざまな現実を疑わないことである。このアプローチは単一症例から出発し，一般化することが可能である。20世紀の前半の黎明期には，精神医学的現象学はとりわけ記述的であった (ヤスパース，ミンコフスキー，シュトラウス)。了解的視点により，各々個人の軌跡において示される発生的・歴史的側面が徐々に考慮されるようになる。かくして，フォン・バイヤー (von Bäyer)，テレンバッハ，ブランケンブルク (Blankenburg) のまわりに集まるハイデルベルク学派は，ハイデガーの実存の分析をさらに重視することとなる。しか

しここで再び非常に簡単に提示するとそれこそが問題であった。というのはまさに，個々人についての視点が出現したからである（例えば，ボス，ツット）。あらゆる場合において，現象学によりもたらされた態度の変更により，臨床医学の変化が引き起こされたが，臨床医学の変化は，ドイツ文化圏の国において際立っていた。一方，現象学と実存主義の区別がはっきりしない国や精神病理学よりも一般心理学の領域において現象学的な寄与が明らかな国（訳者注　フランスなど）では，現象学の貢献を評価することはより困難である。

　病理はもはや，正常への参照により理解されるのではなく，実存的収縮として，世界における存在の変質として，超越の不能と社交性の喪失（タトシアン）として，理解される。精神病と神経症の境界は明確ではない。例えば，ビンスワンガーは精神病症例における神経症的特徴の存在を強調した。全体性の中で生きられた世界とその修正が重要であり，症状のその先に，現象による体験の変容（それは構造と呼ばれる）を明るみに出すことが重要である。同様に，身体因性と心因性の区別は，その全体性の中で，とくに生きられた身体の中で，世界内存在について考えることが問題となったとき，その価値は失われた。

　治療的平面では，現象学はとくに実践には何ももたらしていない。現象学者はすべての先入験を退けるので，すべての価値，すべての治療的企て，つまり実践は，一般的な原則でしか設定され得ない。ビンスワンガーは，《現存在分析はいかなる精神療法的技法も示していない。そして自分にとっても，いかなる精神療法的技法も描けないし，描こうとも思わない。現存在分析の方法においては，とくに精神分析によりもたらされる実践的知や職人的能力に依存するような精神療法に導くことはできない。しかし，一部分の理論によってではなく，全人間的態度として，現存在分析は病人が理解されていると感じることを可能として，そのことがすでに治療的な側面なのである》とする。このことは，真正性へと導く目的をもっている実存主義的治療とは，まさに大きく対立している。

現象学は実存主義と対立しており，経験から出発して企てられた存在についての基礎的理解に関して抽象的な精神分析学やほかの方法であり理論の，補足であり超過であるように見える。現象学の複雑性により個人への適用がより可能となるが，そこにロジャーズやレインのアプローチあるいはまたボスの精神分析的試みと（訳者注　ボスは後日現存在分析に転じている），現象学がいかに異なるアプローチに由来しているかを見ることができる。

　フランスでは，ミンコフスキーの影響は非常に限られていた。エーは器質力動論の概念の中でドイツ哲学の寄与を考慮しつつも，オリジナルな視点を発展させた。現在では，ランテリ＝ローラやタトシアンのような著者たちが，生きられた体験や主観性に重要性を与えたこれらの思想との結びつきを維持している。日本では，この哲学的潮流は文化的伝統とよく適合しており，かくして諸交流が可能であったのである。

D　社会心理学的アプローチ

　精神病理学現象の生成における環境の役割は，治療に環境が利用されていたように，古くから認められていた。19世紀にモレル（Morel）は，変質の概念によって生活状態に主要な役割を与えた。20世紀になると，人間科学の発展により非常にさまざまな発想をもった多様な潮流が生まれるが，それは病理現象を本質的に社会的次元へと立ち戻らせるものであった。このアプローチは，極端には病理学的現象の否定へと導き，病理学的現象は環境への反応に還元された。グループ療法，家族療法，地域社会での治療，施設での治療など，多くの治療に応用された。

1　文化的アプローチ

　アメリカ，つまりさまざまな文明を背景にもつ病人と接触するところでは，病人とその治療を理解するには文化的モデルを参照することが不可欠であった。19世紀末以来アメリカの社会学派は，ある一定の社会的コン

テクストの中での人格の組織化について研究した。アメリカでの精神分析学の普及によって，文化主義学派とネオフロイディアン学派の創設へと導かれた。フロイトは文化に捧げた著作（『トーテムとタブー』『文化の不満』など）によって文化的観点への道筋の先鞭をつけ，アブラハム，ユング，ランクは原始的とされる文明や神話から引き出された考察と精神病理学的現象との間の関連性を確立する。ローハイム（G. Róheim）は，事実上，精神分析学的人類学者の最初のひとりである。彼女はメラネシア人の研究により，神経症と文化は幼児期状況以来の同じメカニズムから獲得されているとして，この両者を接近させる。精神分析的な示唆により影響を受けた文化人類学者としては，マーガレット・ミード（Margaret Mead）（1901-1978 年），ラルフ・リントン（Ralph Linton）（1893-1953 年），ルース・ベネディクト（Ruth Benedict）（1887-1948 年），そしてアブラム・カーディナー（Abram Kardiner）が代表的である。これらの学者たちは，臨床的地平において集められた素材を理解するために精神分析学を参照し，時としてテストを利用した（カーディナーがロールシャッハテストを用いたように）。彼らは，ある文化に特徴的なパーソナリティのタイプ，つまり基本的パーソナリティ（カーディナー）を決定しようと探求する。この中核的なパーソナリティは，ある集団に直面したときの行動様式であり，家族体制と教育（カーディナーの第一次制度）から生まれ，体制・神話・信仰など（第二次制度）の中に《投影》される。教育様式と初期の家族関係が決定的な役割を担うのである。各々の文化には規範やパターンがあり（ベネディクト），それが教育に影響を与え，その結果，国民的なパーソナリティの特徴に影響を与えている。文化の特徴には多様性がある。正常と病理の概念は相対化され，個人の特徴はこの文化の文脈の中での二次的な巧緻化にすぎない。病理はその場合，もはや逸脱にすぎず，そのような主体は集団の圧力に対して身を守ることとなる。個人と環境との相互作用が強調されることによって，欲動についてのフロイトの理論が再検討された。社会に応じて，つまり各々の社会へ適応することの問題に応じて，精神病理学

的病像を区別すべきである，という問題が提示されたのである．しかし，社会的逸脱と精神的異常を区別することができるのか，という問題が残されたままである．

文化主義的精神分析

ハリー・スタック・サリヴァン（Harry Stack Sullivan）（1892-1949 年）にとって，精神分析学は対人関係の研究である．そして社会心理学から分かちがたい精神病理学とは，間人間的関係を理解することであった．サリヴァンは，とくに統合失調症症状を，ついで強迫神経症を研究する．不安は，すべての病理学的状態において，基礎的で本質的な共通の症状として現れていた．不安は他者との接触から生まれるが，それは周囲の環境との最初の接触以来のものである．したがって不安は，文化的・教育的要因に密接に依存している．誕生以来，欲求の不満足が緊張と解釈される諸行動の原因となっている．しかし，《正常》なこの緊張に加えて，母親固有の不安によりもたらされた不安が存在する．《感情移入》により伝えられるこの不安は，増大していく母親自身の不安の影響を受けやすく，そうなるともはや満足という生理学的欲求では抗することができない．乳児は，アパシー，無関心，あるいは傾眠によってしか自らを守ることができない．乳児はこの最初の段階ではコミュニケーションのシステムをいまだ所有していないが，この段階から進行性の成熟と関連した領域（口唇領域，肛門領域など）による一連の相互活動を通して，自らの経験を徐々に統合していくこととなる．相つぐ体験により，幼児は文化的環境による禁止事項から生じる不安を最大限に避けながら，自分の要求を満足させようとする．これらの行動の中でも，昇華は，社会的に承認された間接的満足として特別に重要である．病理的状態の発生は発達段階の失敗の可能性を指し示しており，最初の段階が決定的である．したがって，統合失調症は器質的な症候群でもありうるし，解体機制が統合機制よりも勝っている初期段階を反映する不適応の結果でもありうる．統合失調症者は自分の経験に応じ

て，欲求の満足へと変容させることに成功した良い私，罰へと変化させた悪い私，そして破滅不安を再編成した「私でないもの」，として分離させている幼児時代の分裂的過程と原初的な不安を再発見している。したがって，すべての治療者の努力は，満足する関係を確立し，そして《パラタクシス的歪曲 distorsion parataxique》の意識，つまりいわゆる原初的経験の投影に由来する現実の変形についての意識を得させることにある。統合失調症に関するサリヴァンの概念は，チェスナット・ロッジ（Chestnut Lodge）病院の中で，そして患者-分析家関係の重要性を強調することとなるフリーダ・フロム゠ライヒマン（Frida Fromm-Reichmann）のような学者によって，アメリカで大きく取り上げられる。治療的な失敗は，不安な母親に直面する乳幼児の状況の中に患者を再び置く治療者が原因であり，患者の真の問題と重なり合っている。

　より広く，サリヴァンは患者との間に確立される対人関係の重要性を強調する。患者を認めようとして治療者が努力する初回面接は，すでに精神療法的な価値をもっている。器質的な原因が明らかな精神病（進行麻痺など）を除いて，サリヴァンは社会-心理-発生的な立場をとった。病気は，発達の経過を通しての心的外傷による外的原因の偶然の出来事に由来しており，正常状態との差異は純粋に量的なものである。ではいかにして，個人は統合され，グループから分離するのか。すべての障害のもとである不安は，たとえ幼児がそのことを理解していないとしても，賞賛を保つために幼児が受け入れなければならない教育や文化的要請と関連している。幼児は防衛により症状を生成するのである。防衛とは自己システムであり，自己システムに適合しない傾向が再び現れる危険があるときには，この自己システムが二次的な不安の源となりうる。治療者は，グループと社会の研究（モレノ Moreno を参照のこと）によって社会をよりよく理解しながら取り扱っていく必要があり，社会の有害な影響により制限されている潜在能力の発達が復元されることを追求するのである。すなわち人間を環境に適応させ，そして共同体を変革しなければならない。

カレン・ホーナイ (Karen Horney) (1885-1952年) は，最初はベルリンのカール・アブラハムの指導のもとで働いていた。彼女は，女性の劣等性と女性のマゾヒズムに関するフロイトの見方に異を唱えた。これらの特性は，産業化された社会の中で，そして愛を与え受け取るものへと女性たちを還元した清教徒の中で，与えられた役割であると考えた。アレクサンダー (Alexander) の依頼にしたがって 1932 年にアメリカへ赴いたのち，1941 年にフロイト運動から離れた。彼女の理論は，アドラー，ライヒ，フロムからの影響を受け，《生物主義》やフロイトのメタ心理学からますます遠ざかることとなる。彼女は，実際の実存的困難を強調し，幼児期の再構成についての価値を疑っていた。性格構造の検討から示された神経症性の困難は，文化，生活の条件，欲求不満，そしてそれらを映し出しているわれわれの社会の矛盾によって引き起こされている。例えば社会は，学校以来，ライバル状況を示しているにもかかわらず，友好関係と平等を説いている。社会は欲求を満足させる手段を与えることなく，ラジオ，テレビによって欲求を増大させ，疑惑，内的葛藤，不安は不可避となる。そしてそれらに人々は強くさらされるが，神経症において最も強くそれらは感じとられている (『われわれの時代の神経症的人格 (*The Neurotic Personality of Our Time*)』1937 年)。エーリッヒ・フロム (Erich Fromm) はベルリンとアメリカで同じように研究をしていた精神分析家であり，アドラーとユングの視点を取り入れて精神分析の範囲を広げ，個人の潜在能力を発展させる手助けとした。重要なことは欲動の満足ではなく，むしろ間人間的な結びつきであり，周囲の人々との関係である。第一に経済的生産が大切な社会においては，人間は以前に増してより単独であり，より自由である。人間は自らが開花しうる社会を熱望しているが，環境と調和するために子供は弱さとして知覚される思いやりの表現を抑制しなければならない。社会が神経症的性格となることを強制しているのである (時間厳守，規律)。マルクス主義的な見方によれば，社会は力動的な総体で変革しうるものである。文化主義的な見方によれば，本能的な発達は生物学的には方向づけら

れていない。不安こそが，感情的な浸透により，子供が両親から非常に早期に受け取る社会的現象である。葛藤は，社会のイメージに応じて個人を形づくっているところの，その社会から生じ，人間は〔真実の〕隠蔽という現象を通してその社会に統合しているのである。神経症的現象では，現実の状況と社会的要因によって，無意識現象と主観的な部分は減少し，それゆえ再社会化，社会への再適応が治療的に望まれる。つまり，明確に神経症の起源である社会と個人を和解させる必要があるというのである！

　ヘルベルト・マルクーゼ（Herbert Marcuse）は，カレン・ホーナイやエーリッヒ・フロムの文化主義的視点を激しく批判する。1898年，ベルリンで生まれたマルクーゼは，アメリカへ移住する前はハイデガーがいたフライブルクで研究していたが，アメリカで精神分析とその発展の様子を知ることとなる。マルクーゼはドイツではマルクス主義哲学者として見られていたものの，パリの共産主義には決して参加しなかった。パリの共産主義について，マルクーゼは『ソビエトマルクス主義（*Soviet Marxism*）』と『一次元的人間（*One-Dimensional man*）』の中で，彼が提出した官僚主義システムによる疎外の新しい形であると批判した。マルクーゼ（『エロスと文明（*Eros and civilization*）』）はフロイトを援用しつつ，欲動の抑圧（repression）とその抑圧（refoulement）は文化にとって必要であるというアメリカのネオフロイディアンのイデオロギーを拒否した（訳者注　ここでは，マルクーゼのいう性の抑圧（repression）と精神分析的な抑圧（refoulement）が区別して用いられている）。ネオフロイディアンでは，意識と文化的要因を強調しつつ，本能的根源と社会を分離させ，性的な病因論を否認し，無意識の存在，自我とエスの関係，個人と世界との葛藤は過小評価されていた。マルクーゼにとっては反対に，精神分析学は重大で革新的な仕事であった（このことでは，ライヒの仕事に近づいている（訳者注　性の解放の意味で））。進んだ工業社会の《システム》は，外見的な満足にかかわらず抑圧（repression）をもたらし，すべての対立が無化されている。《一次元的》人間は，その状況を超越することができず，特有な抑圧

された道具となる。人間は完全に自由であると空想しながら，現実には抑圧され取り込まれているという意識を完全に失っている。《人々は，商品の中に自らを認める。彼らは自分の魂を，自動車の中に，性能の高い装置の中に，見出す……》。私的空間は消えてしまった。しかし過剰抑圧（sur-repression）となった社会に対する反抗の可能性はいかほどであるのか。それに対する返答は試みられている。黒人の抗議や特有な欲求を産み出す消費システムを問題視した学生の論争が知られている。すべての文明は欲動の抑圧を基礎としているというフロイトに対して，マルクーゼは，もしある種の抑圧が必要としても，われわれの文化に存在しているような《過剰抑圧》を避け，生産性の原則を乗り越えることにより，もう一つの現実原則へ向かうことが可能である，と考えていた。

2　家族モデルと家族療法

　社会的な視点では研究は，相互関係システムにゆだねられている個人の発達と生活にとって特別な環境すなわち家族に集中していた。ラセーグ（Lasègue）は，ファルレ（Farlet）とともに19世紀に，『二人組み精神病（La folie à deux）』（1877年）を発表していることで，この視点の先駆者と見ることができる。フロイトは，精神障害の成因の中で家族の文脈の重要性を示し，家族を介して小さなハンスを治療したことにより，最初の家族療法（?）を実践していた。1934年，フランス人の精神分析家であるルネ・ラフォルグ（René Laforgue）は家族性の神経症について述べており，幼児の神経症により，いわば両親の神経症が明らかとなるような家族状況の特徴を示した。まさに人間科学が環境に興味を与えたことにより，アメリカでは成人あるいは子供の患者の家族についての関心が高まった。1937年以来，アッカーマン（N. Ackerman）は社会的情緒的統一体としての家族（その家族では，生きた体験のある側面はより個人的なものとなり，ほかの側面はより社会的なものとなる）を記述した。例えば，失業のような社会−経済的困難は家族の同一性に対する支障となる。子供の障害と周囲

の間にはある関係が存在しており，例えば統合失調症は個人の問題としては考えられない．多くのタイプの家族があり，《統合失調症と特別な関係をもっているような，感情的現象が中心的な集団が記述され》，その感情的な雰囲気として，冷たく制御された外面的・表面的な側面と，不安の侵入により極端に荒々しい人間関係となる深部の側面との間の対比として記述された．この不安には際立った性質があり，災難がやって来て誰かが死ぬか発狂するに違いなく，破滅されることとなるような謎が迫っている．それに対処するために，全知で全能で絶対的に確実な予言が伴うような，変化することのない硬直した支配がそこに据えられる．罪状が広がった環境の中では，本当には誰が犠牲者であるかあるいは迫害者であるかが知られることなく，スケープゴートの探索が行われる．親というものは殉教者の魂をもっているものであり（訳者注　たとえば親子心中のような），母－子の共生の中では，子供は母親の一部として存在するし，その逆もある．相手が生き残るために，あたかも二人のうちのひとりが犠牲にならなければならないかのように，すべてのことが行われる．個体化のすべての試みは脅威である．防御態勢を整えている父親は，しばしば家族環境の外部で，生存を確実にしようと思いを巡らしている．同盟者としては体験され得ない兄弟や姉妹も，父と同様である．結局，家族の外の環境は，敵意をもち危険であると体験され，子供は，コミュニケーションのこのシステムから抜け出すことができないのである．

　ボーエン（Bowen）は，情緒的不一致による精神病的家族を問題とした．ウィン（L. C. Wynne）は，偽相互性という用語を用いた．リッツ（R. Lidz）およびリッツ（Th. Lidz）は，統合失調症の成因の中で家族の異常性の重要さを強調し，家族の二つのタイプを観察する．偏倚した家族では，病気の子供はしばしば男の子であり，母親－息子の共生的結びつきの存在と，男性の姿としての父親は挫折によって特徴づけられる．その結果，息子は母親を満足させるために父親と異ならなければならない．もう一つの精神病の娘を容易に生み出す《分裂した schismatic》といわれる家

族では，過保護で親しみなく貧相な同一化のモデルしか提供し得ない母親と，女たらしでしばしば害を産み出す女性蔑視の父親という両親間で持続的葛藤が伴っており，その結果，児童は両親の葛藤の中にとらわれてしまっている。

　この臨床的観察を超えて，ウィンは，統合と分化の失敗として理解される統合失調症についての理論を精緻化しようと試みた。つまり未分化な全体的な状態から出発し，主体は自我と非自我たるもの，感情，能力，具体的あるいは抽象的であるものを区別する。分化された要素はヒエラルキー的な様式により組織化され，部分と全体，出来事と文脈，時間性とコミュニケーションとの間に関連が存在するように，それらの間で分節化される。機能のヒエラルキー的統合の失敗により思考の断片化が導かれる。つまり統合と分化の失敗により《無定型》で混乱した思考と退却へと至るのである。家族と思考の障害のタイプには一定の関係が存在している。気配りが一定ではなく，あるときは感情的に硬く隔たっており，あるときは共生へ向かう親密さの中で不法侵入しているようであると，満足のいく体験が欠如する。そして誰もが偽の敵意や偽の相互性の行動による役割の中に追い込まれ，内容と意味が解体される。偽の敵意や相互性の不一致による急性の発作は，個体化の試みに関連するかもしれないし，慢性の発作は偽の相互性の再構築と関連するかもしれない。家族研究は，論理とサイバネティックの理論，情報と比較行動学の理論を用いることで，まったく新しい方向へと向かい，その結果，一つの研究グループの周囲で「システム理論」と呼ばれるアプローチがつくられていく。そのグループは，1958年に設立されたカリフォルニア精神研究所がある場所の名称にちなんで「パロ・アルト（Palo Alto）」グループと呼ばれた。最初の研究者グループにはベイトソン（G. Bateson），ジェイ・ヘイリー（Jay Haley），ジョン・ウィークランド（John Weakland）が参加しており，ついでドン・ジャクソン（Don Jackson），フライ（W. Fry），ワツラウィック（P. Watzlawick）らが加わることとなる。それらの研究者たちはさまざまな興

味と素養をもっていたが，特異なコミュニケーションの変容についての研究はとりわけ家族の場や家族療法の適用により精神病理学と関わりながら，《人間問題の概念化のための新しい方法》に達した（ワツラウィック）。理論的な推進力は最初，グレゴリー・ベイトソン（Gregory Bateson）(1904-1980年) によって提出される。ベイトソンは，20世紀のアメリカの多様な思想運動の出会いの中に位置づけられる。彼は偉大な遺伝学者である父（遺伝学という用語はその人（訳者注 William Bateson）によっている）と同様に，最初は動物学を研究した。ついでガラパゴス諸島の地域に関する研究を行ったのちに，人類学の研究を始める。1927年，彼はニューギニアでマーガレット・ミードと出会い，1936年に彼女と結婚する。1942年に彼女との共同作業により，ベイトソンはバリ島人の性格に関する著書（『バリ島人性格（*Balinese character*）』）を出版した。エリクソン（E. Erikson）の精神分析理論の影響のもとで，彼らはバリ島の気質を両親－子供の関係の機能において理解したのである。それ以前にベイトソンは，《分裂生成 schismogenesis》の概念を用いながら文化についての一つの理論を着想している。つまり社会システムの真っただ中で，循環する現象の平衡・不均衡の過程が分裂と分離へと導きうる，とした。1942年以来，彼はフィードバックの過程や，ついでゲームとコミュニケーションの理論に直接的に興味をもち，精神病理学現象への適用を試みた（『コミュニケーション：精神医学の社会的マトリックス（*Communication: the social matrix of psychiatry*)』1951年）。それ以来，論理学的（logic）問題に対する彼の興味は堅持される。バートランド・ラッセル（Bertrand Russell）とホワイトヘッド（A. N. Whitehead）の共著，『数学原理（*Principia Mathematica*）』(1912-1913年) の論理学的な類型理論により導かれ，ベイトソンはパロ・アルトグループによって，可能なかぎり多くの状況における論理的パラドックスを探求した。そこから始めて，1960年にこのグループと別れるも，広範なコミュニケーション理論を試みた。

　グループのほかのメンバーは，さまざまな知識と指向を補完し合って

いた。精神分析的な知識をもつドン・ジャクソンは，1968年の彼の死まで臨床的な指導を行った。1921年，オーストリア生まれのポール・ワツラウィックは，チューリッヒで精神分析的な訓練を受ける前に哲学の研究をしており，のちに集団について研究する。ベヴン（Beavin, J.）とドン・ジャクソンにより1967年に出版された著作『人間のコミュニケーションのプラグマティクス：相互作用パターン，病理とパラドックスの研究（*Pragmatics of human communication : a study of interactional patterns, pathologies, and paradoxes*)』（コミュニケーションの論理のために（*Pour une logique de la communication*) パリ，Seuil, 1972年）によってこの新しいアプローチが世に知られるようになり，相互作用とそのパラドックス，このアプローチの治療における利用についての問題を掘り下げることとなる一連の仕事の端緒となった。

　実際，これらの研究者たちは全体の中で責任を引き受けているというような家族の治療的な枠組みを利用しており，理論的には個人的で内精神的な態度は破棄された。この意味では，その科学的な準拠は，ワツラウィックが考えるように，その時代精神（*Zeitgeist*）に相応していた。フロイトは線型的な因果関係によるエネルギーの保存と変換の法則をもつ熱力学のような科学的理論に準拠したのであろうし，対照的にパロ・アルト学派はサイバネティックの概念に準拠した。その概念とは循環的な性質の因果関係であり，回帰であり，開かれたシステムである。部分の総和によってはシステムは決定されず，それらの部分とそのシステムを取り囲んでいる環境との相互作用によって決定されるもので，つまり下システムの全体により実現されるシステムである。一般システム理論（ルートヴィッヒ・フォン・ベルタランフィー Ludwig von Bertalanffy）では科学的対象とは，外的環境の影響のもとで自ら変換する様式であるようなホメオスターシスと内的相互作用を研究することである。これらはまた，同型対応（イソモルフィー）概念によって，物理学領域と同様に精神病理学的なものにも適用された。システムというものは，自己統御的メカニズムによって安定したホメオス

ターシスの状態に傾くのであり，等電位を減少させるような強制状態に服従させられている。その平衡は不変なものではなく，さまざまな中間状態によって達成されているのであり，このことから，現在の観察によって過去を演繹しそして未来を予見することは不可能である。予見不可能性の概念は，さらに論理の中にも導入されなければならない。開かれたシステムは情報の助けを得て，組織化の増大する方向へと発展する。それらの一般理論を人間精神の研究へと適用すると，家族は対話変換（交流）とフィードバックを通して，進行的に構造化する自己統制システムとして考えられる。人間集団においては，あらゆる対話変換はコミュニケーションの特徴を有している（無言もメッセージの価値がある）。すべての相互作用は二つの側面，つまりメッセージが指示するその内容の側面と，メッセージの内容が知覚されるときのその様式が指し示すメタ情報的な次元（例えば，イライラした姿により表現されているような種類のもの）を含んでいるが，それらの側面は一致するとは限らず，混乱とパラドックスの源となりうる。ある関係の性質は，コミュニケーションの流れの区点に依存しているのであり，コンテクストからは孤立され得ない。二つの言葉が存在し，一つはデジタル（言語的に言明されたものに相当するもの）で，もう一つはアナログ的なもの（非言語的言語に反映されるもの）である。相互作用には二つのタイプが存在し，一つはパートナーの平等性に基づいた対称的なものであり，もう一つは相異に基づいた補完的なものである。『コミュニケーション理論（*Une Logique de la communication*）』の中でワツラウィックが示したコミュニケーションの原則から出発して，コミュニケーションの水準（内容あるいは関係性に重点があるのか），諸事象の分節，アナログ的なものとデジタル的なものとの間の翻訳の誤り，対称的拡大かあるいは硬直した補完性のコミュニケーション様式，それらの不一致に基づいた病理が，まさに観察された。コミュニケーションしないことの不可能性があるので，唯一可能なことは，コミュニケーションをただ拒絶するか消去するか，受け入れることか，あるいは症状を生み出すことか，なの

である。

　最も病理的な現れの一つは，統合失調症者の家族に観察された逆説的な会話である。1956年，ベイトソンは，論文《統合失調症の理論に向けて》の中で，「二重拘束（ダブルバインド double bind）」操作，つまり不可能な状況に人を閉じ込めるような矛盾を含むメッセージを記述した。逆説的なコミュニケーションと逆説的な指示による《二重拘束》が存在するのは，以下のときである。すなわちいかなる種類のメッセージが個人に与えられているかを明確に区別しそこで適切な応答をすることが生命的に重要性であると感じられるような強い関係性の中に個人が引き入れられているときに，この状況の中で一方が他方と対立するような2種類のメッセージを受け取り，加えてメッセージによって固定された枠組み（たとえ矛盾でしかないとしても）から離れることができず，メタ－コミュニケーションが伝えられているような状況に置かれたとき，である。したがって主体は不可能性というジレンマの前に置かれ，精神病はその結果にすぎない。統合失調症者は，いつも論理的水準で混乱し続けた矛盾したメッセージの前に置かれており，その関係の中で自らの存在を破棄し，自らを失格させ，このような関係の中に置かれたことへの怒りを表現することへと差し向けられる。この家族の子供はわが身の上に差し迫った脅威にさらされ，ただ共生を保つしかなく，両親の潜在的な狂気を外在化するリスクとなる個体化の欲望はすべて否定される。矛盾の信号を内在化した主体自身は，狂気としてこの混乱を表現するのである。そのような矛盾は社会レベルでも同様に見出され，家族はその矛盾を反映せざるを得ないのであろう[31]。

　システム的なアプローチは，全体のコミュニケーション関係から見ることにより病理現象を相対化し，病的現象の理解を変容させた。研究は，ある関係性がより大きいシステムの部分として観察されるような関連性の顕れを取り上げることにより行われた。今，働いている精神を確認すること

---

[31] パラドキシカルな状況は，精神分析においてはアンジュー（Anzieu）によって記述されたパラドキシカルな転移において見出される。

が不可能であるため，行動が意識的あるいは無意識的な問題であるか否かは問題にならず，意味と動機に基づいた仮説は設定されない。つまり精神の中で起きていることのすべては，《ブラックボックス》の中でのことのようである。精神症状は相互作用の反応として現れるのであり，したがって修正可能である。精神症状は，それが生み出される文脈全体の中でしか接近できず，取り扱うことができない。そのため，《家族のメンバーのひとりが精神病的であるから，家族のメンバー間でのコミュニケーションが病的となるのか。あるいはコミュニケーションが病的であるから，彼らのうちのひとりが精神病的となるのか》というタイプの問いに答えることはむだな努力である。

　家族療法のさまざまな学派が創立されることとなり，それらには《戦略的》，《構造的》（ミニューチン Minuchin），《逆説的》（セルヴィニ Selvini），精神分析運動に由来するもの（ボーエン Bowen，リヒター Richter など）がある。家族的アプローチとして特殊化されたこれらの学派のほかにも，システム論的なアプローチの影響は精神医学界では確実なものである。しかしこの視点では，病理学の概念は著しく疑わしいという背理に至ってしまう。家族集団へのこのタイプの介入の実践的側面は，ヨーロッパに到達する前にアメリカの社会的文脈の中で発展した。ワツラウィックが強調しているように，このことはまさに時代精神に一致しており，科学的精神の平面のみならず，孤独の問題が提示され家族の価値が議論されたその時代の集団や家族への介入に対する願望や，有効性や効率性の期待と，確実に適合していたのである。

3　反精神医学

　反精神医学という名の精神医学運動は，イギリスの精神医学グループから生まれ，その中で最も知られているのはレイン（Laing），クーパー（Cooper），エスターソン（Esterson）である。この運動は，精神分裂病の家族に関してアメリカでなされた臨床的研究に基づいて（レインはアメリ

カでベイトソンと会っている），精神分裂病患者のある種の引き受け方に異議を唱えたのである。しかし精神分裂病を純粋に心理社会学的な在り様に基づく反応様式と考えず，レインは，現象学的・実存主義的，そしてマルクス主義の思潮に同時に導かれながら，これらの知見を一つの哲学的な視点の中に統合することとなる。しかしそれらの省察は，常に臨床的活動のある平面において支持され，存在し続けていたものである。

　レイン，クーパー，そしてエスターソンは，精神分裂病は病気ではない，と注意を促す。ブロイラーが精神分裂病群について述べているとしても，分裂病あるいはその患者の集団が存在するのか否かは誰にもわからない。分裂病は生理学的機能不全や特別な原因と関連させることはできない。人々は，《ひとりの人間，その人が体験していること，その人の行動様式が臨床的に分裂病の特徴を示していると考えられるかぎりにおいて，その人間やその体験，その人の行動様式を規定するために，分裂病という用語》を用いている。つまり，分裂病は症候群と考えられていながら，用語の有用性が推定されることもなく，あるいは病因に結びつけることもなく，一つの用語により《臨床的な観察による全体》としてまとめられている。現象学的視点にしたがうと体験された次元を考えることが重要であるが，しかしながら本質的には人間－間の関係，《家族メンバーの関係と，そしてシステムとしての家族それ自身》を研究することが重要である。このことによって同時にこのアプローチはアメリカのシステム論的な思潮に接近し，分裂病は認識され一つの意味をもちうる社会的現象となるのである。《もし家族のもつれによる行動と経過の角度から分裂病者の行動と体験を考えるとするならば，分裂病者と診断された人物の行動と体験はどれほどに分裂病に相応していると認識されるであろうか》（レインとエスターソン『心の平穏，狂気と家族（*Sanity, Madness and the Family*）』）。

　人間の現実は関係を通して理解されるのであるが，疎外している関係とは他者の自由を制限しているものである。存在は弁証法によりとらえられ，《ほかの人間の生命と関わっているひとりの人間の生命の歴史的運動

が，分析しうる動因とこれらの動因間での諸関連の一連のシリーズを構成している。その運動は，本質そのものとしては自ら生成しつつある統合化であり，流動する単位化である。それは他人を通しての脱全体化（訳者注　個体化）を内在化することから発して，自分自身を永遠に再全体化するような全体化である》。存在，とりわけ分裂病者は，この運動においてしか，つまり分裂病者と人々の関係や分裂病者になされた人々の反応を通してしか，理解されない。（人間）存在は，内的体験が損なわれた疎外の世界の中に居り，あるいは子供の内的世界のような中に居る。《正常とは，抑圧，否認，解離，投影，統合，そして体験の破壊的行動のさまざまな形から，生み出されたものである。それらはすべて，存在の構造に対して異質なものである》。平衡が失われた世界へ社会的適応することにより，正しいものとして教え込まれた規則や条件，役割に服従しようとするために，体験の喪失が伴われる危険がある。狂気は解放の一つの形を表現しているのであるが，このことにより狂気は健全さを表しているといおうとしているのではない。耐えがたい事実状況を引き受けるために採用された戦略こそが問題なのである。

　分裂病者は些細な暴力の犠牲者であり，それ自身が社会の暴力の介在者となっている家族構造の研究を通して，このような暴力は明らかとなる（体験されたものの剥奪，知覚されたものの否定，ダブルバインドなど）。独特の偏りが見られる家族において分裂病者は耐えられない状況の中に位置づけられており，全服従，自由からの完全な破棄，あるいは暴力によって規定されるしかない運動の中で，そのグループから出発するという選択肢しかない。

　疎外されている一つの社会の中に狂気はあるとするこの狂気の概念により治療面での影響がもたらされ，その結果病院環境の中と同様に，病院外のことも関わっている問題であると気づかされた。この関係性の中で，病人が失ったそのことをまさに再び見出し，病人を自分の体験の中に，つまり《自分の旅》へと連れていき，自分の体験を生きる手助けをして，《内

的時間と空間の中で，よりいっそう遠くへ行って再び戻ってくる手助けすること》が重要である（『経験の政治学（The Politics of Experience and The Bird of Paradise)』）。病人を理解するために病人の症候や構造の研究に限定することはない。《過去の人であれ現在の人であれほかの人間と病人の相互作用が，どの程度まで病人の過去をわれわれに明瞭にすることができるかを発見することが必要である。相互関係の図式の修正ないし統制された状況の創出が達成され，その状況において家族の構成員はお互いの関係を修正するのである》。

この概念の独創性は，入院の構造を再び問題にしたことである。この意味において，この概念は反精神医学であり，あるいはより正確には精神医学諸体制への反対である。病人が自己表現したり現実に何かを行うこともできず，落ち着くこともできず，家族の中で病人がもっていた相互作用関係の型を繰り返すしかないような疎外された状況を，実際に病院の構造はしばしば再び産み出していた。この冒瀆を存続させない状況を病院につくり出すこと，つまり病人が対象とされることを禁止することが重要である。職員は役割の中に逃避してはならず，病人に解体の可能性を与えているということを認めていなければならず，職員自身の狂気を受け止めねばならない。施設の中では，他人に基づいて行動したり，権威や真正の行動を見出すことを自分自身の経験に投影することを捨てなければならないのであろう。研究の基本的な要素は，矛盾，既成の考え方，先入見，幻想，行われている束縛を分析することである。

4　社会心理学的アプローチ

社会心理学は，1908年以来，心理学から分岐した一分野としてアメリカで形成された。先行して発展していた社会学的な流れと文化主義者的精神分析の動きから生まれたのである。実験社会心理学は，精神病理学的概念とは直接的に関与せずに発展した。一方，集団の力動に興味をもっていた心理学者たちは，究極的には入院施設や外来での新しい治療的視点へ

と導かれる[32]。クルト・レヴィン（Kurt Lewin）(1890-1947年) を引用する必要がある。彼はドイツ出身の心理学者であり，最初はゲシュタルト学説（形の心理学）の賛同者であり，1933年にアメリカに移住する。一般的に，心理学的な場と社会的な場の概念は彼に負っており，集団は力動をもつ全体として理解された。

ヤコブ・レヴィ・モレノ（Jacob Levi Moreno）(1889-1974年) は，1925年にアメリカへ移住する前に，ウィーンでサイコドラマを見出していた。サイコドラマは，役割（「役割」は，M・ミードの父であるG・H・ミードによって定義された），自発性，カタルシスの概念に基づいている。モレノはフロイトの精神分析的視点を越えることを考えており，主体の全人格を考慮に入れ，劇から着想された技法によって，主体は自由となり，自分自身が引き受けるべき多くの役割と自発性を再発見できる，というのである。実際に役割の病理が存在しており，役割が限定されていたり，役割認識が歪んで有害に変形していたり，死んだ人間に対して存在していた役割が継続される，などである。役割を取りかえることとは，共－無意識状態を共有する可能性によっており，治療は共－無意識と共－意識状態を再現するという方法によって導かれる。ソシオメトリック（sociometri）（訳者注　集団構成員の構造を表層から深層レベルまでとらえようとすること）研究は，すべての制度においても同様に重要である。ここでは以上の心理学者にしか言及できないが，病理についての社会心理学的アプローチの中で，彼らの考え方が与えた間接的な影響を強調したい。

制度的な運動と制度的な治療

はるか昔より，精神障害者たちは地域社会によって引き受けられてきた[33]。それらの中には，数世紀以来，存在しているものもある。ベルギーのゲール／ヘール（Geel）における地域社会の例は，この伝統の最も代表

---

32) 216ページを参照。
33) 12ページを参照。

的なものであり，1300年以来，この地域社会は狂人たちを受け入れていた。最初は狂人たちを世話するための，有名な巡礼の場所での宗教的な制度で，ついで病人を引き受ける農民の家族たちに賃金が支払われた国家庇護の慈善制度となり，最後には治療的体制に組み入れられた制度で，1980年には3万人の地域社会の住民が1300人の病人を受け入れていた。療養させる家庭は住まいと食卓を提供し，《コロニー》は残りの利用者たちに看護師によるケアを提供した。患者は選ばれた慢性の精神病者であり，彼らのうちの200人がコロニーにとどまっていた。この制度は今では，フランドルの母権的な影響のもとで病人が収益をもたらす労働者になってしまっているとして批判されている。その上，この制度は地域の経済的な変化によって脅かされる。フランスにおけるより最近の似たような例を紹介しよう。それがダンシュロロン（Dun-sur-Auron），あるいはエーネ・ル・シャトー（Aynay-le-Château）のコロニーである。これらは，中世以来，病人を受け入れ世話をしていた宗教的で慈善的な多くの制度とは異なり，病人は自然な生活環境にあり，場合によっては働くことができる。衛生は治療効果があり，労働と職業が有効である，という考えは多くの制度の組織化を支配しており，精神的治療（traitement moral）はその側面の一つである（30ページを参照）。こうして19世紀以来，ヨーロッパのすべての国において，のちに精神病院と呼ばれる多くの収容所（asile）が建設されていった。ゲールのモデルに対応して，コロニーは収容所に付属してつくられたが（女性収容所であるサンタンヌ Sainte-Anne は，農業収容所あるいは農業コロニーであった），一方では自発的につくられたコロニーもあった〔回復期のための開かれたコロニー，院内学級，家庭的な施設（家庭看護）への預け入れ，など〕。政治的・経済的理由がどのようなものであれ，あるいは大いなる閉じ込めといわれたその組織の始まりがどのようなものであれ，衛生は治療効果があり，仕事と労働は精神病の治療に有効であり，一方反対に，悪い衛生条件と無活動は障害と変質の源になりうる，という慈善主義のニュアンスを帯びた考え方が一般的に認められる。作業

療法と社会精神医学の創始者のひとりであるヘルマン・ジモン（Hermann Simon）は 1929 年に『精神病院におけるより積極的治療法（*Aktivere Krankenbehandlung in der Irrenanstalt*）』というタイトルの本を発刊した。重要な考え方の一つは，疑いなく障害は病院の環境に依存している，ということである。入院治療そのものが病みうる。ヘルマン・ジモンは，作業が病人にとって治療となるような，さまざまな治療法を提案した。

　ある病理の産出と維持について，入院の役割要因を用いた治療法を概念化し実地に適用しようとした入院精神療法（psychothérapie institutionnelle）運動が生まれるには，第二次世界大戦後まで待たねばならなかった。精神病者，とりわけ慢性の精神病性疾患をもつ病者に対して，治療に有効な制度的器とはどのようなものなのか。精神分析理論を参照として転移や逆転移の現象をどのように分析するのか。治療に役立つように，コミュニケーションと空間-時間の体制化の可能性をどのように用いるのか。治療条件と関連している可能性のある病理の存在をどのように理解するのか。答えはさまざまである。しかし，すべてにある種の社会因性であるとの考え方が包含されている。

　第二次世界大戦の間に，ヨーロッパの国々の精神科医たちは，精神病患者の生活条件について検討することを強いられた。例えばドイツではこれらの患者の根絶が問われ，栄養欠乏と死があったのである（フランスでは，精神病院で 40％の患者が餓死し，オワーズのクレルモン Clermont のような病院では 60％までが死亡した）。かくして精神医学者たちは，彼らに悲惨な状況を最初に体験させたのであり，囚人たちも同様であった。戦争のあと，囚人キャンプあるいは収容所と，精神病院の生活条件の解決が要請された。フランスでは，精神科医たちは精神分析的・社会学的，そしてマルクス主義的な理論に基づいて反省を行いながら，生活条件に反映させることに協力した。まず，三つの入院に関する試みが行われた。ドーメゾン（Daumezon）は弟子のケクラン（Koechlin）博士とともに，フリューリーレゾブレ（Fluery-les-Aubrais）において，看護職の仕事の変革を強調

した。シヴァドン（Sivadon）はヴィル゠エヴラール（Ville-Evrard）において，作業療法と建物の枠組みがとくに重要とした。最後に，スペイン戦争の結果フランスに亡命した精神分析家であるトスケル（Tosquelles）は，ロゼール（Lozère）のサンタルバン（Saint-Alban）で活動をした。1945～1947年以来，エー，ラカン，ル・ギラン（Le Guillant），ド・アジュリアゲラ（de Ajuriaguerra），ボナフェ（L. Bonnafé），フーケ（P. Fouquet），ミニョー（Mignot），デュシェーヌ（Duchêne）ら，多くの精神科医たちは，これらの試みをめぐって作業グループを形成している。精神分析家と精神分析学を拒否するスターリン主義的マルクス主義者との間に急速な対立が起こった。こうして1952年，ボンヌヴァル（Bonneval）（エーの病院）の集会で，ル・ギランは社会学的視点を発表し，これがのちに，ある種の《反精神医学者》として取り上げられた（それは本来，反精神医学というよりも，反精神分析学としてなされたものであるが）。彼は，《セクターについての政策 politique de secteur》（1957～1958年のセーブルグループ groupe de Sèvres）をつくり上げ，ホスピタリズムによる付加的な疎外を回避しつつ，病人の生活環境と治療チームの環境を同一とし，精神病院の壁の外で精神医学的な治療を行った。そこで課された問いは精神分析学への準拠の問題ではなく，精神療法への看護者の参加の問題である。すなわち単なる看護への参加と，まったくかあるいは十分には精神分析療法の訓練を受けていない人間による治療への参入の間に，どのような立場を取り入れることができるのか，という問題である。かくしてこうした問題に向かい合うことにより，翌年以降に，シヴァドンによるラ・ヴェリエール市（La Verrière），ウーリー（Oury）によるラ・ボルド病院（La Borde），マノーニ（Mannoni）によるボンニュイユ・コミューン（Bonneuil），そしてポーメル（Paumelle），ルボヴィッチ（Lebovici），ディアトキーヌ（Diatkine）によるパリ13区の試みを引き起こしていく。

多くの観察により，入院環境と結びついた症候が本当に存在していることが臨床的に示された。クレペリンによって記述されたような慢性精神

病は，精神病者が収容された環境から切り離すことはできず，長期のホスピタリゼーションによる情動的・心理社会的な多大な欠落が示されたのである（患者は，個人的な関心事もなく，時間-空間的な目印もなく，孤立している）。精神病院の環境が，早発痴呆と同様に同じく荒廃の道へ至らしめている。精神医学的なホスピタリズム，つまりある種の《手厚いもてなし hospitalité》（ブリル Brill）があり，それに対して統合失調症者はとくに弱い。症候としては非可逆となりうる無為と無関心が記述され，症候学は精神病院に入院した多様な患者間で均質化される。より一時的には，見捨てられに対する反応として感情失禁（スタントン Stanton とシュワルツ Schwartz），患者間あるいは職員との関係によって発散される焦燥，患者がまったく行為不可能な空間に置かれるときに現れるステレオタイプが観察され，環境との分離反応である解離症状が見られる，などである。

　この入院による病理は，檻に閉じ込められた動物を研究した比較行動学者の観察とも関連づけられる。ステケリン（Staehelin）（1953 年）によれば，統合失調症者は閉じ込められた動物のように限定されたテリトリーしかもたない傾向があり，個人的なスペースへの侵入に服従させられており，他者が臨界的な距離を乗り越えるとしても，手段としては怒るか逃げることしかできない。慢性患者のグループでは，個人のテリトリー，通る道，表現の様式は固定されて，自由が限定されている。

　社会学的理論の基礎には，アーヴィング・ゴフマン（Erving Goffman）の著作（『アサイラム（*Asylums*）』1961 年）による貢献が認められる。アーヴィング・ゴフマンは，精神疾患を制度化する社会的施設に興味をもっていた。病院生活についての社会学的な分析により，閉じ込められた生活様式が綿密に決定されている《全体主義的制度》のような社会的コントロールの必要性と治療的な要求との間には，矛盾があることが示されていた。これらの制度では，病人の側に，日常の生活と人間関係の要請から一連の適応が要求されている。適応の一つは，病院の中での抑圧から逃れるためにもぐりの活動に身を置くか，できあいの場所での満足が要求される病院で

気楽に生き，《市場の条件が強制されている病院の職業的な役割を確認する》こととなる。病院を消滅させることでは問題が完全に置き去りにされるので，重要なことは，さらなる疎外を産み出している制度がどのように作用しているかを理解することである。

とくに相互関係性に感受性が鋭敏な精神分析学は，これらの問題に回答することができるかもしれない。しかし議論されている問題は，制度における職員全員の，とくに精神分析的治療に関する看護者の位置づけであり，彼らの不確定な参加であった。要点は，入院治療において要求されるタイプの分析つまり転移の特別な様式の分析，を通して精神療法が行われていると考えられることにあった。それゆえ関連への回答は，世話をする職員の《その場に応じた特化されない関係》の心理学から精神療法的治療への参加まで，さまざまであった。

ウーリーにとって本質的な目的は，病人の疎外からの解放であり，それは制度的な疎外からの解放と切り離せないものであった。制度による治療は，《職員全体と病人全体との間で，医学的にコントロールされた媒介システムを産み出す傾向がある》[34]のである。個々の介入は，象徴的審級の法則が存在しているような全体の中に位置づけられることによってのみ意味を有するのである。転移は，集団においてさまざまに表現されているとしても，治療関係のアプローチとしてフロイトにより精緻化された概念へと再び差し向けられるのである（トスケル）。日々の現実の中で生きることを強いられた職員環境についての無意識的メカニズムについて病人たちが理解することの危険を逆に報告し，不安，反動形成，および逆転移の形成を増大させる危険があるとした研究者たちもいる。活動のさまざまな水準を引き出し，精神分析的な解釈と（制度的な）理解を区別すること，つまり精神分析的領域と制度的領域を区別する必要があるのであろう（ラクロ Raclot）。

フランスと同様に，先に引用した影響（文化主義，社会心理学など）

---

34) ラカミエ（P. C. Racamier）より引用。

があったアングロ－サクソンの国々においても，地域社会全体が引き受けることに直面した経験から，実践が起こった（ジョーンズ M. Jones，ウッドベリー Woodbury，ステンゲル Stengel，ビエラ Bierer ら）。フランスでは，二つの潮流が対立している。一つは，精神異常の要因となることから免れている理想的な構造をしかるべき場所に設定することをめざすものであり（ウーリーとジャンティス Gentis のタイプ），もう一方は精神分析学のより古典的な視点をもった実践（パリ13区におけるような経験）で，節度あるやり方で制度に適用することであった。ラカミエ（P. C. Racamier）は自らの入院治療体験から出発して，入院治療に精神分析学を適用することによる統合を試みていた（『ソファーなき精神分析家（*La psychanalyste sans divan*）』1970年）。

この運動によって，入院による《慢性化》についてのある種の病理が明らかにされた。精神科的治療の適用の重要性に加えて，同時に社会的・精神医学的理解に基づくことにより，制度において生きる精神病者の理解が可能となったのである。しかしながら，さまざまな治療の形による病院の開放は，入院精神療法運動そのものの消失を導くこととなる。実際，1970年からの行動的・生物エネルギー的・人間的・コミュニケーション的精神医学の発展，セクター（secteur）による精神医学の出現は，新しい制度，つまり中間施設といわれる構造によるもう一つの治療的運動を出現させることとなる。

5　純粋な社会精神医学的運動

イタリアでは，完全に異なる社会政治学的な文脈の中で，一つの経験から入院制度全体が再び問題とされた（『否定される制度（*L'istituzione negata*）』バザーリア Basaglia）。国家権力が問題とならない国々においては，フランスやアングロ－サクソンの国々と同様には協会に関する法律（典型としてフランスの1901年の法律）によるような入院あるいは共同体での精神療法の実践は困難であったものの，逆に地域が主導となることを可能とする。

かくしてバザーリア (Basaglia) がいたトリエステ (Trieste) の地域で，一つの脱制度的な経験が始まった。この経験により，1978年5月13日法の全体的な法制定につながり，その法律180号は精神医学的体制を廃棄し，国の保健機構の全体を再び問題とした。これらの改革派がよりどころとする理論は，純粋に社会政治的であった。つまり最も疎外された形として直面している精神病理は，個人を支配している社会的な形態のもとでしかあり得ないと考えられたためである。それゆえに目的は自由を与えることであり，国家装置に頼ることなく，メンバーの狂気を社会に引き受けさせることであった。これらの検討により，確かに精神医学に関心をもたせたアドバンテージがあったが，しかしそれは精神病理学からは，はるかに遠いものである。

第4章
現在の傾向

　多様な精神病理学的潮流の発展により，精神病理学の適用範囲は多様となった。二つの参照の大きな流れ，すなわち一方は精神分析理論に基づく力動的精神病理学，もう一方は行動理論とコミュニケーション理論に基づいて客観化された行動により主観性を消失せしめることへと向かった精神病理学を対置することにより，精神病理学が要約されるように思われる。精神病理学的に対置された二つの方法は，臨床的方法と実験的方法に相応している。病理学的領域がそのオリジナリティを喪失しているように思われるのは，諸理論は病理的事象から生まれているとはいえ，はっきりとした正常と病理の境界線の欠如，つまり正常と病理の連続性を強調しているためである。社会的には，精神病院での実践に対する反応として，「脱精神医療」あるいは「脱医療」が推奨されている。

　精神病理学の存在を主張することは，しばしば古くさいように感じられる。生物学，生物化学，遺伝学，薬理学の発展により，精神医学的実践は心理学的ではない知の上に立脚することが可能となった。生物学的精神医学は，精神病理学的次元を理論的に忘却させうる将来性のある方法の一つである。しかし，生物学的精神医学の発展が，まさに心理学的な介入の可能性を開いている。例えば，精神病者の精神療法は，神経遮断薬の使用により大きく促進された。より一般的には，医学の進歩により死亡率は減少し，それまでは緊急の治療のために副次的な位置にとどまっていた病理学

に対して興味をもたせ，かくして幼い子供，あるいは身体障害者の精神障害について検討されるようになった。精神医学的な，あるいはリハビリの施設が，療養所に取って代わっている。第二次世界大戦後，心理学的および精神医学的実践は大いに発展し，精神科医および心理学者の数の増加はその一つの証拠である。戦争時に，そして戦争後に起こった社会的経済的大混乱により，適応問題が関心事となり，「正常の病理」の一つについて考えさせられた。政治的な変化により，アメリカとソビエトの影響のためにヨーロッパの国々の役割は減少し，そのときまで精神病理学において支配的であったフランスとドイツ学派の重要性が減少する。現象学は，その変形あるいは妥協としてしかもはやほとんど援用されていない（ロジャーズ Rogers，反精神医学などに見られるように）。アメリカで発展した精神分析学は，巡り巡ってヨーロッパの国々に及ぶこととなる。多くの分析学者は，その上，ナチ体制から逃れるために祖国を離れ，戦争前あるいは戦争中に亡命しなければならなかった（フロイトがその例である）。精神分析学はすでにアメリカで定着していたが，その後ヨーロッパに届く頃には，その厳密さと理論的な基盤を犠牲として，大きな流行となっていた。多少なりとも精神分析を採用した治療が行き過ぎたことによりその影響力は減少させられ，行動主義や生物学主義といったより客観的に見える諸方法に利することとなった。また，（精神医学における）支配的な影響力に起因するそれぞれの国の間での時間軸上の温度差というものがあり，発展の程度および理論と実践の融合に相まったさまざまな研究領域の間での温度差というものもある。このようにして児童精神医学はより遅れて出現し，関係性の次元がより明らかであるがゆえに，とりわけ精神分析学の中心となったのである。

　状況はなおいっそう錯綜している。というのも社会の要求に応じた治療の可能性というものは経験主義に組するものであるから。それはしばしばあいまいな理論的背景しか頼るもののない精神療法の実践が増大していることを証明するだけで足りる。厳密さについてのこだわりがあるとするな

ら，方法論は理論的反省を犠牲とした特権的な存在となる危険がある。これらの反省によって，精神分析および行動主義の両方について，先立つ時代の直接的な延長の上に位置づけられるのであって，ほかの人文科学や生物学との関係を通して豊かなものになることがわかるのである。

　非常に簡略に二つの傾向を示すことができる。記述的に分裂の傾向と名づけられるような傾向は，病理学的な次元を忘却させるような方法や理論であるために，あるいは適用範囲での多様な実践であるために，精神病理学を消失させようとしている。それらの傾向は精神医学と心理学の拡大の時期に一致するであろう。統一的な精神病理学的傾向では，反対に，複雑性で多様な次元が認められる病理学的事象の理解に達するために，さまざまな運動の統合をめざしていた。例えば，ラカン（J. Lacan）のような精神分析家たちにより勧められた《フロイトへの回帰》は，精神分析学の独自性の中に再集中しながら，この理論の原初にある病理学的事象を再発見することを可能とした。これらの統合が模索されるのはおよそ 1960 年から始まるより最近の年月に一致するのであろう。

A　分裂の傾向

　理論的な熟考は，経験主義のために色あせていた[1]。20 世紀初め以来の心理学の進歩により，病理学領域に適用しうる道具は得られている。しかし方法を生み出した理論的基礎が忘れ去られた結果，方法が前面に出る危険があり，その結果に基づき正常および病的パーソナリティについての系統的な構成が検討されているのである。諸理論は，人間科学的領域の拡大の中で病理を消失せしめている。適用領域の拡大により，病理学の領域は粉々となり，別種の知識の領域がそこにつくられる傾向が見られている（例えば児童と成人との関係では，児童の心理学を遺伝的方法が乗り越

---

1) ヒポクラテスの医学哲学的教義を忘却した，ローマ衰退期の経験医学の増殖と同様であろうか。

え，独自の精神病理学を包含することとなった）。

1 諸方法の発展

a テスト

ビネー（Binet）とシモン（Simon）の最初の心理測定テストは，病理的な遅滞を探り当てるためにつくられた。たとえ心理学者が心理技術者あるいは測定者のように見えるとしても，非常に急速に多くのテスト（キャッテルによる言葉では）が，選択や方向づけというさまざまな目的の中で，鑑別のための心理学的適用のためにつくり出された。投影テストも同じ展開を受けることとなる。ユング（Jung）は言葉の連想テストを作り，ヘルマン・ロールシャッハ（Hermann Rorschach）は 1921 年，ブルクヘルツリーの環境の中で，精神分析的そして現象学的な視点を参照として（ブロイラー Bleuler，ユング，ビンスワンガー Binswanger の影響で），自らの精神–診断法をつくり出した。のちの 1930 年頃，ファン・レンネップ（Van Lennep）は，最初のテーマ性テストをつくる。それは四つの存在状況に関連した四つのイメージからなるテストであった（訳者注　Four Picture Test）。よく知られているものとしては，1933 年アメリカの心理学者マレー（Murray）によってつくられた TAT がある（訳者注　主題（絵画）統覚テスト thematic apperception test）。レオポルト・ソンディ（Léopold Szondi）は，自らの衝動理論（性的衝動，情動的発火によって自我を保証しようとする発作的衝動，自我の衝動，接触の衝動）（訳者注　ソンディは四つの衝動領域を区別した）と彼が運命分析学と名づけたもの（アナンコロジー anancologique 理論，あるいは運命分析学 Schiksanalyse）に基づいた，自らの名をもつ衝動についての診断テストをつくった。テストの歴史は，それだけで心理学の歴史の一章をなす。テストは第一次世界大戦以来アメリカで大流行し，ついでヨーロッパの国々に広がった。心理学者の専門性は，心理技術者としてであれ，テストを用いる臨床心理学者としてであれ，使用されるテストにより明示されるのである。

この臨床的な方法は，標準化されたテストの手助けにより心理的特徴やその程度を比較することができるという臨床的意味において，ヒーリー（Healy）とブラウン（Brown）によって1927年以降のアメリカで発展する。これらの道具は，産み出した理論よりも重要となり，テストの使用と乱用は，今日，批判されている。しかしながら，それらは数量精神病理学の起源である。

b　統計的な方法によって定義された病理的なパーソナリティ

実験および統計的な研究に基づいたパーソナリティ構造の理論により，クレッチマー（Kretschmer）とユングの二分法的分類学，あるいはヒステリー者と精神衰弱者（psychasthénique）のジャネ（Janet）の対置は乗り越えられている。すなわちパーソナリティの特徴は因子分析によって決定され類型として再グループ化されている。実際によく知られているアイゼンク（H. J. Eysenck）の研究では，《人格の次元》は部分的に適応障害や病的体質（素因）として知られている《神経質 nevrosisme》という概念と外向性ないし内向性といった概念に基づいている。そこでは人格は本質的に，安定性−神経質，内向性−外向性という二つの要因によって階層化された構造として定義されている。よって病理はそれらの軸の両極端に位置づけられ，もはや統計学的な概念に過ぎなくなっている。重い病理を補うために，これらの二つの軸に，第三の軸《精神病質性 psychoticisme》を付け加えることとなる。

c　症候学的な評価

クレペリン（Kraepelin）の類型的疾病学は，マイヤー（Meyer）の影響のもとでアメリカでは認められなかった。アメリカでは反応性ということと環境に対して大きな重要性が与えられていたのである。生きられた体験に一次的な位置が与えられたものとして，分裂病性反応，あるいは分裂病様状態（デンマークのラングフェルト Langfeldt）を引用することがで

きる。疾病分類学は，それが病原性となりうること（アメリカのメニンガー Menninger）あるいは破壊的な見通し（フランスのバリュック Baruk）を生み出すものと非難された。ソ連では事情が異なっていた。パブロフの学説が公式化され，社会的変化に基づいた楽観論が可能であり，反応性に重きを置かれたために疾病学は拒絶された。精神病院の外での治療という変化によって症候が変化し，そしてドレー（Delay），ドニケル（Deniker），ピショー（Pichot）のチームによる1952年の神経遮断薬の発見以来，薬理学による治療が可能となっただけに，疾病学はますます分断され，症状に高い価値が与えられることとなっている。実践的な視点からは，用いられる治療の目的が何であるかを知っていることが重要となる。抗不安薬と抗うつ薬の精神安定薬の発見は，それまではあまり認められていなかった不安と抑うつという二つの症状に高い評価を与えた。その結果，行動調査表と評価尺度テスト（不安あるいは抑うつについての）が提案され，それがベック（Beck）の質問表であり，ハミルトン（Hamilton）の評価尺度である。多様な分類システムに直面していた精神科医たちは，特別な治療法が存在するものに対して，例えばうつ病への診断に達するために，要素的な情報を再分類しようとした。こうして診断基準のリストが確立され，コンピューターによって処理されるようになったのである。LICET-D 100（訳者注　List of Integrated Criteria for Evaluation and Taxonomy in Depression）は抑うつの評価と分類のための総合リストであり，ピショー，プル（C. B. Pull），プル（M. C. Pull）によって確立された。かくしてすべての観察者によって参照しうる現在および過去の要素を集めた100の診断基準が再分類され，うつ病のさまざまな型の診断に達することが可能となった（フランスの分類では，躁うつ病性精神病，抑うつ発作，退行期うつ病，反応性うつ病，そして非定型うつ病がある。セントルイス Saint-Louis 学派（訳者注　ワシントン大学の研究グループ）の分類では，精神障害が先に生じていない主体に見られる一次性のものと，それがある二次性のものがある。ほかには内因性と神経症性うつ病などの分類がある）。ほかの評価尺度リスト

も同じ原則によって，非感情性の精神病や病的人格，器質性の精神障害に対して考案された。

d　その他の精神療法的治療法

　精神療法的治療法は，精神分析学や行動療法のような正確な理論的準拠枠としばしば関係することなく増加していた。それらは，用いられた方法と介入様式（身体，グループなど）により簡単に再分類できる。身体的療法では，リラクゼーションが重要な位置を占める。シュルツ（J. H. Schultz）(1884-1970年) は催眠から出発して，1926年に自律訓練法を考案した（1945年以降に，とくに発展する）。この実践にはさまざまな過程が含まれており，低次の過程では誘導によってリラックス状態を得ることをめざし，高次の過程では人格の再構成をめざしている。シュルツは包括的アプローチへと再編成を試みており，その実践はさまざまな影響を受けていた。彼は医者であるが，実際にシュテルン（W. Stern）による心理学と，フッサール（Husserl）の弟子の哲学的思潮，そして教育分析を受けており，オットー・ビンスワンガーとともに催眠の研究をしていた。シュルツは理論の独創的な統合を試みたが，ほかの流派の臨床実践においては実現されることからはほど遠かった。リラクゼーションのほかの類型が，より生理学的なモデル（ジェイコブソン Jacobson）あるいは精神分析的なモデル（ド・アジュリアゲラ de Ajuriaguerra，ルメール Lemaire，サピール Sapir など）に基づいて提案された。身体的治療もまた，アメリカではあまりはっきりとは定義されていない着想に由来している。つまり，ライヒ（W. Reich）のあとを継いで《人類愛的治療》へと発展していった文化主義者たちや行動主義（マスターズ Masters やジョンソン Johnson），さらには時には哲学的な着想からはほど遠い体育的な実践（例えばヨガの実践のような）の影響に由来していた。ライヒの《植物神経療法／ヴェジトセラピー végétothérapie》に続いて，筋肉の強直を弛緩させることにより有機体の統一を復活させることをめざす二つの傾向が分化した。それらが《生体−

エナジー bio-énergie》とゲシュタルト療法（Gestalttherapie）である。生体−エナジーはアレクサンダー・ローウェン（Alexander Lowen）によってつくられた。生体−エナジー分析とは有機体のエネルギー過程の分析に基づいた性格の分析であり，治療は感情の抑圧を除外し緊張を減少するための運動に基づいている。「ゲシュタルト療法」は，パールズ（F. S. Perls）によってつくられた。彼は，ゲシュタルト学説（形の理論），とくにクルト・ゴールドシュタイン（Kurt Goldstein）の有機体の統一理論を再び取り入れ，治療は誰もが自分自身でもっている知覚，つまり今そこで感じていること，グループの存在によって促進された体験の意識化を強調しつつ体験の分断と戦うことが目的であった。

　グループを利用した治療法は，クルト・レヴィン（Kurt Lewin）（1890-1947年）とヤコブ・レヴィ・モレノ（Jacob Levi Moreno）（1889-1974年）に由来する[2]。クルト・レヴィンはまずドイツで暮らし，そこでケーラー（W. Köhler）とコフカ（K. Koffka）によるゲシュタルト学説の影響と，彼の論文の指導者であるシュトゥンプ（C. Stumpf）を介してブレンターノ（F. Brentano）の哲学の影響を受けた。クルト・レヴィンは1933年以来アメリカにおいて，ゲシュタルト学説の中で個人の領域で考えられたことと同様な方法により，グループは社会的環境の中でまさに一つの全体として考えられるとして，社会領域理論を展開した。モレノは，自発性の真実性（ベルクソン Bergson の生の飛躍）と民衆教育（フレーベル F. Fröbel）を考察しつつ，サイコドラマをウィーンで見出した。サイコドラマは公園で即席に行われ，次第に1921年に創立された即興劇場で行われるようになる。彼は1925年以来アメリカで，自発性（役割を生み出す能力）の概念に立脚したサイコドラマの技法を明確にするが，その技法とは役割（《一種の世界内存在》様式に正確にしたがったそのときの存在とふるまいの様式）の概念や，カタルシスと共−無意識の状態（複数の個人間における共通の無意識状態）の概念に基づいて，体験された経験の中のドラマ的な強

---

[2] 199-200ページを参照。

さと真正性に接近する，ということであった。グループの原初的な体験は，研修の目的で1946年にレヴィンによりベテル（Bethel）で行われたが，それがまずもってロジャーズの非指示的な思想に影響されたトレーニング・グループあるいはTグループである。このグループでは人格の最適な発展を目的としており，心理社会的領域（フォシュー Faucheux，マックス・パジェ Max Pagès ら）から，精神分析学，とくにクライン学派（エリオット・ジャック Elliott Jacques とビオン W. R. Bion）[3]によって病理学的領域にまで及んでいた。カエス（R. Kaës）とともにアンジュー（D. Anzieu）は，研修グループの体験から出発して，集団についての精神分析的理論を構成した。サイコドラマの体験は，まさに社会心理学的視点へと展開し，精神分析的な理論化と治療的な利用をめざした。サイコドラマは，個人の精神分析の面接のように（治療者たちと一緒に行う治療的サイコドラマ）（ルボヴィッチ S. Lebovici），あるいはグループの面接のように（アンジュー）考えられたのである。グループについてのこれらの臨床的方法の理論化によると，《何についてでも，どんなふうでも，誰と一緒でも行われるような》多様な治療的利用を妨げないために，《無意識過程の倒錯的操作について》危険が伴うのであった（アンジュー）。ライヒによる影響，絶対自由主義的な精神分析学，行動主義者たち，そして精神分析の影響をごちゃ混ぜにしつつ，グループの多様なタイプがカリフォルニアのエサレン（Esalen）で，1962〜1963年以来出現する。それらには持続によって防衛を砕くマラソンによるビンドリム（Bindrim）のヌード・グループや，ヤノフ（A. Janov）の原初の叫び（cri primal / The Primal Scream），グループでの行動療法，情緒的感覚的覚醒のためのメッセージ・グループ（ギュンター B. Gunther）などがある。個人能力の拡大に対するこれらの探求は，時には，エネルギーと平衡の概念に基づいた東洋哲学の西洋的な適用へと向かう。こうして無味乾燥にして用いられたものが，ヨガや太極拳であった。《方法論》はハウツーものとなり，神秘主義的理論となった。グルー

---

3) 150-153ページを参照。

プに関する方法は，こうして難局を迎えたのである[4]。

　もう一つの方法は，コミュニケーション様式や独自の表現方法に向かっており，個人の次元により集中した。精神分析学のアメリカ行動主義への適用であるバーン（E. Berne）の交流分析，ドゥゾワイユ（R. Desoille）の夢回想療法，イメージ療法，そして音楽療法などを引用することができる。ここであげたことは十分ではないが，治療的な目的と関連して臨床的に利用可能な源をすべて提示することとした。

2　諸理論

　第二次世界大戦後，アメリカにおける主要な学説は西洋世界に広く拡散することになる。精神分析学は生物学的な傾向によってつくり出された空白を埋め，行動主義は先入観のない理論で有効な方法であり，純粋に実践的な関心に応えることができると見なされていた。それらは有力な学説として臨床および実験精神病理学の一部をなしていた。それらの学説は当時，適応の問題にアクセントを置き，人間科学の全体の中に統合されることを試みていた。

a　行動主義

　20世紀の初め以来，ワトソン（Watson）とパブロフ（Pavlov）の研究は広く認知されていた[5]。最初の段階では，行動理論は研究室での出来事と経験によりつくりあげられていった。第二段階では，行動理論は病理学的諸事象へと向かう。パブロフとスキナー（Skinner）は，彼らの経歴の最後に臨床病理学的領域の研究へと歩み寄る。精神分析学が《観念主義者》的方法であり事実により証明されていない《前科学》として批判されていたこととは対照的に，行動理論は《科学的であること》が厳密に要求され，諸事象から引き出され，結果によって判断されるものであった。ア

---

4) R. Rondeau : *Les groupes en crise*（危機に陥ったグループ）. Bruxelles, Mardaga, 1980.
5) 105-108ページを参照。

イゼンクにとっては，精神分析学は神経症の説明における因果的要因としての《悪魔の憑依と悪魔祓い》の代用でしかない。精神分析的治療の結果は自然の展開と明確に異なるものではない。神経症は，悪しきを学び，不適応となった行動の総体として考えられ，神経症的な行動は，生まれながらの，あるいは本能的な行動とは異なっている。神経症的行動は学習の法則にしたがっており，不利な解答へと主体を導くその程度に相応して病的となる。例えば遺尿症候は，誤ったあるいは不十分な訓練に原因があるにせよ，訓練に対する素質の欠如であるにせよ，習慣の一つの欠落として考えなければならない。診断と必ずしも結びついていない症候を描き出した結果，古典的な診断では不十分となったが，精神科医の診断の不一致がそのことを露呈している。それに対して，ジャネとユングによって示された神経症のグループは，非常に興味深い。というのは，彼らは反応のタイプを提案したからである。神経症的な症候は，実際，異常な反応のタイプであり，《不適応へと条件づけられた反応》である。精神病やほかの精神医学的な異常は，たとえそれが機能的なものによって特徴づけられているとしても，《代謝システムの生来的な機能異常にほとんど確実に基礎づけられている》（アイゼンク）。精神病者は，環境と心理的な治療にさまざまに反応する。たとえ精神病については完全に満足できる心理学的理論が存在しないとしても，正常の行動から質的には区別されない神経症者の行動は，ワトソンによって提示されたモデルに基づいた環境への反応に因っているものと理解されうる。この理論は，しかしながら乗り越えられなければならない。というのは，ワトソンは減弱の現象をまったく考慮しておらず，《条件づけられた情動的反応は，転移によって条件づけられた反応と同様に，人生を通してパーソナリティに保持され，パーソナリティを変容させる》と主張したからである。実際，神経症的反応の組み込みは潜在的であり，最終的な神経症的な発症は突然であることもある。アイゼンクは，無条件刺激が欠けていると条件刺激は簡単には強化されない，と説明した。すなわち《条件刺激は，条件反応を条件づけている恐怖という不快

な感覚によって強化される》。《このことにより，反応が減弱することよりも，むしろ反応の増大により強化が導かれることが示唆される》とした。かくして，神経症的反応は，一種のポジティブフィードバックとして堆積したものであり，減衰の現象は自発的な寛解の現象を説明しているのである。

　神経症の組み込みは学習の理論に立脚している。連合（association）の原則にしたがって，ある種の関連性が条件刺激と反応の間に組み込まれている。植物神経システムに特徴的なこの《レスポンデント型（訳者注　古典型，S型）》（スキナー）の条件づけタイプは，不安が問題となっている症例に見出される。ある行動は，主体に対する重要性に応じて，保たれ組み込まれるか，あるいは消失する（効果の法則）。スキナーの学習における強化とは，反応の蓋然性を増大させる一つの出来事であり，強化は反応次第で，例えば結果を経験することに依存している（パブロフのシステムでは，強化は適応反応を固定させるための無条件刺激によって得られるものであり，正および負の強化がある。例えばアルコール使用は薬物乱用と連合し，無条件刺激である）（訳者注　無条件刺激とは，例えば犬が餌を見るとよだれが出ることであり，条件刺激とはこの無条件刺激と同時に音を鳴らすことである。強化とは条件刺激に無条件刺激を伴わせつつ，ある行動を起こす傾向を強めることである）。神経症的行動では，確かにパブロフとスキナー的な二重の条件づけシステムが存在している。神経症的症候は，結局は植物神経系およびそれに関連した神経系と結びついて学習された反応に由来するか，あるいは学習が存在しているはずの場での条件欠如に由来している（例えば夜尿症は，精神因性および社会因性の行動障害である）。条件欠如による神経症性障害のタイプは，より治療に抵抗すると思われる。単純な刺激−反応システムから動機と欲求が介入するシステムへと徐々に移行していった。初期の研究者たちは，よりどころとして事実しか肯定せず，事実の結果によって彼らの理論を証明していた（例えば，アイゼンクを参照）。しかしその視点は微妙に変化してくる。1968年，ダヴィドソン（Davidson）の

ような研究者たちは，たとえ良い結果であろうとも治療的な結果から判断して（治療的な）条件づけと逆の方略に基づいて症状が組み込まれているとはいえない，と明言している。「行動療法」が《刺激による主体の反応を修正するために，可能なかぎり環境をシステム的に利用すること》（ウルマン Ullmann とクラスナー Krasner，1965年）により，より適応的な反応を症状と置きかえて症状を消すという単純な原則に基づいているとしても，行動療法にはさまざまな技法が含まれている。脱条件づけの技法は，ロニャン（J. Rognant）（1970年）によって，《相互抑制》《条件づけ抑制および負の練習》《嫌悪および回避条件づけ》《正の条件づけ》の四つの大項目に再分類された。相互抑制による治療法は，1952年以来ウォルピ（Wolpe）によって，《不安として反応する刺激が存在するとき，それらと対立する反応を組み込めさせることにより，全体的あるいは部分的に不安を消滅させることができ，刺激と不安の関連性は弱まるに違いない》という原則が明示された。条件づけ抑制と負の練習による治療法は，ハル（Hull）（1943年）の研究と，困った習慣を取り除くためには集中的で系統的な方法でその困った習慣を繰り返すのが適当であるという考え方に基づいている。嫌悪および回避条件づけによる治療は，アメリカのスキナー派（ラックマン Rachman，ティーズデール Teasdale，エバンス Evans ら）の貢献によって刷新されたパブロフの理論に基づいている（訳者注 受動回避条件づけ。嫌悪刺激を避ける行動をしていると，嫌悪刺激がなくてもその行動をとること）。正の条件づけによる治療法は，存在しなかった条件反射の組み込みに役立つ（例えば，遺尿）（訳者注 その行動をすると良いことがあると，その行動は組み込まれる，など）。行動学者のこうした運動は，神経症症例やさまざまな症候をもつ精神病患者の例，障害やハンディキャップをもつ人の学習に対して，確実に症状減少の成果があったことにより確固たるものとなった。しかし理論的な根拠は不十分なままであり，奇妙にも，言語が構成する信号の第二システムにはほとんど訴えかけていない。彼らは症状の獲得と持続の様式を説明することに興味があったのである（症状が「いかにして」であり，

「なぜか」ではない）。行動理論の信奉者たちは独断論の中に硬直したままではないので，彼らは，心理学的治療の評価の問題と，おそらくは方法論的厳密さを保つことの問題をさらに提起したのである。実験心理学的理論は，病理学への直接的な適用が試みられている。結果の多様性を説明するために，行動主義者は体質的素因（例えば，外向性，内向性である）を援用するのである。

　実験的経験主義に基づいていると主張しつつも，行動主義の支持者たちは，心的機能の概念（刺激への反応類型）と病理（偏った適応の様式，あるいは生来性および獲得性の体質的な弱点）の概念に準拠している。内的機能に気づかうことなく出入力しか読み取らない《ブラックボックス》のように，システム[6]とコミュニケーションの理論は，コミュニケーションの交流だけを問題とし，「なぜか」を考慮しないことから起こっているのである。

b　精神分析学

　精神分析学は，大学施設で最初に精神分析学を指導したシャーンドル・ラド（Sandor Rado）の推進力のもとで，（システム理論およびコミュニケーション理論と）並行して拡大していった。この拡大は，文化主義的意味であれ（サリヴァン Sullivan，ベネディクト Benedict，ミード Mead ら）[7]，自我分析の意味であれ，精神分析学を修正させることとなった。第二次世界大戦前後にアメリカに移住したハインツ・ハルトマン（Heinz Hartmann），エルンスト・クリス（Ernst Kris），ルドルフ・レーヴェンシュタイン（Rudolph Loewenstein）は，自我心理学の代表者となる。ラドやヘルマン・ヌンベルグ（Hermann Nunberg）が自我の統合的機能を取り扱ったように，自我心理学者はすでにアメリカの精神医学者や行動心理学者の関心の中心であった問題に興味をもっていた。これらの研究は，確かに精神

---

6) 191-196ページを参照。
7) 184-189ページを参照。

分析的な理論と実践，とくにアンナ・フロイト（Anna Freud）の貢献をよりどころとしていたが，しかしまた心理学的・教育学的および社会学的な情報，および幼児の持続的な観察によって補強されていた（クリス）。発生論的な考え方が病理学的視点に勝っていた。精神分析学の中心問題は適応についてであり，主体が環境に適応すること，あるいは環境を適応させることであった。例えば，適応を促進する幻想的生活の役割原理は何か，ということである。自我の防衛は，欲動のコントロールと同様に，適応において役立ちうる。彼らは，フロイトの第二の局所論（イド，自我，超自我）を参照しつつ，葛藤から自由である自我領域の概念を導入した。生まれたとき，新生児は自我もイドもない《未分化な相》の中にあり，本能的欲動から独立した自律的機能をもつ自我装置が存在している（感覚，運動，知性）。学習と成熟による発達の過程で，必ずしも葛藤によらずとも，幼児は自我をイドから分離させるのである。自我の葛藤のない領域，つまり自律的自我が残存しており，それは中立のエネルギーが備給される自律的機能に由来しているのである。

　この自律的自我は，適応の機能，つまり現実制御の機能をもっている。しかしながら，この機能には変遷があり，《初めは欲動に対して防衛として働いていたある態度（attitude）が，その後自立し，独立した機能をもつ一つの構造部分を形成することもある》。体質と環境に依存していた適応過程は，漸進的な内在化と機能的ヒエラルキーへと達する。神経症性の症状は適応の試みにより構成されるものの失敗の試みであり，正常発達途中の適応障害とは区別される。というのは，正常の適応障害は適応的な生成へと変化しうるからである。ある人間の安定性と力動形成を決定している要因には，《自我の力》，つまり《適応，分化，そして統合へと向かう，自我内の機能的協調と階層化》があり，精神の健康にとって重要な要因である。逆に精神病は本質的に自我の病気である。ハルトマン，クリス，レーヴェンシュタインの研究は，精神分析的な知を一般心理学の中に統合しようとし（彼ら自身が述べているように），そして人間科学の全体の中

に統合しようとした，最も意味のある試みの一つに見えた。ほかの研究者たちはある種の発生論的精神分析の方法を提唱したが，それは乳児と児童の横断的および縦断的な観察方法と関係しており，純粋な精神分析的研究からもはや逸脱していた。最もよく知られた例は，1938年以来アメリカで同じく経験を積んでいたルネ・スピッツ（René Spitz）(1887-1974年）の研究である。彼の研究は，対象関係の生成に重きを置いていた。感情喪失についての彼の観察は，最も重篤な症例における障害の発生，すなわち依託喪失うつ病，ホスピタリズムの発生を明らかにしている。早期の関係の障害により，精神的に有害な表現がもたらされるのである（下痢，湿疹など）（訳者注　スピッツは乳児院などで養育された乳児を観察していた）。

　アメリカにおける精神分析学の発展により，精神病理学に原初的に導入したことや，企てられた精神病理学の初期モデルから徐々に遠ざかり，より心理学的なモデルが提案されることとなる。興味は，間主観性から適応の次元の人間関係に，つまり分析関係から具体的な状況の研究へと置きかえられる。それはまた文化主義学派による文化的社会的次元をもつ心理学的興味への置きかえにも相当している。アメリカの自我心理学は，自我を研究しつつも，知覚の現象から発した実験心理学的な関心事の中で，適応，判断，記憶，制御についての心的操作を強調し，認知および学習過程へと向かうのである。

c　生物学的精神医学

　生物学と薬理学の発見により，生物学的精神医学は発展し，精神病理学への関心は後退した。神経遮断薬の発見，神経伝達物質の研究，遺伝現象を支えるDNAの役割は，生物学的説明の優位性を立証しているかのような最近の展開を明示しており，アンリ・エー（Henri Ey）による表現にしたがえば，器質−臨床間の隔絶は増大されつつある。怒りと恐怖の生理学的現象についてのキャノン（Cannon）(1871-1945年）の研究に端を発し，1950年につくられたハンス・セリエ（Hans Selye）のストレス理論は精

神病理学に適用され，不安および疲労の現象に[8]，そしてより一般的には適応の問題に関心をもつ人たちの間で大好評を得ることとなる。セリエは，生体にとって危険な刺激の大多数は副腎皮質の過剰反応という一定でステレオタイプな反応を引き起こすことを示したが，この反応は適応の一般的な症候に属する非特異的な反応であった。この分泌は，サイバネテックタイプの制御システムとして，視床下部システムを介してなされる。ストレスはホメオスターシスの急性失調の原因となり，実験的に説明された急性の情動現象（恐怖，パニックなど），疲労や外傷神経症，ある種のうつ病のような亜急性および慢性の現象においても，一定の役割を担っていた。この理論は，シュルツにより最初に始められた自律神経トレーニングによるリラクゼーション技法の利用という実践的な結果をもたらした。シュルツは，催眠の心理学的側面に興味をもったフロイトと反対に，催眠の生理学的要素から出発して，その技法を開発したのである。

3 精神病理学的領域の拡大

　精神病理学的省察は，まず精神病の重篤なタイプとそれに次ぐ神経症に限定されていたが，治療可能性の増大により，さまざまな年齢の精神病理（幼児，老人，思春期），心身症の病理，社会的関係と状況の病理（犯罪学，夫婦，仕事など）に及んだ。これら各々の領域は提出された問題に応じて，ある種の理論あるいは方法へのより優先的な準拠を生み出すのである。

a 心身症の病理[9]

　心身症の病理は，心理的なものと身体的なものは有機体的に統一されているという考え方や，病気ではなく病人を治療することをめざしたヒポクラテスに始まる古い伝統的な医学に立脚している。まさに古より，情動的

---

[8] P. Bugard : *Stress, fatigue, dépression. L'homme et les agressions de la vie quotidienne*（ストレス，疲労，抑うつ。人と日々の生活のストレス）. Paris, Doin, 1974.
[9] ハインロート（Heinroth）によってつくられた用語（35ページ）

な要因の役割は病気の始まりにおいても言及されていた。しかし単に心理学的な要因によって身体的な病気が生じることが精神病理学的な枠組みの中で考察されたのは，より最近になってからである。ドイツのゲオルグ・グロデック（Georg Groddeck）(1866-1934年)，あるいはもっと最近ではアンヘル・ガルマ（Angel Garma）は，この視点に関しては精神分析学の先駆者と考えられ，彼らは素朴に，ヒステリーは抑圧された幻想の直接的な身体障害としての表現である，との考えを提出した。バーデンバーデンの一般内科医であるグロデックは，身体疾患の治療として精神分析学を見出していた（彼は，とくに腎疾患を患っていたフェレンツィの治療をすることとなる）。グロデックにとっては，《精神と身体の区別は言葉の上のものでしかなく，本質的区別ではない》，《精神と身体は，エスを受け入れている一つの統一体である》。彼は実際，フロイトにイド（エス）という用語を提案していた。《エスは人間を生きている。その力が人間に働きかけ，考えさせ，成長させるのであり，まさに支えている存在であり，病みさせもする。すなわち人間であることを生きるのである》。すべての病気はエスの表現であり，すべての症候は象徴的な内容をもっている。医者は病状を治療するが，治すとはいいきれない。彼は有機体に治癒過程が生じるままにさせており，これはヒポクラテスの考え方にしたがっていた。症状は，その象徴を理解できる精神分析学において理解され，かくして治療することができる。ガルマは，非常に大きな視点の中で，母親−子供関係の原初的な混乱として心身症的な障害を解釈したのである（例えば，十二指腸潰瘍は，悪い母親のイメージの内在化であり，それが粘膜を破壊する）。しかしながら精神分析家の大部分は，フロイトによってなされビシャ（Bichat）が継承した区別，つまり心身症と神経症性障害の分別を可能にする植物神経システムと（対人）関係性のシステムの区別に忠実にとどまっていた。アメリカにおいては1930年頃に，ハンガリー出身の精神分析家であるフランツ・アレクサンダー（Franz Alexander）が心身症の研究を開始していた。この研究ではまず，心身症疾患には素因となる人格

的欠点が存在するとしていたダンバー（F. Dunbar）の心身症の性格特性の記述へと向かう。アレクサンダーは転換の神経症に対立するものとして，器官の神経症，すなわち心身症を提案した。器官の神経症とは，情動の一定状態への回帰，あるいは周期的回帰へと向かう内臓器官の生理的反応であり，それに反して転換の症候とは，随意神経筋肉システムあるいは感覚知覚的なシステムが情動的負荷に対して，心理学的内容を象徴的に表現することである。

　器官神経症の情動的緊張の起源として，アレクサンダーは依存の概念に重要な役割を与えた。つまり病人は過剰適応の中で依存を望むか，あるいはこの依存と戦うかである。アレクサンダーの概念は，神経生理学的な構想，つまり心身症患者は攻撃に対する有機体の特別な反応様式の一つのタイプであるとするセリエのストレス学説に接近する。マーゴリン（Margolin）はまた精神生理学的な退行を強調する。シュール（M. Schur）は異なる水準で，表現が身体的であった頃の幼児の相への回帰としての退行を提唱した（再身体化であり，発達の過程における正常な脱身体化と対立する）。有機体の反応のこのタイプは，一方では神経生理学的な機能に訴えかけ（パブロフの実験的神経症，神経生理学），他方では社会的要因に訴えかけていた（工業化された国における心身症的病気の重要性）。心身症性の疾患はさまざまな要因の影響のもとで情動が段階的に抑圧されたものと理解され，ブリセ（Ch. Brisset）によれば，顕在性ヒステリー，ついで不安ヒステリー性身体化発作，さらに身体ヒステリー性体勢化，最後に完全な身体化へと抑圧される。特殊な症状を記述することの重要性が減少し，複雑な要因を意識にとらえようとしたことにより，医師−患者関係（バリント）を中心に置いた心身症についての拡大された視点が導かれた。別の視点で，現象学者たち（ボス M. Boss，フォン・ヴァイツゼッカー von Weizsäcker）は心身症患者の体験について検討していた。フランスでは第二次世界大戦後，パリ学派の精神分析家であるマーティ（Marty），ド・ミュザン（de M'Uzan），ファン（Fain），ダヴィッド

(David) は，対象関係の欠如，つまり幻想生活の欠如，内省素材が病因的価値をもたず症状の意味が欠如すること，によって特徴づけられる心身症的過程の独自性を再度位置づける視点を展開した。ペリエ（F. Périer）にとっては，心身症的症状は主体世界の一貫性が矛盾していることの表現である。つまり歴史における何かが幻想の組織化を妨げ，幻想は不可能となり，神話・幻想，そして対話を通過する可能性なしに，身体化によって，苦痛の表現が身体水準に封入されるに至っているのである。

アメリカにおいてシフネオス（P. E. Sifneos）は，心身症患者に特徴的な様式《アレクシチミア，失感情症》を記述した。それは情動を言語化する能力の不足，ほとんど発達していない想像的生活（想像力），葛藤を避けて解決するための行動に頼ろうとする傾向，によって特徴づけられる（ペディニエリ J.-L. Pedinielli）。たとえこのタイプのパーソナリティがほかの病理に見出されるとしても，そのことは学派間の論争を超えることを可能とした興味深い展開を表すものなのである。

b 幼児の精神病理学

幼児の精神病理学は同じく第二次世界大戦後に飛躍したが，それは幼児の死亡率の減少により幼児問題への興味をより高めることが可能となったからであり，精神分析学の拡大により，人生のこの時期の不適応についての古典的な精神病理学的概念が刷新されたからである。まず精神医学と教育学[10]に関連して，障害のある子供の感覚と運動の教育へ関心が向かう。20世紀前半では，発達心理学（クラパレード Claparède，ピアジェ Piagetら）と精神計測的方法〔ビネーとシモン Binet, Simon（1905年），ターマン Terman（1937年），ゲゼル Gesell，ザゾ Zazzo ら〕の進歩により正常と異常の子供が識別され，適応の努力へと向かわせた（精神衛生学，子供の臨床ガイダンスは1921年以後，ボストンで創設される）。適応障害の理解は，体質学者（デュプレ Dupré，デルマ Delmas ら）による説明や，脳炎・脳症・痴

---

10) 50-51ページ，69ページ，74ページを参照。

呆の記述をした器質論者による説明へと再び向かう。さらに大人の病理以上に，適応の病理と重い病理の隔差が，一方では心理学，社会学，そして精神分析学的理論により，他方では成人のモデルをそのまま模倣した器質論者による理論により証明されていた。1943 年のレオ・カナー（Leo Kanner）による早期幼児自閉症の記述は一つの転機を示している。ブロイラーの概念と器質論の要請を取り入れつつも，カナーは大人の分裂病に相当した子供の分裂病を見出すことを追求せず，特別な症候群として理解しようとした。精神病の領域においても，ベンダー（L. Bender）は 1952 年に体質障害仮説を表明しつつも，力動の用語で児童の精神病を理解していた。精神分析理論を適用しつつ，マーラー（M. Mahler）は早期の母親－子供関係に準拠した共生精神病を個別化した。次第に単純な機械論的モデルを利用することは困難となり，人間関係による要因や環境要因を医療チームの要因に統合することが必要となっていると思われる。精神病と神経症の境界は明瞭ではなくなり（境界例，ボーダーライン，前精神病など），精神病的な特別な構造についての精神病理学診断基準を見出す必要性が出現した。クライン（M. Klein），そしてラカンの精神分析的理論はそこに場を見出している。精神遅滞の領域においても似たような発展が観察される。精神薄弱の記述において，《統計的》体質的精神薄弱と器質的要因による精神薄弱（脳症，ダウン症など）が対置されたあとに，人格の力動的組織化を類型化する必要が出現した。とくにマノーニ（O. Mannoni），あるいはカステ（B. Castets）のような分析家やクライン学派によって，精神病的次元が強調されたのである。

認知過程の障害や，発達的（ミゼ R. Misés）あるいは認知的（ジブロ B. Gibello）不調和が記述され，どのように知的障害の《モンタージュ》を理解するか（ダイイ R. Dailly）について，精神分析理論と認知理論の接近がもたらされた。より一般的には，発達の経過や状況による症状の多様性，因果関係的要因の複雑性，児童に観察された病的組織化の固定的な要因の欠如により，硬直したものではなく相補的な理論的説明によってさまざまな

組織化の水準が考慮されつつ，力動的な理解が導かれたのである。アンナ・フロイトとクラインによる精神分析理論はこの力動を理解するために最もよく用いられ，古典的形而上学的視点に加えて発達的な見地が加わったのである。

c　その他の精神病理学領域

精神病理学は，より最近では，観察と実験により次第に支持された新生児の精神病理（例えば，ブラゼルトン Brazelton ら），思春期の精神病理や老人の精神病理など人生のさまざまな年齢に対応して，そしてさまざまな環境あるいは社会状況に応じた生活環境の精神病理（ジャック E. Jacques），仕事（ヴェイル C. L. Veil），移住，習慣，戦争（クロック Crocq），カップル，そして犯罪学についての精神病理に対応して発展した。神経遮断薬の治療により精神病患者の精神療法が可能となったことは忘れてはならない。ユングやクラインなどの先駆者たちの研究ののち，精神分析家であるフェダーン（P. Federn），ローゼン（J. Rosen），サリヴァン（H. Sullivan），メニンガー（W. C. Menninger と K. Menninger）らの周りに諸学派が発展した。より最近では，セシュエ（M. Sechehaye），パンコフ（G. Pankow），あるいはラカミエ（P. C. Racamier）らの研究は非常に重要である。精神病者についての研究により，ポスト・クライン派のイギリス学派が示しているように，各々の人格についての精神病理学的次元を認識することが可能となった。例えばアンジューによる移行部分（訳者注　身体と外界の移行部分）の分析のような精神療法的技法の修正により，まず神経症と精神病構造の間に位置づけられる境界状態が理解されるようになり，依託的（アナクリティック）な対象関係，その対象の喪失の不安，危険から身を守るために抑うつ状態となること，によって特徴づけられる人格の不安定さを修正することが可能となった（ベルジュレ J. Bergeret）。病理学のこれらの分野は，そのリストを余すことなくあげることはできないが，諸理論のさまざまな側面を参照としつつ，ほかの人間科学によって支えられている。方法の多

様性に相応した領域の多様性（臨床，実験，あるいは計測的精神病理病理学）により，精神病理学は分裂しているとの印象を与えているため，心理学の領域では，最も簡単な区別，つまり臨床心理学と実験心理学の区別が好んでなされている。

B 統合への傾向

1 心理学の統一，精神病理学の位置づけ

1936年以来，エドゥアール・クラパレード（Édouard Claparède）は，心理学（精神分析学，行動主義，力動心理学など）のあり方を嘆いていた。次第に現実的となっていくこの真実に対し，ラガシュは異議を唱え，『心理学の統一（*L'Unité de la psychologie*）』（1949年）を擁護した。幻覚，喪，恋愛における嫉妬，犯罪学の仕事で知られる精神病理学者であり，精神分析家であり，臨床家であるダニエル・ラガシュ（Daniel Lagache）（1903-1972年）は，パリのソルボンヌの教授であり，心理学の専門教育に関してフランスにおける発起人のひとりである。心理学の誕生以来，心理学的事象に対して二つの概念が対立している。自然科学の一分野として出現した《自然主義的心理学》は意識を排除し，事物として心理学的事象を扱う傾向があり，本質的には統計的方法と実験的方法を採用している。《人間主義的心理学》は逆に，心理現象の深層への探求や個人の行動の研究，現象学的示唆に基づいた質的側面に重要性を与え，臨床的方法を用いる。実際には自然科学と人間科学の対立は確定したものではなく，止揚途上におけるせめぎ合いの問題である。自然主義的心理学であるヴュルツブルク学派（エビングハウス）では内省を受け入れている。行動主義では，すべての行動は緊張の減少を導くという意味があるという考え方を認めており，ゲシュタルト学説では，有機体を全体として理解している。逆に，現象学者たちは無意識を捨て，精神分析学は自然主義によって特徴づけら

れている（ハルトマン）。一般的には，あらゆる心理学は機能的・力動的な全体として行動を考慮する傾向がある。臨床心理学と実験的心理学のせめぎ合いは思想の歴史の一時期に相当するというが，この二つの研究方法が継続されたままである。《理論的で実験的であるから正確であり，比較するから普遍的である》実験心理学と比較心理学は，人間の行動については限定的にしか適用されず，《臨床心理学は，システム的で，個々の症例に対しては可能なかぎり完璧な調査によって特徴づけられる》。精神分析学を臨床心理学と同一とすることはできない（臨床心理学は精神分析学に何らの貢献もしていないが，一方，臨床心理学は精神分析学に多くの恩恵を受けている！）。つまり臨床心理学は医学と精神病理学から生まれ，科学的な様式で発展し，行動の科学として心理学に属しているのである。《行動とは，物質的および象徴的操作の総体である。それらの操作によって有機体はその場にふさわしく自分の可能性を実現し，有機体を駆動しつつも自らの統合を危うくする緊張を減少させる傾向がある》。心理学のこの概念により，精神病理学は臨床心理学者にとっては（そして一般的な心理学者においても）学派の最上のものとなり，うまく解決されない問題を所持する人間存在との接触によって精神病理学は存在する。病理学的な現象とは，葛藤あるいは器質的な障害により解決困難に陥った機能の企てなのである。

　フランスでのこの統一的な潮流はベルジュレに代表されるが，彼は心理学のさまざまな学派に開かれ，（うつ病，薬物依存，境界例などの）多様な領域に適用される臨床精神分析学的心理学を発展させた。ヴィドレェシェ（Widlöcher）は生物学的な方法や実験心理学的な方法に開かれた研究と臨床を展開している。

2　ラカン，精神病理学と精神分析学

　ラガシュの精神分析的立場は自我に重要性を与えていたが，しかし自律的自我がつくられるということは否定し，アメリカの自我心理学と対

立していた。ラガシュの立場はラカンのそれとは異なっているが，1952年のフランス精神分析運動の最初の分裂では（このときには，精神分析家の養成において自由な考え方を守ることが重要であった），ラガシュはラカンを支持した。フランス精神分析協会（ここにラガシュはとどまる）とラカンによって主催されたフロイト学派との間の1964年の第二の分裂は，分析状況の規則（訳者注　ラカンの短時間セッションなど）に関して生じた。ジャック・ラカン（Jacques Lacan）(1901-1981年)は独創性のある人物であり，フランス精神分析運動の中で活発に論争していた人物であり，そのことにより自らが分裂の原因となった。彼は，アメリカの文化主義，フェレンツィーの《生物学主義》，クライン学派のある理論的側面（幻想，内的対象）に反対し，《精神分析学の衰退》と精神分析学をほかの領域へ統合しようとする試み（ハルトマンの自我心理学，マッサーマン Masserman の力動精神医学）と戦うために，《フロイトへの回帰》を提唱する。このためにラカンは，フロイトの精神分析学たる条件とそうでない条件を説いた。この原初への回帰は，精神分析学が生まれた場である精神病理学への回帰を構成していた。ラカンは，とりわけ自らが師匠とするクレランボー（G. de Clérambault）を援用し，病的症例の提示の中で臨床精神病理学への生涯を通しての関心を示している。同一化作用を通して，想像的な次元と象徴的な次元によっていかにして主体が構成されるかを，鏡像段階の記述(1936年)から出発して示した。精神病的主体では，象徴界，現実界，想像界に関係した機能が障害されている。つまり想像界の水準において体験されていた彼固有の身体との関係にも害が及ぶというような基礎的障害をもっている。象徴的秩序へ到達できないことは，排除（forclusion）[11] の機制に属しており，母親が《父の名》という基本的なシニフィアンを知らしめることができず，幼児は母親の欲望の中にとどまる。より一般的には，ラカンは二つの中心的な要素である隠喩と換喩に

---

11) ドイツ語の「却下（*Verwerfung*）」という語に対して提唱された訳語，文字どおりには「却下（rejet）」である。

よって無意識を構成している（無意識は構成されたランガージュのように働く）言葉（ランガージュ）の重要性を主張した。この提唱によって，ラカンは人間科学における構造主義（レヴィ＝ストロース Lévi-Strauss）の立場に近づき，再び言語と民族学との関係を構築する。ラカンに続いて，構造主義の用語により，（神経症的，倒錯的，精神病的など）病的組織化の原理を定義しようと試みられ，これらの研究はとりわけ精神病の児童に対しても波及する（マノーニ，カステ）。

3 共通の診断基準の研究

再編成の試みは，準拠枠が何であれ世界的に使用できる診断尺度に焦点が当てられ，まったく異なる水準，すなわち記述的な平面で企てられた。アメリカの精神医学はとりわけ反疾病論的な立場がとられていた国々に診断基準が欠如していることを感じ，たとえ治療の統制と疫学的研究のためにであったにせよ，より厳密な定義の必要性を感じていた。彼らは評価と診断尺度を，想定される診断全体に広げようと試み，かくしてDSM-Ⅲ[12]の開発へと至ったのである。実際には，あらゆる人が受け入れられるような教義的なシステムは存在せず，多数の理論的な貢献が存在することが確認されるし，同じ患者についてさまざまな臨床家がさまざまに現象を観察し解釈することができるものである。用いられていた診断基準は，症候あるいは症候群を再編成した記述的なものであり（例えばシュナイダー K. Schneider の分類），あるいは病因論的であり（器質性か否か，反応性か），発展的なものであり（クレペリン），心理学的なものである〔例えばブロイラーにとっては，分裂病（統合失調症）の心理的機制的な基盤は分裂であるように〕。さまざまな診断基準をもとに構成された症候群の比較が困難であっては，その診断基準による相互の交流や利用を容易にすることや，そして少なくとも研究には役に立たない。それゆえにアメリカ

---

[12] *Diagnostic and Statistical Manual of Mental Disorder*（精神障害の診断と統計の手引き），Third Edition.

とヨーロッパの研究者は，研究と相互交流の対象になりうるような，そして異なる臨床家間でも診断が一致し妥当性を得られるような，分類の確立を試みた。この研究は経験的なものであり，そのアプローチは現場の検討から出発し，理論と病因論的参照によらず，原則的に記述的である。臨床的症候は，DSM-Ⅲでは五つの軸で再分類されたことが特徴である。Ⅰ軸は精神障害，Ⅱ軸は人格の障害と発達の特異な障害，Ⅲ軸は身体的障害と疾患，Ⅳ軸は精神社会的ストレス要因の重篤さ，Ⅴ軸は過去における最高度の適応と機能水準である。最後の二つの軸は，いわゆる診断の的確さには貢献しない。というのも，それら二つの軸は病因でありうる要因の記録に役立つものだからである（訳者注　2013年のDSM-5では，多軸診断は用いられていない）。客観的であることが望まれているにもかかわらず，この分類は精神疾患の諸概念に立脚している。ピショーはこのことについて二つの例をあげている。例えば神経症は精神力動的概念に反して反応とされ，ほとんど消失してしまった。そして統合失調症の診断は，《気分障害affectives disorders》（感情障害）のために限定されている。このタイプの分類では，症候を集めることで分類するのでは十分ではなく，さまざまな水準の要素間の関係こそが重要であることが指摘された（ランテリ゠ローラG. Lanteri-Laura）。この分類の困難性は，幼児や異文化間の精神病理に用いようとすると，はっきりと現れる。

　第三世界や移民の治療から発展した比較文化精神医学により，精神障害者の症候の表現の多様さ（例えば，身体的愁訴の頻度）や，さまざまな症候の頻度（例えば，急性精神病のエピソードやパニック反応の頻度）の多様性が示された。診断に関して西洋の先進国で用いられた分類は，行動とその正常さ，身体と精神の関係，因果のシステム，そして個人の概念に価値を置いているヨーロッパの文化の継承者である。第三世界と西洋の国々との相違を，工業化以前とされる第三諸国の特徴によって説明することは十分ではない。日本の例では，伝統的な思考システム（禅，儒教，道教）の影響が示されており，そのことにより森田正馬は特徴的な精神療法に焦

点を合わせることができたのである。医学–哲学的システムと結びついている禅，ヨガ，そして太極拳の実践は，とりわけ西洋世界に影響を与えた。比較文化的な相違は，機能的全体との関係においてしか病理学的な事象は理解され得ないことを強調している。

4 認知精神病理学

　第二次世界大戦以降，行動主義は認知主義に徐々にその席を譲っている。認知主義は情報処理が可能な様式で，心的過程を客観的に記述することを目的とし，処理段階，認知を記憶として組織化する段階，心的表象の段階，という三つ概念が基本である。1956年以来，脳を一つのコンピューターになぞらえた情報モデルが徐々に利用されている。しかし科学の発展により，不確実性や自己調節システム，プリゴジンの理論（Prigogine），カタストロフ理論やカオス理論，さらに今日では発現性（émergence）の概念（ヴァレーラ F. Varela）といった立場を認めることが必要となっている。新たな重要性が学習とわれわれの時代背景や文化的，歴史的文脈に与えられている（ブルーナー J. Bruner）。新しい認知精神病理学的研究が，さまざまな立場の心理学者たちを新たなグループに組み替えながら始まっているのである。

結　語

　精神病理学は，その発展の端緒にある。しかしその存在は議論されている。というのは，精神病理学は精神病理的な現実を認識することに立脚しているが，病理学的事象は社会によってつくられた反応の一様式にすぎないか，あるいはある種の行動主義によれば行動の一様式にすぎないか，あるいはまた生きることの難しさにすぎないとされ，真の病理とは解剖学的障害に一致するとされるからであろう（トーマス・サズ T. S. Szasz）。臨床あるいは実験的方法によって特徴づけられた正常心理学と生物学的病理学の間には，余地がないことになるのであろう。実際には，病理学的事象の探求領域は，逆に拡大する傾向にある。精神科病院はもはや 20 世紀初めの施設とまったく異なり，社会コミュニティ全体の上に開かれている。すなわち精神科病院はその病理が変容し多様化する利用者に付きしたがって治療しなければならない。主体は，主体自身にとっても苦しみや病理学的性質がわかっており，そのように次第に広げられた領域の中でその症候を呈するのである。治療法や通院治療の性質，生活環境，文化の相違による症候学的な多様さに対しては，純粋に記述的な接近だけでは十分ではなく，生きられた生活状況との関係から現象を理解することが必要とされる。だからといって，記述的精神病理学への興味は失われていない。薬物学的治療法により正確な症候学へと差し向けられ，厳密で適切な症候学が必要とされている。生物学的知は病因論に至ることを可能とし，そのため病理学

と同じく不可欠なものとなっている。精神療法的方法の増加はしばしば不正確な理論的準拠によっており，精神療法の正確な適用を望む臨床家にも不正確な治療的介入の水準に応じた診断を強いているのである。しかしこれではうまくいきようがない。というのは，疾病学的な枠組みというものは，治療的介入との関係において定義されているからである。例えば精神分析学は《分析可能性》との関連によって，神経症を精神病，自己愛性神経症と対立したものと定義しており，精神病，自己愛性神経症に対しては古典的分析的治療は適用されなかった。臨床家はまた，提唱されたさまざまな方法の評価へと導かれる。明らかにすべてのイデオロギーを越えて精神病理が存在しているため，精神病理学者が方法論的枠組みを定義する場合には覇権主義的な方法を用いず複数の研究分野の視点を認めるという条件により，理論的批判は超越することができるのである。

　精神病理学は，《人間精神の異常機能の研究に捧げられた心理学の一分野》[1]である。正常と病理学的なものの境界をとらえることはしばしば困難である。精神病理学者は，それゆえ，異常性を位置づけるために用いる診断基準を厳密にする必要がある。統計的な診断基準，機能的あるいは質的な基準があり，実際これらが個別症例の研究において最も頻繁に用いられる。いかなる研究でも，始まりは徴候の収集である。徴候は二つの異なる次元，つまり共時的あるいは通時的（アナムネーゼによる）次元において探求される。症候群として格上げされた徴候は，たとえ客観的アプローチを望んでいるとしても，そこには意味が付与されている。精神分析学は，とりわけ症状の意味を強調している。症状とは，まさに症例においては行動の一部でもある。症候学的な水準を超えたところでは，組織化および症候間の関連に関する問題が生じる。ある構造ないし優勢な問題について定義することによって，心理学者を構造的なものという資格を与えることが可能な水準へと導くのである。最後に，病因的な説明水準が前に述べた水準から区別される。了解関係が優勢である《人間的》心理学と因果的説

---

1) N. Sillamy : *Dictionnaire de psychologie*（心理学辞典）. Paris, Bordas, 1980.

明の領域である《自然主義的》心理学との区別それ自体が相対的であるというかぎりにおいて，ヤスパース（Jaspers）によって提出された了解と説明の意味深い対置はいまだに決着されていないのである（ラガシュ D. Lagache）。

　病理学的事象へのアプローチによりさまざまな水準を区別する精神病理学的手段がもし存在するとしても，精神病理学を一つの方法に同一化することは不可能である。リボー（Ribot）はそれまで実際には明確ではなかった病理学に，一つの方法を提出しようと試みた。臨床的方法は個々の症例のその時々の状況に応じて最も多く用いられており，さらにこの方法はテストの使用によって多くの場合臨床-実験的となるはずである。精神病理学的研究の拡大，薬理学の利用，精神療法的方法の使用とその評価，疫学的な研究は，実験的方法の使用へと導いている。行動療法は，実験室の研究から出自している例の一つである。

　歴史は心理学理論の大部分が病理学の領域で用いられてきたことを示している。つまり病理学は心的機能のうちの極めて重要な観点を提示するだけでなく，それらの理論の検証を担っている。そのような理論が生まれなかったならばその応用領域はなかっただろう。精神分析理論と病理学との関係はとりわけ密接である。精神分析学は臨床精神病理学より生まれたが，病理学者にとってはとくに有益な理論となった。しかしながら精神分析学は，精神分析学が単に理論としてだけでなく研究の方法であり治療の方法でもあるというかぎりにおいて，精神病理学と区別される。それこそが，《フロイトへの回帰》のある種の意味でもある。これは精神病理学にとって豊かな回帰であり，まさしく精神分析学と精神病理学あるいはむしろ科学的心理学全体との隔たりを際立たせている。精神分析学を通して集められた資料より抽出された情報の敷衍には危険がないとはいえない。連想と転移の過程を通して観察された特徴と獲得された考え方は，必ずしもほかの枠組みに移植することはできず，用いることはできない。精神分析学の外側では，意識下の潜在的な内容の解釈は議論される余地があるであ

ろう。一般に，精神分析学において要請される枠組みから生じた会話内容や治療の途中で作用した過程を臨床的内容と混同しないならば，精神分析学は症候学とその了解とは異なった臨床的アプローチなのである。病理的状態をリビドーの状態との関係により位置づけようとした精神分析学は，とりわけ幼児の精神病理を豊かにした。精神病理学者は記述的立場，了解的立場，そして説明的立場を揺れ動いている。精神病理学者が導かれる研究水準や各々の枠組みの中で，理論というものは多かれ少なかれ各々の知によって他を強く排除するという目的と一致しているものなのである。臨床的アプローチの中で精神病理学者は客観的な行動の観察から，体験の現象学的了解および現象とその組織化についての精神分析的解釈へと至り，ついには生物学的仮説を提出するに至っている。歴史は，準拠枠と適用領域に基づいたこれらのアプローチ間での動揺を示している。臨床的直感からしばしば生まれた豊かな仮説に続いて，のちにはシステムとして強直化し，まさにほかの参照を排除する傾向となり，あるいは逆に，より一般的な説明システムの存在を主張するために豊かであった仮説は消失していく傾向がある。精神分析学もこの展開を逃れてはいない。しかしながら，ほかのものと比べると，精神分析学は観察者自身が演じている役割や徴候の読みとその解釈の枠組みを理解しているという並はずれた長所をもっている。

　認知精神病理学の領域に新たな研究の道が開かれている。《臨床家》と《基礎研究者》の歩み寄りが可能となっており，教育的，精神療法的な適応はすでになされている。

　精神病理学の歴史により，われわれが最近のものであると信じたものでも，すでに昔にあったものの刷新であると再発見できるので，われわれは謙虚さを取り戻すことができる。しかしながら，歴史は自身の経験の中で再発見され，個人の歩みがすでに踏破された道と再び出会うときにだけ，精神病理学者にとって価値をもつのである。かくして例えば精神分析学の発見は，フロイト派の精神分析学の発見の経過に見るように，心的生活に

ついての科学的視点から，無意識的外傷記憶の研究へと，そして個々人についての局所論的，力動的，経済的，そして発生的なより複雑な視点へと，移行し得たのである。各個人もまた魔術的概念から哲学的そして科学的概念へと移行するのではないだろうか，ちょうど個人のレベルで持続する格差を伴った歴史の流れやわれわれの文化の歴史がそうであるように。

訳者あとがき

　本書はエルヴェ・ボーシェーヌ Hervé Beauchesne 著の『精神病理学の歴史 Histoire de la psychopathologie』（初版 1986 年，第 3 版 1994 年，フランス大学出版 PUF 刊）の日本語訳である。底本には第 3 版を用いた。

　著者のボーシェーヌ氏はソルボンヌ大学（現在はパリ第 5 大学ルネ・デカルト校）病的心理学教授をへて西ブルターニュ大学心理学講座教授という肩書きが記されており，本書と同じ「心理学者」叢書から『児童青年期精神病理学』(1978, 1982 年)，『乳幼児精神病理学提要』(B. ジベロと共著，1991 年)を出版しているほか，PUF の「Nodule」叢書『移民の子供たち』(J. エスポジトと共著，1981, 1985 年)，Dunod 社の「精神」シリーズで『てんかん者』を出版していると，本書の奥付に記されている。児童青年期の臨床心理学の専門家であるが，本書で見るとおり古代に始まる精神病理学に関する知識は該博（がいはく）で，訳者には，フランス学派の独自性を保ちつつ，20 世紀後半までの精神病理学の流れ（臨床精神医学，器質論，精神分析学，現象学，社会心理学，行動理論など）を大きな偏りのない客観的な立場から俯瞰（ふかん）していると見える。

　訳者らは精神科医であり，兵庫医科大学医局では三好功峰元京大教授のもとで神経病理学の研究に携わっていた。精神病理学に関しては故村上仁元京大教授，林三郎元兵庫医科大学助教授の薫陶（くんとう）を受けていた。臨床や研究の傍ら，本書を輪読会で取り上げたのは十数年も前のことである。当時は 20 世紀の終わりで，精神医学にもまだ「古い」時代の名残があり，精神病理学に関する基礎知識を得たいという動機で始めたのだが，読み終えるのに 2 年くらいかかった。読み捨ててしまうのは惜しいと考え，訳書にすることを思いついたが，翻訳文にする作業は予想をはるかに超える難しい仕事であった。その間に時代は変わり，精神医学も様変わりし，本書で最近とされた内容は古い過去のものになってしまった。しかし，精神医学の歴史を振り返ることは時代が移り変わるからこそ重要である。わが国で

はフランス語圏の精神医学史が取り上げられることが少ないので，本国で版を重ねている本書を紹介する価値はあると訳者らは考える。

　翻訳にあたって，原書のイタリック体は強調，書名，ドイツ語などの術語に用いられていたが，訳書では強調部分は傍点を用い，書名は可能な限り原語のタイトルに変更し『　』を用い，ドイツ語などの術語は初出の際には原語とその邦訳を挙げた。原書の（　）および《　》は引用あるいは強調に用いられており，訳書では日本語にはなじまない部分もあるが原書に合わせて使用した。研学のために原書で引用されている著書の原題を索引としてあげ，学者・語索引を詳細にと試みた。

　誤解のないようできるだけ原文に忠実に訳し，なおかつ日本語として読みやすいことを心掛けたのではあるが，訳者らの浅学非力によって，目論見が十分に実現できていないおそれは大きい。それでも訳者としては，本書に込められた精神障害の理解に向けた多くの学者たちの努力が知られないまま消え去ることになるよりは，この歴史が若い精神科医や精神障害を理解しようとしている人たちの心の歴史として血となり肉となり，心を病む人の理解と治療の手助けになればと考え，出版することにした。

　長期間にわたり，遅々として進まない作業を忍耐強く待って，出版を助けていただいた星和書店，岡部浩さんに深謝致したい。

2014年2月

　　　　　　　　　　　　　　　　　　　　　　　　大原　一幸
　　　　　　　　　　　　　　　　　　　　　　　　髙内　　茂

■著者参考文献一覧（フランス国内で発表され，テキストで引用していない著作分）

- Alexander F.G., Selesnick S.T. : *The History of Psychiatry*（精神医学の歴史）. New York, Harper & Row, 1966; tard fr. : *Histoire de la Psychiatrie*. Paris, A. Colin, 1972.

- Anzieu D. : La psychanalyse au service de la psychologie（心理学部における精神分析学）. *Nouvelle revue de la psychanalyse*, 1979, n⁰ 20, p.59-76.

- Bariety M., Coury C. : *Histoire del la Médicine*（医学の歴史）. Paris, A. Fayard, 1963.

- Baudouin Ch. : *L'œuvre de Jung*（ユング著作集）. Paris, Payot, 1963.

- Binswanger L. : *Analyse existentielle et psychanalyse freudienne*（現存在分析とフロイトの精神分析学）. tard. fr., Paris, Gallimard, 1970.

- Centenaire de Th. : Ribot（リボー誕生100周年）. *Jubilé de la psychologie scientifique française*（フランス科学的心理学50年）, 1939.

- Cumston C.G. : *Histoire de la médecine des temps des pharaons au XVIIIᵉ siècle*（ファラオの時代から18世紀まででの医学の歴史）. tard. fr., Dispan de Floran, Paris, La Renaissance du livre, 1931.

- Doron R. : *Eléments de psychanalyse*（精神分析学の要素）. Paris, PUF, 1978.

- Dumas G. : *Traité de Psychologie*（心理学概論）. 2 t., Paris, F. Alcan, 1923.

- Dufresne R. : Pour introduire la lecture française de Freud（フランス講座へのフロイト紹介）. *Interprétation*, 1971, Vol.5, n⁰ I, p.41-97.

- Ellenberger H. : *The discovery of the unconscious*（無意識の発見）. New York, Basic Books INC Publishers, 1970 ; tard. fr. : *A la découverte de l'inconscient*. Villeur-bane, Simep éditions, 1974.

- Freud S. : *Gesammelt Werke*（著作全集）. London Imago publishing 1948. Pour la traduction franfrançaise voir Dufresne.

- Gaste L.F. : *Histoire de la Médecine*（医学の歴史）. Paris, Baillière, 1835.

- Hécaen H., Lanteri Laura G. : *Evolution des connaissances et de doctrines sur les localisations cérébrales*（大脳局在についての知と学説の発展）. Paris, Desclée de Brouwer, 1977.

- Heuyer G. : *Introduction à la psychiatrie infantile*（児童精神医学入門）. Paris, PUF, 1966.

- Jung C.G. : *Perspectives psychiatriques*（精神医学展望）. 1985, II, n^0 101.

- Kippel M. : *La médecine grecque dans ses rapports avec la philosophie*（哲学の中のギリシャ医学）. Paris, Ed. Hippocrate, 1937.

- Kraepelin E. : *Leçons cliniques sur la démence précoce et la psychose maniaco-dépressive*（早発痴呆と躁うつ病の臨床講義）. Présentation de J. Postel《Rhadamante》, Toulouse, Privat, 1970.

- Lagache D. : *Œuvres complètes*（全集）. Paris, PUF, 1977-1984, 5 t.

- Lanteri-Laura G. : *La psychiatrie phénoménologique*（現象学的精神医学）. Paris, PUF, 1957.

- Lorin Cl. : *Le jeune Ferenczi*（若きフェレンツィ）. Paris, Aubier Montaigne, 1983.

- Müller F.M. : *Histoire de la psychologie*（心理学の歴史）. 2 t., Paris, Payot, 1976.

- Pelicier Y. : *Histoire de la psychiatrie*（精神医学の歴史）. Paris, PUF,《Que sais-je ?》, 1971.

- Petot J.-M. : *M Klein*（クライン）. 2 t, Paris, Dunod, 1979 et 1982.

- Pichot P. : *Un siècle de psychiatrie*（精神医学の世紀）. Paris, Roche SA, 1983.

- Postel J., Quetel Cl. : *Nouvelle histoire de la psychiatrie*（精神医学の新たな歴史）. Toulouse, Privat, 1983.

- Quelques grands noms de la psychiatrie（精神医学の巨星）. *Confrontation psychiatriques*, Paris, Spécia, n^0 II, 1973.

- Regards sur la psychanalyse en France（フランス精神分析学へのまなざし）. *Nouvelle Revue de Psychanalyse, Gallimard*, 1979, n^0 20.

- Reuchlin M. : *Histoire de la psychologie*（心理学の歴史）. 6ᵉ éd., Paris, PUF,《Que sais-je ?》, 1967.

- Rognant M. : *Les thérapeutiques de déconditionnement dans les névroses*（神経症の脱条件づけ療法）. Congrès de Psychiatrie et Neurologie de Langue française, Milan, 1970, Paris, Masson, 1970.

- Sendrail M. : *Histoire culturelle de la maladie*（病気の文化的歴史）. Toulouse, Privat, 1980.

- Tatossian A. : *Phénoménologie des psychoses*（精神病の現象学）. Congrès de Psychiatrie et Neurologie de Langue française, Angers, 1975, Paris, Masson, 1975.

■人名索引

人　名	人　名	生没年	ページ
Ⓐ			
Abraham, Karl	アブラハム，カール	1877-1925	79, 88, 90, 120, 135, **139**, 144, 145, 184, 187
Ackerman, Nathan	アッカーマン，ネーサン	1908-1971	189
Adler, Alfred	アドラー，アルフレッド	1870-1937	37, 108, 121, **125-128**, 135, 187
Aetius	アエティウス	502-575	19
Ajuriaguerra, Julian de	アジュリアゲラ，ジュリアン・ド	1911-1993	203, 215
Alcan, Félix	アルカン，フェリックス	1841-1925	65
Alexander, Franz	アレクサンダー，フランツ	1891-1964	140, 187, 226
Allen, Frederick	アレン，フレデリック	1890-1964	179
Alzheimer, Alois	アルツハイマー，アロイス	1864-1915	42
Amenhotep Ⅳ	アメンホテプ4世	1362?B.C.-1333?B.C.	139
Amran, Ishaq ibn	アムラン，イシャク・イブン	……-908	10
Anaxagore	アナクサゴラス	500B.C.頃-428B.C.頃	5
Anzieu, Didier	アンジュー，ディディエ	1923-1999	154, 217, 230
Aretée, Aretaeus, $A\rho\varepsilon\tau\alpha\iota o\varsigma$	アレテウス	1世紀頃	11
Arisote	アリストテレス	384B.C.-322B.C.	12
Arnaud de Villeneuve	アルノー・ド・ヴィルヌーヴ	1240-1311	12
Asclepiades	アスクレピアデス	124B.C.-56	7, 8, 11
Augustin	アウグスティヌス	354-430	25
Avenzoar	アウェンゾアル　アラブ名：イブン・ゾール	1091-1161	11
Averroés	アウェロエス　アラブ名：イブン・ルシュド	1126-1198	11

人名	人名	生没年	ページ
Avicenne	アウィケンナ アラブ名：イブン・スィーナー	980-1037	11

Ⓑ

人名	人名	生没年	ページ
Babinski, Joseph	ババンスキー，ジョゼフ	1857-1932	50, 70
Bachofen, Johann Jakob	バッハオーフェン，ヨハン・ヤーコプ	1815-1887	37, 112
Bacon, Francis	ベーコン，フランシス	1561-1626	17
Baglivi, Giorgio	バリヴィ，ジョルジョ	1668-1707	18
Bailey, Samuel	ベイリー，サミュエル	1791-1870	60
Baillarger, Jules Gabriel François	バイヤルジェ，ジュール・ガブリエル・フランソワ	1809-1890	33, 40, 44
Bain, Alexander	ベイン，アレクサンダー	1818-1903	60
Balint, Michael	バリント，マイケル	1896-1970	140, 141, 142, 227
Ballet, Gilbert	バレ，ジルベール	1853-1916	66
Barthez, Paul Joseph	バルテス，ポール・ジョセフ	1734-1806	19
Baruk, Henri	バリュック，アンリ	1897-1999	100, 214
Basaglia, Franco	バザーリア，フランコ	1924-1980	206, 207
Bastian, Henry Charlton	バスティアン，ヘンリー・チャールトン	1837-1915	41
Bateson, Gregory	ベイトソン，グレゴリー	1904-1980	191, 192, 195
Bäyer, Walter von	バイヤー，ワルター・フォン	1904-1987	181
Bayle, Antoine L. J.	ベイル，アントワーヌ・L. J.	1799-1858	39, 86
Beard, George	ベアード，ジョージ	1839-1883	44, 72
Beaunis, Henri	ボニ，アンリ	1830-1921	48, 65, 69
Beavin, Janet	ベヴン，ジャネット	1940-	193
Bechterev, Vladimir Mikhailovich	ベヒテレフ，ウラジミール・ミハイロヴィチ	1857-1927	49, 57, 107
Beck, Aaron	ベック，アーロン	1921-	214
Belhome, Jacques-Étienne	ベロム，ジャック=エティエンヌ	1737-1824	50
Bender, Lauretta	ベンダー，ロレッタ	1897-1987	229

人　名	人　名	生没年	ページ
Benedict, Ruth	ベネディクト，ルース	1887-1948	184, 220
Beneke, Friedrich Eduard	ベネケ，フリードリヒ・エデュアルト	1798-1854	36
Bergeret, Jean	ベルジュレ，ジャン	1923-	230, 232
Bergson, Henri-Louis	ベルクソン，アンリ＝ルイ	1859-1941	58, 66, 71, 72, 101, 171, 173, 216
Bernard, Claude	ベルナール，クロード	1813-1878	54, 62, 63
Bernays, Martha	ベルナイス，マルタ	1861-1951	109
Berne, Eric	バーン，エリック	1910-1970	218
Bernheim, Hippolyte Marie	ベルネーム，イポリート・マリー	1840-1919	48, 77, 111
Bertalanffy, Ludwig von	ベルタランフィー，ルートヴィヒ・フォン	1901-1972	193
Bichat, Xavier	ビシャ，ザヴィエ	1771-1802	18, 38, 226
Bick, Esther	ビック，エスター	1901-1981	154
Bierer, Joshua	ビエラ，ジョシュア	1901-1984	206
Bindrim, Paul	ビンドリム，ポール	1920-1997	217
Binet, Alfred	ビネー，アルフレッド	1857-1911	53, 58, 65, 69, 78, 212, 228
Binswanger, Ludwig	ビンスワンガー，ルートヴィヒ	1881-1966	xi, 76, 78, 88, 89, 90, 112, 129, 162, **166-170**, 173, 177, 182, 212
Binswanger, Otto	ビンスワンガー，オットー	1852-1929	215
Bion, Wilfred Ruprecht	ビオン，ウィルフレッド・ルプレヒト	1897-1979	**150-153**, 217
Blankenburg, Wolfgang	ブランケンブルク，ヴォルフガング	1928-2002	181
Bleuler, Eugen	ブロイラー，オイゲン	1857-1939	xi, xii, 67, 76, 77, 78, 87, **88-90**, 93, 128, 139, 171, 212, 229, 234
Blondel, Charles	ブロンデル，シャルル	1876-1939	66, 67

人名	人名	生没年	ページ
Boerhaave, H.	ブールハーフェ, H.	1668-1738	19, 22
Bolyai, János	ボーヤイ, ヤーノシュ	1802-1860	142
Bonhoeffer, Karl	ボンフェッファー, カール	1868-1948	175
Bonnafé, Lucien	ボナフェ, ルシアン	1912-2003	203
Bordeu, Théophile de	ボルドゥー	1722-1776	18
Borelli, Alphonse	ボレリ, アルフォンス	1608-1679	17
Bosch	ボッシュ	1450?-1516	15
Boss, Medard	ボス, メダルト	1903-1990	174, 182, 227
Bourneville, Désiré Magloire	ブルヌヴィル, デジール・マグロワール	1840-1909	51
Bowen, Murray	ボーエン, マレー	1913-1990	190, 196
Braid, James	ブレイド, ジェームズ	1795-1860	24, 48
Brazelton, T. Berry	ブラゼルトン, T. ベリー	1918-	230
Brentano, Franz	ブレンターノ, フランツ	1838-1917	112, 156, 216
Breuer, Joseph	ブロイアー, ヨーゼフ	1842-1925	111, 114, 128
Brière de Boismont, Alexandre Jacques François	ブリエール・ド・ボワモン, アレクサンドル・ジャック・フランソワ	1797-1881	47
Brill, Abraham Arden	ブリル, アブラハム・アーデン	1874-1948	76, 204
Brisset, Charles	ブリセ, シャルル		227
Broca, Paul Pierre	ブローカ, ポール・ピエール	1824-1880	40
Broussais, François	ブルセ, フランソワ	1772-1838	38
Brown, Sanger	ブラウン, サンガー	1884-1968	213
Brown, John	ブラウン, ジョン	1735-1788	19, 38
Brücke, Ernst	ブリュッケ, エルンスト	1819-1892	109, 111
Bruner, Jerome S.	ブルーナー, ジェローム・S.	1915-	236
Buber, Martin	ブーバー, マルティン	1878-1965	179
Bumke, Oswald	ブムケ, オスバルト	1877-1950	96
Burdach, Karl Friedrich	ブルダッハ, カール・フリードリヒ	1776-1847	40

人名索引 251

人　名	人　名	生没年	ページ
Burlingham, Dorothy	バーリングハム，ドロシー	1891-1979	143

C

人　名	人　名	生没年	ページ
Cabanis, Georges	カバニス，ジョルジュ	1757-1808	27, 30, 60
Cannon, Walter B.	キャノン，ウォルター・B.	1871-1945	224
Cardan, Jérôme	カルダン，ジェローム	1501-1576	16
Carus, Carl Gustav	カールス，カール・グスタフ	1789-1869	34
Castets, Bruno	カステ，ブリューノ		229, 234
Cattell, James McKeen	キャッテル，ジェームズ・マックィーン	1860-1944	56, 212
Celse, Aulus Cornelius	ケルスス，アウルス・コルネリウス	30B.C.?-50?	33
Charcot, Jean-Martin	シャルコー，ジャン＝マルタン	1825-1893	48, **49-50**, 54, 57, 58, 60, 65, 70, 75, 76, 88, 111
Chaslin, Philippe	シャラン，フィリップ	1857-1923	47
Claparède, Édouard	クラパレード，エドゥアール	1873-1940	58, 65, 77, 79, 228, 231
Claude, Henri Charles Jules	クロード，アンリ・シャル・ジュール	1869-1945	75, 100
Clérambault, Gaëtan Gatian de	クレランボー，ガエタン・ガティアン・ド	1872-1934	68, 94, **99-100**, 233
Colomb, Christophe	コロンブス，クリストファ	1451-1506	13
Combe, George	クーム，ジョージ	1788-1858	22
Comte, Auguste	コント，オーギュスト	1798-1857	55, 156
Condillac, Étienne Bonnot de	コンディヤック，エティエンヌ・ボノ・ド	1715-1780	26, 40, 50
Constantin l'Africain	コンスタンティヌス・アフリカヌス	1020-1087	10, 12
Cooley, Charles Horton	クーリー，チャールズ・ホートン	1864-1929	91
Cooper, David	クーパー，デイヴィッド	1931-1986	196, 197
Cotard, Jules	コタール，ジュール	1840-1889	47

人名	人名	生没年	ページ
Coulomb, Charles de	クーロン，シャルル・ド	1736-1806	22
Crocq, Louis	クロック，ルイ	1928-	230
Cullen, William	カレン，ウィリアム	1710-1790	19, 26, 28

Ⓓ

人名	人名	生没年	ページ
Dailly, Robert	ダイイ，ロベール	…-1988	229
Darwin, Charles Robert	ダーウィン，チャールズ・ロバート	1809-1882	43, 55, 112
Daumezon, Georges	ドーメゾン，ジョルジュ	1912-1979	202
David, Christian	ダヴィッド，クリスティアン	1929-2013	227
Davidson, Gerald	ダヴィドソン，ジェラルド	1939-…	220
Decartes, René	デカルト，ルネ	1596-1650	17
Déjerine, Joseph Jules	デジュリン，ジョゼフ・ジュール	1849-1917	58, 70, 77, 78, 90
Delay, Jean	ドレー，ジャン	1907-1987	74, 102, 214
Della Porta, Giambattista	デッラ・ポルタ，ジャンバッティスタ	1538-1615	16
Delmas, François Achille-Delmas	デルマ，フランソワ・アッキレ=デルマ	1879-1947	46, 228
Deniker, Pierre	ドニケル，ピエール	1917-1998	214
Deslon, Charles	デスロン，シャルル	1750-1786	24
Desoille, Robert	ドゥゾワイユ，ロベール	1890-1966	218
Deutsch, Helene	ドイチュ，ヘレーネ	1884-1982	139
Dewey, John	デューイ，ジョン	1859-1952	91, 180
Diatkine, Rene	ディアトキーヌ，レネ	1918-1997	203
Dide, Maurice	ディッド，モーリス	1873-1944	101
Dilthey, Wilhelm	ディルタイ，ヴィルヘルム	1833-1911	156, 163
Diogène	ディオゲネス	412?B.C.-323B.C.	5
Donnolo, Shabbetaï	ドンノロ，シャベタイ	913-982	12
Dubois, Jacques	デュボア，ジャック	1478-1555	14
Dubois, Paul	デュボア，ポール	1848-1918	77

人　名	人　名	生没年	ページ
Duchêne, Henri	デュシェーヌ，アンリ	1915-1965	203
Dumas, Georges	デュマ，ジョルジュ	1866-1946	54, **65-67**, 74, 100
Dunbar, H. Flanders	ダンバー，H. フランダース	1902-1959	227
Dupré, Ernest	デュプレ，エルネスト	1862-1921	46, **97-98**, 99, 228
E			
Ebbinghaus, Hermann	エビングハウス，ヘルマン	1850-1909	58, 75, 231
Economo, von	エコノモ，フォン	1876-1931	100
Eitington, Max	アイティンゴン，マックス	1881-1943	xi, 135
Ellis, Henry Havelock	エリス，ヘンリー・ハヴロック	1859-1939	59
Emminghaus, Hermann	エミングハウス，ヘルマン	1845-1904	x, 51
Empédocle	エンペドクレス	490b.c.頃-430b.c.	5, 6
Epicure	エピキュロス	341B.C.-271/270B.C.	8
Erasistrate	エラシストラトス	310-300B.C.-250-240B.C.	7
Erikson, Erik	エリクソン，エリク	1902-1994	192
Esquirol, Jean-Étienne Dominique	エスキロール，ジャン＝エティエンヌ・ドミニク	1772-1840	**31-32**, 50
Esterson, Aaron	エスターソン，アーロン	1923-1999	196, 197
Evans	エヴァンス		221
Ey, Henri	エー，アンリ	1900-1977	74, **102-104**, 169, 174, 183, 203, 224
Eysenck, Hans Jurgen	アイゼンク，ハンス・ユルゲン	1916-1997	213, 218, 219, 320
F			
Fain, Michel	ファン，ミシェル	1917-2007	227
Farlet, Jean-Pierre	ファルレ，ジャン＝ピエール	1794-1870	33, 44, 50, 189
Faucheux, Claude	フォシュー，クロード		217
Fechner, Gustav Theodor	フェヒナー，グスタフ・テオドール	1801-1887	xi, 37, 56, 75

人名	人名	生没年	ページ
Federn, Paul	フェダーン, ポール	1871-1950	230
Féré, Charles	フェレ, シャルル	1852-1907	45
Ferenczi, Sándor	フェレンツィー, シャーンドル	1873-1933	120, 131, 135, **140-141**, 144, 233
Fernel, Jean	フェルネル, ジャン	1497-1558	14
Ferrus, Guillaume	フェリュス, ギヨーム	1784-1861	31, 50
Feuchtersleben, Ernst Freiherr von	フォイヒテルスレーベン, エルンスト・フライエル・フォン	1806-1849	36
Flechsig, Paul Emil	フレクシヒ, ポール・エミール	1847-1929	41, 57
Fleischl, Ernst von Fleischl-Marxow	フライシュル, エルンスト・フォン・フライシュル＝マルコー	1846-1891	110
Fliess, Wilhelm	フリース, ヴィルヘルム	1887-1904	115
Flourens, Marie Jean Pierre	フルランス, マリー・ジャン・ピエール	1794-1867	40
Flournoy, Théodore	フルールノワ, テオドール	1854-1920	59, 77, 113
Fonagy, Peter	フォナギー, ピーター	1952-	142
Forel, Auguste	フォレル, アウグスト	1848-1931	49, 59, 77, 88, 90
Fouquet, Pierre	フーケ, ピエール	1913-1998	203
Fournier, Jean Alfred	フルニエ, ジャン・アルフレッド	1832-1914	39
Fowler, Orson	ファウラー, オーソン	1809-1887	21
Franklin, Benjamin	フランクリン, ベンジャミン	1706-1790	22
Freud, Anna	フロイト, アンナ	1895-1982	**143-144**, 145, 223, 230
Freud, Sigmund	フロイト, ジクムント	1856-1939	x, 37, 49, 50, 64, 67, 70, 71, 76, 78, 79, 88, 101, 108, **109-125**, 130, 139, 143, 156, 165, 167, 184, 187, 193, 200, 210, 211, 225, 226

人　名	人　名	生没年	ページ
Fritsch, Gustav	フリッチュ，グスタフ	1837-1927	41
Fröbel, Friedrich	フレーベル，フリードリヒ	1782-1852	216
Fromm, Erich	フロム，エーリッヒ	1900-1980	187
Fromm-Reichmann, Frida	フロム=ライヒマン，フリーダ	1889-1957	186, 187
Fry, William	フライ，ウィリアム	1924-	191
Fuchs, Léonhard	フックス，レオンハルト	1501-1566	14

G

Galien	ガレノス	130頃-200頃	8, 9, 11
Galilée, Galileo	ガリレイ，ガリレオ	1564-1642	17
Gall, Franz Joseph	ガル，フランツ・ジョセフ	1758-1828	21, 40, 82
Galton, Francis	ゴールトン，フランシス	1822-1911	55, 78, 128
Garma, Angel	ガルマ，アンヘル	1904-1993	226
Garnier, Paul	ガルニエ，ポール	1848-1905	99
Gaupp, Ernst Wilhelm Theodor	ガウプ，エルンスト・ヴィルヘルム・テオドール	1865-1916	92
Gautama Cakyamuni	釈迦牟尼	565B.C.-486B.C.説，463 B.C.頃-383B.C.頃説	9
Gazoni	ガゾーニ	………	16
Gebsattel, Viktor Emil von	ゲープザッテル，ヴィクトール・エミール・フォン	1883-1976	170, 171, 177
Gelb, Adhemar	ゲルプ，アデマール	1887-1936	95
Gennari, Francesco	ジェンナリ，フランチェスコ	1752-1797	40
Gentis, Roger	ジャンティス，ロジェ	1928-	206
Gesell, Arnold L.	ゲゼル，アーノルド・L.	1880-1961	228
Gibello, Bernard	ジビロ，ベルナール		229
Goclenius, Rudolf	ゴクレニウス，ルドルフ	1547-1628	54
Goffman, Erving	ゴフマン，アーヴィング	1922-1982	204
Goldschmidt, Georges-Arthur	ゴールドシュミット，ジョルジュ=アルチュール	1928-	109

人　名	人　名	生没年	ページ
Goldstein, Kurt	ゴールドシュタイン，クルト	1878-1965	**94-96**, 216
Goncourt, les Goncourt	ゴンクール兄弟	Edmond de Goncourt (1822-1896), Jules de Goncourt (1830-1870)	44
Gratiolet, Louis Pierre	グラシオレ，ルイ・ピエール	1815-1865	40
Griesinger, Wilhelm	グリージンガー，ヴィルヘルム	1817-1868	36, 41, 76, 86
Groddeck, Georg	グロデック，ゲオルグ	1866-1934	226
Groos, Friedrich	グロース，フリードリヒ	1768-1852	36
Gudden, Johann Bernhard Aloys von	グッデン，ヨーハン・ベルンハルト・アロワス・フォン	1824-1886	77
Guiraud, Paul	ギロー，ポール	1882-1974	35, 101
Gunther, Bernard	ギュンター，バーナード		217

Ⓗ

人　名	人　名	生没年	ページ
Haindorf, Alexander	ハインドルフ，アレクサンドル	1782-1862	36
Haley, Jay	ヘイリー，ジェイ	1923-2007	191
Haller, Albrecht von	ハラー，アルブレヒト・フォン	1708-1777	19
Hamilton, Max	ハミルトン，マックス	1912-1988	214
Harlow, Harry	ハーロー，ハリー	1905-1981	142
Hartmann, Heinz	ハルトマン，ハインツ	1894-1970	222, 223, 232, 233
Hartmann, Karl Robert Eduard von	ハルトマン，カール・ロベルト・エドゥアルト・フォン	1842-1906	34
Harvey, William	ハーベイ，ウィリアム	1578-1657	17
Healy, William	ヒーリー，ウィリアム	1869-1963	xiii, 213
Hecker, Ewald	ヘッカー，エヴァルト	1843-1909	47, 86
Hecquet, Philippe	エッケ，フィリップ	1661-1737	18
Hegel, Georg	ヘーゲル，ゲオルク	1770-1831	156, 160
Heidegger, Martin	ハイデガー，マルティン	1889-1976	**159-161**, 160, 167, 177, 181

人　名	人　名	生没年	ページ
Heinroth, Johann Christian	ハインロート，ヨハン・クリスチャン	1773-1843	35, 225
Heller, Theodor	ヘラー，テオドール	1869-1938	51
Helmholtz, Hermann von	ヘルムホルツ，ヘルマン・フォン	1821-1894	75, 109
Helmont, van	ヘルモント，ファン	1580-1644	17
Héraclite	ヘラクレイトス	540B.C.頃-480B.C.頃	5
Herbart, Johann Friedrich	ヘルバルト，ヨハン・フリードリヒ	1776-1841	56, 113
Hermann, Imre	ハーマン，イムレ	1889-1984	140, 141
Hérophile	ヘロフィロス	330B.C.頃-250B.C.頃	7
Hervey de Saint-Denis	エルヴェー・ド・サン゠ドニ	1822-1892	58
Hesnard, Angelo	エスナール，アンジェロ	1886-1969	174
Hippocrate	ヒポクラテス	460B.C.-370B.C.	5, 6, 11, 82, 225
Hitler, Adolf	ヒトラー，アドルフ	1889-1945	137
Hitzig, Eduard	ヒッツィヒ，エドゥアルト	1838-1907	41
Hoffmann, Friedrich	ホフマン，フリードリヒ	1660-1742	19
Hoffmann, Ernst Theodor Amadeus	ホフマン，エルンスト・テオドール・アマデウス	1776-1822	58
Hohenheim, Philippe Bombast von	ホーエンハイム，フィリップス・ボンバストゥス・フォン	1493-1541	14
Horney, Karen	ホーナイ，カレン	1885-1952	128, 179, 187
Hug-Hellmuth, Hermine von	フーク゠ヘルムート，ヘルミーネ・フォン	1871-1924	145
Hull, Clark Leonard	ハル，クラーク・レオナード	1884-1952	108, 221
Hume, David	ヒューム，デイヴィッド	1711-1776	55
Hunter, John	ハンター，ジョン	1728-1793	38
Husserl, Edmund	フッサール，エトムント	1859-1938	112, **156-158**, 166, 167, 171, 174, 175, 215

人　名	人　名	生没年	ページ
Huxley, Thomas	ハクスリー，トーマス	1825-1895	90
I			
Ideler, Karl Wilhelm	イデラー，カール・ヴィルヘルム	1795-1860	35
Itard, Jean-Marc Gaspard	イタール，ジャン＝マルク・ガスパール	1775-1838	50
J			
Jackson, John Hughlings	ジャクソン，ジョン・ヒューリングス	1835-1911	42, 56, 63, 70, 90, 100, 101, 102, 103
Jackson, Don	ジャクソン，ドン	1920-1968	191, 193
Jacobson, Edmund	ジェイコブソン，エドムンド	1888-1983	215
James, William	ジェームズ，ウィリアム	1842-1910	xiii, 78, 90
Janet, Paul	ジャネ，ポール	1823-1899	69
Janet, Pierre	ジャネ，ピエール	1859-1947	50, 60, 65, 67, **69-74**, 88, 89, 99, 102, 103, 106, 113, 128, 219
Janov, Authur	ヤノフ，アーサー	1924-	217
Janzarik, Werner	ヤンツァーリク，ヴェルナー	1920-	ix
Jaques, Elliott	ジャック，エリオット	1917-2003	217, 230
Jaspers, Karl	ヤスパース，カール	1883-1969	x, 80, 81, 93, 96, 155, **163-166**, 181, 239
Johnson, Virginia	ジョンソン，バージニア	1925-	215
Jones, Ernest	ジョーンズ，アーネスト	1879-1958	121, 135, 139
Jones, Maxwell	ジョーンズ，マックスウェル	1907-1990	206
Jung, Carl Gustav	ユング，カール・グスタフ	1875-1961	xi, xii, 37, 67, 76, 77, 78, 79, 81, 88, 90, 106, 108, 120, 125, **128-135**, 139, 167, 184, 187, 212, 213, 219, 230

人名	人名	生没年	ページ
Ⓚ			
Kaës, René	カエス, ルネ	1936-	217
Kahane, Max	カハーネ, マックス	1866-1923	135
Kahlbaum, Karl Ludwig	カールバウム, カール・ルートヴィヒ	1828-1899	47, 86
Kanner, Leo	カナー, レオ	1894-1981	90, 229
Kant, Immanuel	カント, イマヌエル	1724-1804	54, 155, 160
Kardiner, Abram	カーディナー, アブラム	1891-1981	184
Kastler, Alfred	カストレル, アルフレッド		163
Khan, Masud	カーン, マスード	1924-1989	154
Kierkegaard, Soren	キルケゴール, セーレン	1813-1855	161, 179
Klein, Melanie	クライン, メラニー	1882-1960	79, 123, 139, 140, 141, **144-148**, 229, 230
Koechlin, Philippe	ケクラン, フィリップ		202
Koffka, Kurt	コフカ, クルト	1886-1941	94, 216
Köhler, Wolfgang	ケーラー, ヴォルフガング	1887-1967	94, 216
Koller, Karl	コレル, カール	1857-1944	110
Kölliker, Albert von	ケリカー, アルベルト・フォン	1817-1905	38, 40
Korsakov, Sergi Sergeivich	コルサコフ, セルゲイ・セルゲヴィッチ	1854-1900	42
Kraepelin, Emil	クレペリン, エミール	1856-1926	47, 51, 81, **85-88**, 92, 93, 166, 175, 204, 213, 234
Kraft-Ebing, Richard von	クラフト゠エービング, リヒャルト・フォン	1840-1902	49, 59
Kramer, Heinrich	クラマー, ハインリヒ	1430-1505	14
Krasner, Leonard	クラスナー, レナード	1924-2007	221
Kretschmer, Ernst	クレッチマー, エルンスト	1888-1964	46, **81-83**, **92**, 106, 213
Kris, Ernst	クリス, エルンスト	1900-1957	222, 223

人名	人名	生没年	ページ
Kulenkampff, Caspar	クーレンカンプ,カスパル	1922-2002	**175-176**
Kunz, Hans	クンツ,ハンス	1904-1982	170
L			
Lacan, Jacques	ラカン,ジャック	1901-1981	100, 203, 211, 229, **232-234**
Laënnec, René	レンネック,ルネ	1781-1826	38, 39
Laforgue, René	ラフォルグ,ルネ	1894-1962	67, 189
Lagache, Daniel	ラガシュ,ダニエル	1903-1972	ix, 231, 233, 239
Laing, Ronald	レイン,ロナルド	1927-1989	87, 183, 196, 197
Lalande, André	ラランド,アンドレ	1867-1963?	54
Lamarck, Jean-Baptiste	ラマルク,ジャン゠バプティスト	1744-1829	43
Lambert, Johann Heinrich	ランベルト,ヨハン・ハインリヒ	1728-1777	155
Lancisi, Giovanni	ランチーシ,ジョヴァンニ	1654-1720	18
Langfeldt, Gabriel	ラングフェルト,ガブリエル	1895-1983	213
Lanteri-Laura, Georges	ランテリ゠ローラ,ジョルジュ	1930-2004	156, 183, 235
Larwick-Goodall	ラルビック゠グドール		142
Lasègue, Charles Ernest	ラゼーグ,シャルル・エルネスト	1816-1883	47, 99, 189
Le Guillant, Louis	ル・ギラン,ルイ	1900-1968	203
Lebovici, Serge	ルボヴィッチ,セルゲイ	1915-2000	203, 217
Leibniz, Gottfried Wilhelm	ライプニッツ,ゴットフリート・ヴィルヘルム	1646-1716	17
Lemaire, Jean-Georges	ルメール,ジャン゠ジョルジュ	1927-	215
Lennep, Van	レネップ,ファン	1896-1982	212
Lepois, Charles	ルポア,シャルル	1563-1633	18
Leuret, François	ルレ,フランソワ	1797-1851	33, 40
Lévi-Strauss, Claude	レヴィ゠ストロース,クロード	1908-2009	3, 234
Lévy-Bruhl, Lucien	レヴィ゠ブリュール,ルシアン	1857-1939	68

人名	人名	生没年	ページ
Lewin, Kurt	レヴィン, クルト	1890-1947	96, 200, 216
Lidz, Ruth（旧姓 Ruth Maria Wilmanns）	リッツ, ルース	1910-1995	190
Lidz, Theodore	リッツ, セオドアー	1910-2001	190
Liebault, Ambroise-Auguste	リエボー, アンブロワズ゠オーギュスト	1823-1904	48, 111
Liégeois, Jules Joseph	リエジョア, ジュール・ジョセフ	1833-1908	48
Linné, Carl von	リンネ, カール・フォン	1707-1778	19
Linton, Ralph	リントン, ラルフ	1893-1953	184
Littré, Émile Maximilien Paul	リトレ, エミール・マクシミリアン・ポール	1801-1881	48
Locke, John	ロック, ジョン	1632-1704	26, 55
Loewenstein, Rudolph	レーヴェンシュタイン, ルドルフ	1898-1976	222, 223
Lombroso, Ceasare	ロンブローゾ, チェーザレ	1836-1909	45
Lorenz, Konrad	ローレンツ, コンラート	1903-1989	142
Louis XVI	ルイ16世	1754-1793	23
Lowen, Alexander	ローウェン, アレクサンダー	1910-2008	138, 216

Ⓜ

人名	人名	生没年	ページ
Magnan, Valentin	マニャン, ヴァランタン	1835-1916	44, 87, 88
Mahler, Margaret	マーラー, マーガレット	1897-1985	229
Maine de Biran	メーヌ・ド・ビラン	1766-1824	26, 55
Mannoni, Octave	マノーニ, オクターヴ	1899-1989	203, 229, 234
Marcuse, Herbert	マルクーゼ, ヘルベルト	1898-1979	188
Margolin, Sydney G.	マーゴリン, シドニー・G.	1909-1985	227
Marie-Antoinette	マリー゠アントワネット	1755-1793	23
Marty, Pierre	マーティ, ピエール	1918-1993	227
Marx, Karl	マルクス, カール	1818-1883	113, 137
Masserman, Jules H.	マッサーマン, ジュール・H.	1905-1994	233

人　名	人　名	生没年	ページ
Masters, William	マスターズ，ウィリアム	1915-2001	215
Maudsley, Henry	モーズリー，ヘンリー	1835-1918	96
Maupassant, Guy de	モーパッサン，ギ・ド	1850-1893	59
Maury, Alfred	モーリ，アルフレッド	1817-1892	58
Mayer-Gross, William	マイヤー゠グロス，ウィリアム	1889-1961	**96**
Mead, George Herbert	ミード，ジョージ・ハーバート	1863-1931	91, 200
Mead, Margret	ミード，マーガレット	1901-1978	184, 192, 200, 222
Meltzer, Donald	メルツァー，ドナルド	1922-2004	153
Mendousse, J.	マンドゥース，J.		163
Menninger, Karl	メニンガー，カール	1893-1990	214, 230
Merleau-Ponty, Maurice	メルロ゠ポンティ，モーリス	1908-1961	162, 174
Mesmer, Franz	メスメル，フランツ	1734-1815	21, 22, 47, 48
Meyer, Adolf	マイヤー，アドルフ	1866-1950	77, **90-92**, 213
Meynert, Théodore	マイネルト，テオドール	1833-1892	42, 109,
Mignot, Hubert	ミニョー，ユベール		203
Mill, John Stuart	ミル，ジョン・ステュアート	1806-1873	40, 55, 60, 69
Minkowski, Eugène	ミンコフスキー，ウジェーヌ	1885-1972	89, 90, 166, 170, **171-173**, 177, 181, 183
Minuchin, Salvador	ミニューチン，サルバドール	1921-	196
Misès, Roger	ミゼ，ロジェ	1924-2012	229
Moïse	モーセ	B.C.13世紀頃	139
Molière	モリエール	1622-1673	24
Monakow, Constantin von	モナコフ，コンスタンティン・フォン	1853-1930	101
Moreau de Tours, Jacques-Joseph	モロー・ド・トゥール，ジャック゠ジョセフ	1804-1884	33
Morel, Bénédict Augustin	モレル，ベネディクト・オーギュスタン	1809-1873	43, 87, 183
Moreno, Jacob Level	モレノ，ヤーコブ・レヴィ	1889-1974	186, 200, 216

人 名	人 名	生没年	ページ
Morgagni, Giovanni Battista	モルガーニ, ジョバンニ・バチスタ	1682-1771	18, 38
Morichau-Beauchant, René	モリショウ=ボーシャン, ルネ	1873-1952	76
Morita, Shoma	森田 正馬 (まさたけ, しょうま)	1874-1938	235
Mourgue, Raoul	ムルグ, ラウル	1886-1950	101
Mucchielli, Alex	ムキエリ, アレックス	1943-	171
Müller, Johannes von	ミュラー, ヨハネス・フォン	1801-1858	109
Murphy, Joseph	マーフィー, ジョセフ	1827-1894	60
Murray, Henry	マレー, ヘンリー	1893-1988	212
M'Uzan, Michel de	ミュザン, ミシェル・ド	1921-	227

Ⓝ

人 名	人 名	生没年	ページ
Nettesheim, Heinrich Cornelius Agrippa von	ネッテスハイム, ハインリヒ・コルネリウス・アグリッパ・フォン	1486-1535	14
Neumann, Heinrich Wilhelm	ノイマン, ハインリヒ・ヴィルヘルム	1814-1884	36
Newton, Isaac	ニュートン, アイザック	1643-1727	17
Nietzsche, Friedrich Wilhelm	ニーチェ, フリードリヒ・ヴィルヘルム	1844-1900	xi, 58, 59, 113, 161
Nizan, Paul	ニザン, ポール	1905-1940	163
Noguchi, Hideyo	野口英世	1876-1928	39
Nunberg, Hermann	ヌンベルグ, ヘルマン	1884-1970	222

Ⓞ

人 名	人 名	生没年	ページ
Odier, Charles	オディエ, シャルル	1886-1954	76
Oury, Jean	ウーリー, ジャン	1924-	203, 205, 206

Ⓟ

人 名	人 名	生没年	ページ
Pagès, Max	パジェ, マックス	1926-	217
Pankow, Gisela	パンコフ, ジセラ	1914-1998	230
Pappenheim, Bertha	パッペンハイム, ベルタ	1859-1936	114
Parchappe, Maximien	パルシャップ, マクシミアン	1800-1866	31

人名	人名	生没年	ページ
Paumelle, Philippe	ポーメル，フィリップ	1923-1973	203
Pavlov, Ivan Petrovich	パブロフ，イワン・ペトロヴィッチ	1849-1936	43, 57, **105-107**, 218, 220
Pearson, Karl	ピアソン，カール	1857-1936	56
Pedinielli, Jean-Louis	ペディニエリ，ジーン=ルイス		228
Peirce, Charles Sanders	パース，チャールズ・サンダーズ	1839-1914	90
Périer, F.	ペリエ，F.		228
Perls, Frederick	パールズ，フレデリック	1893-1970	216
Pestalozzi, Johann Heinrich	ペスタロッチ，ヨハン・ハインリッヒ	1746-1827	26, 77
Piaget, Jean	ピアジェ，ジャン	1896-1980	228
Pichon, Eduard	ピション，エドゥアール	1890-1940	70
Pichot, Pierre	ピショー，ピエール	1918-	ix, 36, 100, 214, 235
Pick, Arnold	ピック，アーノルド	1851-1924	42
Piéron, Henri	ピエロン，アンリ	1881-1964	65, 66
Pinel, Philippe	ピネル，フィリップ	1745-1826	**26-31**, 50, 60, 155
Plater, Félix	プラター，フェリックス	1536-1614	16
Platon	プラトン	428/427B.C.-347/348B.C.	7, 9
Pline	プリニウス	23-79	19
Poppelreuter, Walther	ポッペルロイター，ヴァルター	1886-1939	94
Poyer, Georges	ポワイエ，ジョルジュ	1884-1958	68
Prichard, James Cowles	プリチャード，ジェームズ・コウル	1786-1848	46
Prigogine, Ilya	プリゴジン，イリヤ	1917-2003	236
Prince, Morton	プリンス，モートン	1854-1929	49
Proust, Marcel	プルースト，マルセル	1871-1922	58
Ptolémée	プトレマイオスⅠ世	368/367B.C.-283/282B.C.	7

人名索引 265

人 名	人 名	生没年	ページ
Pull C. B. , Pull M. C.	プル		214
Pussin, Jean-Baptiste	ピュサン, ジャン=バティスト	1746-1811	26
Puységur, Marquis de	ピュイセギュール侯爵	1757-1825	23-24
Pythagore	ピタゴラス	580B.C.頃-496B.C.頃	5

Q

| Quetelet, Lambert Adolph Jacques | ケトレー, ランベール・アドルフ・ジャック | 1796-1874 | 55 |

R

Racamier, Paul-Claude	ラカミエ, ポール=クロード	1924-1996	205, 206, 230
Rachman, Stanley	ラックマン, スタンレー	1934-	221
Raclot, Marcel	ラクロ, マルセル		205
Rado, Sandor	ラド, シャーンドル	1890-1972	222
Rank, Otto	ランク, オットー	1884-1939	121, **135-136**, 140, 179, 184
Raymond, Fulgence	レイモン, ヒュルジャンス	1844-1910	70
Rayner, Rosalie	レイナー, ロザリー	1899-1935	107
Redfield, James W.	レッドフィールド, ジェームズ・W.	……-……	22
Reich, Wilhelm	ライヒ, ヴィルヘルム	1897-1957	**136-138**, 187, 188, 215
Reil, Johann Christian	ライル, ヨハン・クリスチャン	1759-1813	26, 34
Reiss, Eduard	ライス, エドアルト	1878-1957	82
Reitler, Rudolf	ライトレル, ルドルフ	1865-1917	135
Renan, Ernest	ルナン, エルネスト	1823-1892	55, 60
Resnik, Salomon	レスニク, サロモン	1919-1994	154
Rey, André	レイ, アンドレ	1906-1965	66
Rhazes	ラジー, ラージー	865-925	11
Ribot, Théodule	リボー, テオドール	1839-1916	x, xii, vii, 53, **59-65**, 69, 70, 71, 73, 78, 80, 97, 102, 239

人名	人名	生没年	ページ
Richet, Charles Robert	リシェ，シャルル・ロベール	1850-1935	58
Richter, Horst-Eberhard	リヒター，ホルスト゠エバーハルト	1923-2011	196
Ricœur, Paul	リクール，ポール	1913-2005	119
Rivière, Joan	リビエール，ジョアン	1883-1962	148
Robespierre, Maximilien	ロベスピエール，マクシミリアン	1758-1794	30
Robinson, Virginia	ロビンソン，ヴァージニア	1892-1967	179
Rogers, Carl	ロジャーズ，カール	1902-1987	**179-181**, 183, 210
Rognant, Jacques	ロニャン，ジャック		221
Róheim, Géza	ローハイム，ゲザ	1891-1953	184
Rolando, Luigi	ロランド，ルイージ	1773-1831	40
Rorschach, Hermann	ロールシャッハ，ヘルマン	1884-1922	90, 134, 167, 212
Rosen, John	ローゼン，ジョン	1902-1993	230
Rosenfeld, Herbert	ローゼンフェルト，ヘルベルト	1910-1986	153
Rousseau, Jean-Jeacques	ルソー，ジャン゠ジャック	1712-1778	30, 77
Russell, Bertrand	ラッセル，バートランド	1872-1970	192

S

人名	人名	生没年	ページ
Sachs, Hans	サックス，ハンス	1881-1947	135
Sade, Donatien Alphonse François	サド，ドナスィヤン・アルフォーンス・フランスワ	1740-1814	20
Sante de Sanctis	サンテ・デ・サンクティス	1862-1935	51
Sapir, Michel	サピール，ミッシェル	1915-2002	215
Sartre, Jean-Paul	サルトル，ジャン゠ポール	1905-1980	135, **161-162**, 163, 174
Saulle, Henri Legrand du	ソーレ，アンリ・ルグラン・デュ	1830-1886	47, 99
Saussure, Raymond de	ソシュール，レーモン・ド	1894-1971	76
Sauvages, Boissier de	ソヴァージュ，ボアシエ・ド	1706-1767	19

人　名	人　名	生没年	ページ
Schelling, Friedrich Wilhelm Joseph von	シェリング，フリードリヒ・ヴィルヘルム・ヨーゼフ・フォン	1775-1854	113
Scherner, Karl Albert	シェルナー，カール・アルベルト	1825-1889	58
Schneider, Kurt	シュナイダー，クルト	1887-1967	**93-94**, 234
Schopenhauer, Arthur	ショーペンハウエル，アルトゥール	1780-1860	xi, 34, 58, 59, 61, 64, 113, 122
Schreber, Daniel Paul	シュレーバー，ダニエル・ポール	1842-1911	131
Schubert, Gotthilf Heinrich von	シューベルト，ゴットヒルフ・ハインリヒ・フォン	1780-1860	34, 113
Schultz, Johannes Heinrich	シュルツ，ヨハン・ハインリヒ	1884-1970	215, 225
Schur, Max	シュール，マックス	1897-1969	227
Schwartz, Morrie	シュワルツ，モーリー	1916-1995	204
Schwarz, Oswald	シュヴァルツ，オズヴァルト	1883-1949	170
Sechehaye, Marguerite	セシュエ，マルグリート	1887-1964	230
Sechenov, Ivan	セチェノフ，イワン	1829-1905	57
Seguin, Edouard	セガン，エデュアール	1812-1880	50
Selvini, Mara Selvini-Palazzoli	セルヴィニ，マラ・セルヴィニ゠パラツォーリ	1916-1999	196
Selye, Hans	セリエ，ハンス	1907-1982	224, 227
Serieux, Paul	セリュー，ポール	1864-1947	66
Servet, Michel	セルヴェ，ミシェル	1509/1511-1553	14
Sheldon, William-Herbert	シェルドン，ウイリアム゠ハーバート	1899-1977	83
Sherrington, Charles Scott	シェリントン，チャールズ・スコット	1857-1952	57
Sifneos, Peter E.	シフネオス，ペーター・E.	1920-	228
Simon, Hermann	ジモン，ヘルマン	1867-1947	202
Simon, Théodore	シモン，テオドール	1872-1961	69, 212, 228

人名	人名	生没年	ページ
Sivadon, Paul	シヴァドン，ポール	1907-	203
Sjöbring, Henrik	シューブリンク，ヘンリック	1879-1956	74
Skinner, Burrhus Frederic	スキナー，バラス・フレデリック	1904-1990	108, 218, 220
Sokolnicka, Eugénie	ソコルニカ，ウージェニ	1884-1934	67
Spencer, Herbert	スペンサー，ハーバート	1820-1903	55, 60, 62, 63, 71
Spinoza, Benedictus De	スピノザ，ベネディクトゥス・デ	1632-1677	25
Spitz, René	スピッツ，ルネ	1887-1974	224
Sprenger, Jacob	シュプレンガー，ヤコブ	1436/1438-1494	14
Spurzheim, Johann Caspar	シュプルツハイム，ヨハン・カスパー	1776-1832	21
Staehelin, Balthasar	ステケリン，バルタザル	1923-	204
Stahl, Georg Ernst	シュタール，ゲオルグ・エルンスト	1660-1734	18, 35
Stanton, Alfred	スタントン，アルフレッド	1912-1983	204
Stein, Johannes	シュタイン，ヨハネス	1896-1967	94
Stekel, Wilhelm	シュテーケル，ヴィルヘルム	1868-1940	135
Stengel, Erwin	ステンゲル，アーウィン	1902-1973	206
Stern, Wilhelm	シュテルン，ヴィルヘルム	1871-1938	215
Stevenson, Robert Louis	スティーヴンソン，ロバート・ルイス	1850-1894	58
Strachey, James	ストレイチー，ジェームズ	1887-1967	148
Strauss, Erwin	シュトラウス，アーウィン	1891-1975	92, 170, 181
Stumpf, Carl	シュトゥンプ，カール	1848-1936	216
Sullivan, Harry Stack	サリヴァン，ハリー・スタック	1892-1949	128, **185-186**, 222, 230
Sydenham, Thomas	シデナム，トーマス	1624-1689	18
Sylvius, Franciscus	シルヴィウス，フランシスクス	1614-1672	17, 21
Szasz, Thomas	サズ，トーマス	1920-2012	237

人　名	人　名	生没年	ページ
Szondi, Léopold	ソンディ，レオポルト	1893-1986	46, 212
T			
Taft, Jessie	タフト，ジェーシー	1882-1960	179
Taine, Hippolyte Adolphe	テーヌ，イポリット・アドルフ	1828-1893	55, 60, 97
Tao te king	老子	生没年未詳	9
Tatossian, Arthur	タトシアン，アルチュール	1929-1995	171, 182, 183
Teasdale, John	ティーズデール，ジョン	177-178	221
Tellenbach, Hubertus	テレンバッハ，フーベルトゥス	1914-1994	**177-178**, 180
Terman, Lewis	ターマン，レウィス	1877-1956	228
Thomas d'Aquin, saint Thomas d'Aquin	トマス・アクィナス，聖トマス・アクィナス	1225-1274	12
Thorndike, Edward Lee	ソーンダイク，エドワード・リー	1874-1949	108
Tissot, André	ティソ，アンドレ	1728-1797	19
Tolman, Edward Chace	トールマン，エドワード・チェイス	1886-1959	108
Tosquelles, François	トスケル，フランソワ	1912-1994	203, 205
Tournefort, Joseph Pitton de	トゥルヌフォール，ジョゼフ・ピトン・ド	1656-1708	19
Tuke, William	テューク，ウィリアム	1732-1822	26
Tustin, Frances	タスティン，フランセス	1913-1994	153
U			
Ullman, Leonard P.	ウルマン，レオナード・P.	1930-2008	221
V			
Varela, F.	ヴァレーラ，F.	1946-2001	236
Veil, Claude	ヴェイル，クロード	1920-1999	230
Vésale, André	ヴェサリウス，アンドレアス	1514-1564	14
Vicq d'Azyr, Félix	ヴィクダジル，フェリックス	1748-1794	40
Vincent de Paul	ヴァンサン・ド・ポール	saint; 1581-1660	20

人名	人名	生没年	ページ
Vinci, Léonard de	ビンチ，レオナルド・ダ	1452-1519	16
Virchow, Rudolf	ウィルヒョウ，ルドルフ	1821-1902	38
Voisin, Félix	ヴォアザン，フェリックス	1791-1877	50
Vulpian, Alfred	ヴュルピアン，アルフレッド	1826-1887	57

Ⓦ

人名	人名	生没年	ページ
Waehlens, Alphonse De	ヴェーレンス，アルフォンス・ド	1911-1981	175
Wallon, Henri	ワロン，アンリ	1879-1962	66, 74
Watson, John Broadus	ワトソン，ジョン・ブローダス	1878-1958	92, 105, **107-108**, 218, 219
Watzlawick, Paul	ワツラウィック，ポール	1921-2007	191, 193
Weakland, John	ウィークランド，ジョン	1919-1995	191
Weber, Ernst Heinrich	ヴェーバー，エルンスト・ハインリヒ	1795-1878	56
Weizsäcker, Viktor Freiherr von	ヴァイツゼッカー，ヴィクトール・フライエル・フォン	1886-1957	94, 96, 227
Wernicke, Carl	ウェルニッケ，カール	1848-1905	41, 42, 165, 175
Wertheimer, Max	ヴェルトハイマー，マックス	1880-1943	94
Westphal, Karl	ウエストファール，カール	1833-1890	41
Whitehead, Alfred North	ホワイトヘッド，アルフレッド・ノース	1861-1947	192
Widlöcher, Daniel	ヴィドレェシェ，ダニエル	1929-	232
Wier, Jean	ヴァイヤー，ヨーハン	1515-1588	15, 25
Willis, Thomas	ウィリス，トマス	1621-1675	21
Winnicott, Donald Woods	ウィニコット，ドナルド・ウッズ	1896-1971	**148-150**, 154
Wittels, Fritz	ヴィッテルス，フリッツ	1880-1950	125
Wolff, Christian	ヴォルフ，クリスティアン	1679-1754	54
Wolpe, Joseph	ウォルピ，ジョセフ	1915-1998	108, 221
Woodbury, Michael	ウッドベリー，マイケル	1924-2007	206
Wundt, Wilhelm	ヴント，ヴィルヘルム	1832-1920	56, 57, 59, 75, 77, 86, 87

人　名	人　名	生没年	ページ
Wynne, Lyman	ウィン，ライマン	1925-2007	190

Z

Zacchias, Paulus	ザッキアス，パウルス	1584-1659	16
Zazzo, René	ザゾ，ルネ	1910-1995	228
Zenon	ゼノン	490B.C.頃 -430B.C.	8
Zola, Émile	ゾラ，エミール	1840-1902	44
Zutt, Jürg	ツット，ユルク	1893-1980	**175-176**, 182

■語索引

あ

愛着	116, 130
アヴェルタン，暈倒症	13
アヴェロンの野生児	50
アキレスの怒り	7
悪液質	6
悪魔学	15
悪魔祓い	219
悪しきを学び	219
アストラル体	9
頭の鈍い者	13
アチモルミー（ディッド，ギロー）	101
圧縮	117
アナムネーゼ	91
アナログ	194
アナンコロジー	212
アニマ，アニムス	12, 133, 134
アニミスト	24
アニミズム	3, 18
アパシィ	185, 204
アベル症候群	128
アメン，理性なし	12
アリストテレスの共同体	12
アルコール中毒	42, 44, 77, 99, 107, 176
α 機能	152
α 要素	152
アレーテイア　非隠蔽性	159
アングロサクソン	179
暗示	23, 111
暗示症，ピチアティスム	50
アンビバレンツ（フロイトの）	129

い

医化学的（医学）	17
医学−法律学的側面	47
異化（作業）	63
怒りと恐怖の生理学的現象	224
医機械学的（医学）	17
生きた接触	173
生きられた時間	173, 177
生きられた身体	175
生きられた世界	157
生きられた世界に浸透する努力	172
生きられた体験	183
イギリス学派	55
移行対象	150
移行部分の分析	230
意志	58, 64
意識	35, 113, 133
意識外のメカニズム	163
意識（の）水準	113
意識と無意識なるものの直面化（せめぎ合い）	134
意識と無意識の弁証法	79
意識の狭さ	71
意識の目覚めの弁証法	156
異質な感覚	99
意志の欠如	44
医者−患者関係	142, 227
異常人格	93
異常精神，精神異常	93
医神知学的（医学）	17
依存	149, 227
依存集団	151

語索引 273

依託関係 …………………………… 230
依託喪失うつ病 …………………… 224
一次愛 ……………………… 141, 142
一次元的人間（マルクーゼ）……… 188
一次症状 …………………… 88, 89, 93
一次信号システム ………………… 106
一次的自閉 ………………………… 154
一時的な欠損 ……………………… 101
一過性の（神経）欠損 ……………… 57
一級症状, 二級症状 …………… 93-94
一神教 ………………………………… 8
逸脱 ………………………………… 184
一般システム理論 ………………… 193
偽りの自己 ………………………… 149
遺伝, 遺伝的 ………… 43, 44, 61, 98, 224
遺伝的要因 …………………… 92, 98
イド, エス …………………… 35, 226
イマーゴ …………………………… 133
イマージュ ………………………… 119
意味作用 …………… 156, 158, 162, 166
意味の研究 ………………………… 167
イメージ療法 ……………………… 218
インクルデンツ …………………… 178
インサニア, 下等な欲望 …………… 12
因子分析 …………………………… 213
インシュリン療法 ………………… 96
陰性転移 …………………………… 145
陰性の側面 …………………… 103-104
院内学級 …………………………… 201
陰, 陽 ………………………… 10, 134
隠喩 ………………………………… 117
隠喩と換喩 ………………………… 233

う

ウィーン大学総合病院 …………… 109
ウィーンの精神分析サークル …… 125

ヴィル=エヴラール ……………… 203
ウェーバー・フェヒナーの法則 …… 56
ヴェザニア（狂気） ………………… 28
うつ病者 …………………… 119, 173
ヴュルツブルグ学派 …………… 58, 75
運動性失語 ………………………… 41
運動性自動症 ……………………… 99
運動性の不器用さ, 運動拙劣症 …… 98
運動野, 運動領野 ………………… 41
運命分析学 ………………………… 212

え

衛生 ………………………………… 201
エーテル体 ………………………… 9
エーネ・ル・シャトー …………… 201
疫学 ………………………………… 92
エサレン …………………………… 217
エディプス・コンプレックス …… 118-120, 130
エネルギー ………………………… 73
エネルギー水準 …………………… 113
エネルギー（の）タンク ………… 116
エネルギー保存の法則 …………… 109
エノルモン ………………………… 6
エポケ, 判断の一時停止 ………… 157
エロス ……………………… 122, 124
炎症 ………………………………… 38
煙突掃除 …………………………… 114
エンドン（存在の深い領域） …… 178

お

王妃の首飾り事件 ………………… 23
置き換え …………………… 115, 117
親子関係 …………………………… 118
オルゴン（協会） ………………… 138
オルメ（アンリ・クロード） …… 101
音楽療法 …………………………… 218

か

外因性 …………………………………… 86
外向性，内向性 ………………… 79, 106, 131-132
下意識（下意識活動） ………………… 71, 99
解釈妄想，解釈妄想病 …………………… 173
外傷，心的外傷 ……………… 101, 114, 115, 186
回折してきたβ要素 ……………………… 152
階層化された総体 ……………………… 63, 91
階層化された知的機能（活動） ……………… 51
階層化されている ……………………… 102, 103
階層的機能 ………………………………… 56
解体 …………………… 61, 90, 100, 103, 149
解体機制 ………………………………… 185
解体の水準 ……………………………… 104
概念行動（ジャネ） ……………………… 72
解放 ……………………………………… 103
解剖学 ………………………………… 18, 40
解剖学派 …………………………………… 7
解剖・生理学 ……………………………… 38
解剖病理（学） ………………… 38, 42, 47, 102
快楽原則，安定の原則，反復の原則（フェヒナーの原則） ……………………………… 37
快楽原則 ………………………………… 89
解離，分離 …………………………… 12, 204
カオス …………………………… 10, 236
科学的の会派 …………………………… 60
科学的心理学 ……………………… 53, 54, 59
科学的であること ……………………… 218
科学的分析的 …………………………… 75
隠された形，隠された優越性 ……… 126, 127
学習 ………………… 57, 107, 108, 220
学習の法則 ……………………………… 219
隔離 ………………………………………… 12
影 ………………………………………… 134
過剰適応 ………………………………… 227
過剰抑圧 ………………………………… 189
仮象の科学 ……………………………… 155
家族 …………………… 43, 124, 138, 189
家族，政治的役割を担う（ライヒ） …… 138
家族関係 ……………………………… 184
家族研究 ……………………………… 191
家族性の神経症 ……………………… 189
家族療法 …………………… 183, 189, 196
カタストロフ理論 ……………………… 236
形の理論 ………………………………… 94
カタトニー，緊張病 ………… 47, 86, 89, 100
カタルシス，浄化法 …… xi, 71, 114, 115, 200
カタレプシー …………………………… 28, 49
葛藤から自由な自我領域 ……………… 223
過程 …………………………………… 166
家庭介護 ……………………………… 201
カテゴリー可能性の喪失 ………………… 95
下等魚類 ……………………………… 109
かのような（as if）人格 ……………… 149
かのような存在（Sosein） ……………… 168
カバラ ……………………………………… 14
神の貧しき者 ……………………………… 13
カリフ ……………………………………… 11
感覚および直感の非合理的機能（ユング） 132
感覚（知覚）教育 ………………………… 51
感覚性失語，理解の失語 …………… 41, 42
感覚論，感覚主義 ……………………… 27, 40
歓喜状態 ………………………………… 96
環境 …………………………………… 43, 213
環境への反応 ………………………… 219
（対人）関係性のシステム ……………… 226
看護者の参加 ………………………… 203
間主観（体）性 ………………………… 162
間主観（体）的関係 ………………… 119, 120
感情 ……………………………………… 64
感情移入，共感 ………… 34, 112, 119, 185

語索引 275

感情失禁 204
感情障害，気分障害 235
感情生活 66
感情的愛着 119
感情的負荷 78, 128
感情の次元 78
感情の障害 89
感情の定量性 116
感情反応 83
関心 157
間接的欠損 101
間人間的関係 150, 185, 187
観念言語性自動症 99
観念行動（ジャネ） 72
観念性自動症 99
観念の出現 113
観念奔逸の現象学 169
観念連合 78, 88
観念論 106
間脳 101
漢方薬治療，植物療法 10
官僚主義システムによる疎外 188

き

気 10
機械的・数学的医学 17
機械論的病因論 100
器官，器官の損傷 21, 38
器官の神経症 226
器官劣等 126
気質 7, 8, 82-83, 106
器質・精神一元論 101
器質力動論 74, 96, 102-104, 183
偽周期性 87
記述精神医学 33
記述的 155, 163, 181

記述的分析的心理学 156
器質論者，器質論 18, 38-43, 81, 85-108, 229
偽相互性 190, 191
基礎症状 93
気づかい 160
基底欠損 140, 142
基底的想定 151
機能解離 101
機能の階層（ヒエラルキー） 51, 72, 103-104, 223
機能の過労 101
機能の並列 40
気分の調性の変容 169
基本的なシニフィアン 233
基本的パーソナリティ 184
基本的要素（四つの） 6
奇妙な対象世界 152
逆転移 120
客観化するような態度，客観的態度 87
客観的精神病理学 165
急性錯乱 44
急性妄想性精神病 98
救貧院 20
教育 98, 127, 184
教育学 77-78, 91, 228
教育的次元 143
教育分析 121, 131
共－意識 200
強化 220
境界の消失（喪失） 142, 176
境界例，ボーダーライン 150, 229
共感的・非指示的態度 181
狂気 38
狂気は解放の一つの形 198
共産党 137
共時的静的理解 165
狭小化（ジャネ） 73

教条学派	7	具体的に観察される現象	165
狂人	20-21, 26, 33	クニドス学派	5
狂人の大いなる囲い込み	19, 201	クラシス	6
狂人のための施療院	12	クリーゼ	6
狂人の船（ボッシュ）	15	グリッド	153
恐水症	28	グループの問題	151
矯正院	20	グループ療法	183, 216-218
強制された感情	94	クレチン病	43
共生精神病	229	クレルモン	202

け

鏡像段階	233	軽愚，精神薄弱	32
共同体感情	126, 127	経験主義，経験論，経験	35, 53, 96, 210, 211
強迫病者，強迫者	171	経験主義学派	7
強迫，強迫的	71, 123	経験主義的記述的心理学	165
強迫性格（ライヒ）	138	経験的自我	159
恐怖（ジャネ）	73	経験的直感	158
恐怖反応	107	経験の変容（生きられた時間の）	172
共－無意識	200, 216	経済	xi
局在性病変	81	形相	158, 181
局所	xi, 116, 119-120, 223	形相因	18
局所性の法則	116	形相的還元	158
虚言症，虚言癖，ミトマニー	98	形相の解体不安	171
虚言性体質	46	形態的類型	82
去勢	120	系統的な観察	31
近接	3	系統発生的類似性	140
緊張	185	傾眠	185
緊張病	47, 86, 89, 100	啓蒙	34
筋肉の緊張	138	ゲーム理論	192
筋肉の鎧	138	ゲール	13, 200
禁欲の法則	115	ゲシュタルト学説	94-96, 200, 216

く

		ゲシュタルト療法	216
空間的変容	169	血液循環	17
空想的素質	98	欠陥	44
空想の病理	97, 98	欠損の表現	95
空想妄想（病）	98	ケルト人の遺産	11
寓話	117		

検閲	116
嫌悪および回避条件づけ	221
嫌悪治療	107
幻覚	16, 31, 33, 47, 89, 99, 231
幻覚性迫害者	66
元型，原型	133
原現象，原初的な現象	112
言語性コミュニケーション	24
言語的暗示	48
言語連想テスト	78, 88, 128, 212
原始心性，原初心性	67
現実界	233
現実機能	72, 89, 103
現実に生きられた事柄	164
現実の実存的困難	187
現実の変形	186
現実への適応	141
減弱の現象	219
現象学，現象学的	80, 90, 92, 93, 96, 102, 112, 155, 181, 197, 227
現象学的還元	157, 159, 181
現象から出発する	80
現象−構造的なもの	171
原初的経験	186
原初的な状態	141
原初的な世界内存在の一つの様式	80
原初的な不安	186
原初的母性の没頭	149
原初の叫び	217
幻想	78, 130
幻想生活の欠如	228
幻想的蒼古的神話	130
幻想の組織化	228
現存在	159-160
現存在の一貫性の変容	169
現存在の構造	168
現存在分析	167, 169, 174
原発性精神錯乱	47
顕微鏡的	38

こ

行為（エー）	103
行為行動（ジャネ）	72
行為の加速（ジャネ）	73
抗うつ薬	214
効果の法則	220
攻撃性	122, 124, 126
攻撃（性）の本能	126
攻撃性の抑圧	124
恒常性の法則	116
口唇期	122
洪水法，フラッティング	108
構成−発生的総体	171
構造化	70
構造主義，構造主義者	234
構造体	103
構造破壊	103
拘束，束縛	36
行動主義，行動理論，行動主義理論	72, 92, 105, 107-108, 209, 215, 236
抗不安薬	214
肛門サディズム期	122
交流分析	218
ゴルトン研究所	56
コカイン	110
コギタートゥム	157
コギト（する）	157
黒胆汁質	8, 106
国民的（な）パーソナリティ	184
個人心理学	125, 126
個人と環境との相互作用	184
個人の経験	180

コス学派 …………………………………… 5
個体化の試み ………………………… 190, 191
個体化の欲望 ……………………………… 195
個体発生 …………………………………… 101
誇大妄想 …………………………………… 39
固着 ……………………………………… 115
骨相学 …………………………………… 21-22
固定観念 ………………………………… 41, 71
言葉と民俗学 ……………………………… 234
個別性の強調 ……………………………… 36
コミュニケーション理論 ……… 192, 209, 222
コルサコフ症候群 ………………………… 42
コレージュ・ド・フランス ……… 60, 70, 74
コロニー …………………………………… 201
コンピュータ ……………………………… 236
コンプレックス，心的複合体 … 78, 89, 128-129

さ

サイコドラマ ………………………… 200, 216
再身体化 …………………………………… 227
再生 ………………………………………… 43
罪責感 …………………………………… 122, 146
最早発痴呆 ………………………………… 51
再組織化（する） ………………………… 95
サイバネティック理論 ………… 191, 193, 225
細胞の変化 ………………………………… 38
催眠 ……… 47-50, 63, 106, 110-113, 115, 215, 225
先がける …………………………………… 161
作業療法 …………………………………… 201
作話 ………………………………………… 42
錯覚 ………………………………………… 31
サディズム ……………………………… 122, 146
詐病 ………………………………………… 50
作用因 ……………………………………… 18
サルペトリエール ……………… 20, 48, 67-68
サレヌノ学派 ……………………………… 12

産業化された社会 ………………………… 187
サンタルバン ……………………………… 203
サンタンヌ（病院） ……… 67, 70, 100, 201
サン・メダール墓地の痙攣 ……………… 22
サン・ラザール施療院 …………………… 20
残留性の欠損 ……………………………… 101

し

自我 ……………………………………… 35, 123
自我−外皮の概念 ………………………… 154
自我心理学 …………………………… 222, 232
自我と非自我の相違 ……………………… 153
自我の力 …………………………………… 223
自我の病気 ………………………………… 223
自我の防衛 ………………………………… 223
自我理想 …………………………………… 146
しがみつき ………………………………… 141
時間性 ……………………………………… 161
時間性の変容 ……………………………… 169
子宮内の至福 ……………………………… 136
子宮への回帰 ……………………………… 141
刺激，興奮 ………………………………… 105
刺激学説 …………………………………… 33
刺激に対する感応性 ……………………… 19
刺激−反応理論 …………………………… 108
自己愛，ナルシシズム ……………… 118, 131
自己愛的男根性格（ライヒ） …………… 138
自己愛的リビドー ………………………… 131
自己意識 ……………………………… 35, 64
思考および感情の合理的機能（ユング） …… 132
志向性 ……………… 112, 156, 157, 167, 181
志向性の分析 ……………………………… 158
思考奪取 …………………………………… 94
思考の装置 ………………………………… 152
思考の断片化 ……………………………… 191
思考の二重化 ……………………………… 99

自己肯定 126
自己システム 186
自己調整システム 236
自己統制システム 194
自己(について)の意識 155
自己の境界の力の喪失 176
自己の次元 134
自己の実現(ユング) 134
自己分析 115, 131
自殺 47, 127
事実の研究 56, 61
視床下部 225
事象そのものへの回帰 157
市場の条件 205
システム理論, システム的 191-196, 222
施設(入院)治療 183
自然因 18
自然主義者 19
自然主義(的)心理学 231
自然哲学 37
自然との接触 34
自然な自発的接触の欠如 168
自然プネウマ 8
自体愛 78
慈善 12
慈善主義 201
時代精神 193
失感情症, アレクシチミア 228
実験主義 69, 96
実験神経症 105
実験心理学 37, 65, 83, 87, 92, 224
実験精神病理学 105, 218
実験的緊張病 100
実験的精神病 96
実験的方法 209
失語症, 失語症者 40, 95

失書 41
実証主義, 実証的 39, 40, 55, 80, 98, 112
実践家(精神分析学の) 140
実存, 実存的 95, 102, 161
実存可能性からの排除 168
実存主義 80, 161, 174, 197
実存(主義)的分析 174
実存的収縮 182
実存的精神療法 179
実存的不安 168
実存哲学 159
実存論的分析 159
嫉妬 231
失読 41
失歩 49
失立 49
疾病学(論), 疾病学的
  .... 31, 38, 39, 90, 91, 97, 104, 213
疾病特異的徴候 40
疾病分類学 214
実用主義(的), プラグマティックな, 実践的な
  .... 90, 93, 96, 98, 179, 218
自動症 33
自動症, 思考の(観念性自動症) 69
自動書字 58
児童精神病理学 74, 143, 150, 210, 228-230
死の本能 121
死の欲動 121, 122, 144
支配権を握ろうとする欲求 126
自発的な寛解 220
自発性 200
自発性の真実(性) 216
自分の旅 198
自閉 78, 89-90
自閉症 90, 153, 229
自閉的対象 154

社会衛生 43
社会学，社会学者 67, 68, 91, 199
社会主義的考え 125
社会心理学 xv, 128, 183, 185, 199-206, 217
社会-心理-発生的 186
社会政治的 207
社会精神医学 202
社会精神衛生学 128
社会的逸脱 185
社会的コンテクスト 183
社会的情緒的統一体としての家族 189
社会的組織化（精神の） 37
社会的要因 43, 92, 98
社会の暴力 198
社会の矛盾 186
社会領域理論 216
社交性の喪失 182
シャラントン（収容所） 20
自由の付与 207
収監のあり方の規定 37
宗教裁判 16
宗教戦争 15
集合的精神病質 98
集合的（普遍的）無意識 78, 133
魔術，呪術 1-4, 14, 25
縦断的発生的理解 165
集団の圧力 184
集団の力動 199
修復の機制 146
自由分析協会 126
十分に良い母親 149
収容所，アジル 26, 201
自由連想法 xi, 114-115
主観性 183
主観的性質なもの 164
儒教 235

主体 119
主体世界の一貫性の欠如 228
主体の極 158
主体の実存的動き 167
主題 85
出産外傷 136
受動性交の幻想 122
シュレーバー症例 131
循環気質 83
循環性狂疾（精神病） 33
循環性体質 46
循環病，循環症 47
循環病質 83
純粋主体 159
巡礼 12-13, 201
止揚 169
消化 105
昇華 185
障害のある児童（子供） 228
条件欠如 220
条件刺激 220
条件づけ 219-220
条件づけ抑制および負の練習 221
条件（づけ）反射 57, 105-108
症候，症候論的，症候群，症状群 27-28, 31, 94
症候学 18, 31, 87
小自動症 99
小集団 150
症状の意味 167, 228
象徴，象徴的 3, 34, 66, 107, 116, 226, 227
象徴化，象徴化された 36, 117
象徴界 233
象徴的秩序 233
象徴的に等価なシステム 146
情緒的な体験の重要性 140
情緒的不一致による精神病的家族 190

衝動，欲動	xi, 36, 143, 184	神経症性うつ病	214
衝動性	44	神経症説，神経症性	19, 37
衝動理論（ソンディ）	212	神経症的防衛機制	148
情動過敏性体質	46	神経症のナポレオン	50
情動性デリール	44	神経症の病理	78
情動性モノマニー	32	神経症の結び目は意識である（シュテーケル）	
情動的・熱情的生活	36		135
情動的障害	107	神経心理学	96
情動的体質	98	神経衰弱	44
情動的負荷	227	神経精神機能の不均衡	45
情動反応（愛，怒り，恐怖）	107	神経生理学的	40, 74
小脳の役割を示す	40	神経伝達物質	224
情報理論	191	新語	91
情報モデル	236	信号の第二システム（言語）	221
勝利感（ジャネ）	73	進行麻痺	xvi, 39, 42, 44, 47, 86
症例研究の重要性	71, 164	真実の隠蔽	188
初回面接	186	心身症，精神身体	35, 36, 150, 175, 225-228
植物神経システム	220, 226	心身相関	31
植物神経療法（ヴェジトセラピー）	215	新生児の学習	107
女性のマゾヒズム	187	新生児の精神病理	230
女性の劣等性	187	真正性	160, 162, 181
除反応	115	真正な知	180
初老性認知症	42	身体（Leib）	175
自律神経トレーニング，自律訓練法	215, 225	身体因と心因の区別	182
自律的自我	223	身体主義者	34, 36, 39, 41
心因主義者	102	身体的次元は主体性に不可分	168
人格の次元	213	身体的治療法	215
人格の組織化	184	身体的同一性	158
人格の変容	169	身体的病因論的分類	94
進化論	43, 55, 56, 72, 90, 101	身体と世界の連続性の幻想	153
心気，ヒポコンドリー	28, 38	診断	93
審級（エス，自我，超自我）	35, 119-120	診断特異的な一級症状	94
神経解剖学的	40	神知学	14
神経質（nervosisme）	213	心的エネルギー	73, 116, 130
神経遮断薬	74, 209, 214, 224	心的活動（性）	105
神経症（ピネル）	xi, 28, 30	心的機能（ハインロート）	35

心的機能の概念（刺激反応類型） ……… 222
心的傾向，心理学的傾向 ……… 64, 72, 73
心的経済 ……… 73
心的現実を生きられるようになる ……… 150
心的装置（フロイト） ……… 115
神秘主義 ……… 217
深部血管運動 ……… 98
心理学，心理学的な ……… 54, 88, 94
心理学教育 ……… 74
心理学的遺伝 ……… 44
心理学的力 ……… 73
心理学的不十分さ ……… 72
心理学的類型 ……… 131
心理自動症 ……… 71
心理主義 ……… xii, 159
心理主義者，心理学者 ……… 34, 41
心理測定テスト ……… 212
心理的緊張 ……… 72, 73, 88, 103
心理（学）的構造 ……… 102
人類愛的治療 ……… 215
人類学 ……… 82
神霊主義 ……… 24
神話 ……… 130, 133, 140, 184, 228
神話の元型 ……… 134

す

髄膜炎 ……… 39
睡眠 ……… 48
水曜日の集まり ……… 135
水理学 ……… 16
数量精神病理学 ……… 213
数量的，量的 ……… 56
スクリーン ……… 116
スケープゴートの探索 ……… 190
スターリン主義的マルクス主義 ……… 203
スティグマ，変質徴候 ……… 44, 45, 50, 72, 82

ストレス理論，ストレス学説 ……… 224, 227
スパスム（ヒステリー症候） ……… 49

せ

性愛性 ……… 13, 34, 59, 115, 117
性愛性の抑圧 ……… 124
聖アケール病 ……… 13
聖イルデベール教会 ……… 13
聖ヴィ病 ……… 13
性格学（ライヒ） ……… 138
性格の異常 ……… 44
生活世界 ……… 156
性器期 ……… 122
性器性 ……… 140
生気説 ……… 8
生気的力動欠損 ……… 101
清教徒 ……… 187
生気論学派 ……… 7
生気論，生気論的 ……… 17, 19, 35
脆弱性 ……… 50
正常と病理の連続性 ……… 209
精神（ユング） ……… 134
精神医学という用語（ライヒ） ……… 35
精神運動性 ……… 83
精神衛生 ……… 43
精神感受性 ……… 82, 83
精神計測的方法 ……… 228
精神疾患の制度化 ……… 204
精神自動症 ……… 69, 94, 99-100
精神神経症（アンリ・クロード） ……… 101
精神身体医学 ……… 35, 36
精神衰弱 ……… 71, 106, 213
精神生活の外部への表れ ……… 165
精神性的，精神性愛的 ……… 77, 88
精神生物学（的） ……… 91, 101
精神生理学的 ……… 53, 82

精神生理学的退行 …………………… 227
精神毒素 ……………………………… 129
精神と身体機能の絆のゆるみ ……… 150
精神の混乱（てんかん，卒中など），心の興奮
　（フェリクス・プラターの精神疾患分類）16
精神の状態を表し限定すること ……… 164
精神の疎外（精神病を含む），心の離遠（フェリ
　クス・プラターの精神疾患分類）……… 16
精神の皮膚 …………………………… 154
精神薄弱（フェリクス・プラターの精神疾患分
　類）…………………………………… 16
精神発達学 ……………………………… 69
精神−反射学 …………………… 57, 107
精神病という用語の創出 ……………… 36
精神病院の壁の外 …………………… 203
精神病質性（psychoticisme）………… 213
精神病質人格 ………………… 46, 150
精神病的対象 ………………………… 154
精神病の防衛機制 ……………… 148, 153
精神病（者）の病理 ………………… 78, 129
精神病理学 ……………………… 53, 80, 185
精神疲労，心の疲労（フェリクス・プラターの
　精神疾患分類）………………………… 16
精神プネウマ …………………………… 8
精神分析運動 …………………… 67, 108, 128
精神分析学
　…… 75-79, 88, 90, 100, 102, 108-154, 209, 215
精神分析学的人類学者 ……………… 184
精神分析的治療 ……………………… 114
性心理学 ……………………………… 59
精神力動主義的視点の忘却 …………… 38
精神力動的（な） ……………… 31, 90
精神リズム ……………………………… 83
精神療法（その他の） …………… 215-218
精神療法，道徳療法，心理療法 …… 30, 77, 201
生成の流れ …………………………… 176

生成の抑制 …………………………… 177
聖セヴェール教会 ……………………… 13
生体（有機体） ………………………… 9
生体エネルギー，ビオ‐エナジー 139, 215-216
聖ディンフヌ教会 ……………………… 13
性的外傷 ……………………………… 88
性的衝動，性的欲動 …………………… 36
性的束縛 ……………………………… 138
性的対象備給 ………………………… 119
性的プロレタリア ……………………… 137
性的本能 ……………………………… 58
性的抑圧における社会的機能 ………… 138
性的欲望 ……………………………… 117
制度的精神療法 ………………… 200-206
性の差 ………………………………… 118
正の条件づけ ………………………… 221
生の飛躍，エラン・ヴィタール … 72, 101, 173
生の欲動 ……………………… 79, 122, 131, 144
生物学，生物学的 …………… 68, 81, 83, 92, 224
生物学的精神医学 …………… 209, 224-225
聖マトゥラン病 ………………………… 13
聖マリー修道会（ベツレヘム）………… 13
聖ムヌー教会 …………………………… 13
生命の歴史的運動 …………………… 197
生命プネウマ …………………………… 8
聖メーン教会 …………………………… 13
生理学，生理学的に …………… 18, 38, 105
生理学的平衡の崩壊 …………………… 45
生理学的不十分さ ……………………… 72
精霊 …………………………………… 2
聖レオナール病 ………………………… 13
セーブルグループ …………………… 203
世界観，世界に対する見方 ……… 34, 123, 165
世界像 ………………………………… 165
世界像（ユング） …………………… 129
世界と主体との関係の記述 …………… 162

世界内存在	89, 159, 160, 167, 182		
世界における存在の変質	182		
世界の開示	167, 170		
世界の身体性	176		
世界の存在の歴史性	176		
世界は変わる	160		
責務による病理	119		
セクソポール	137		
セクソロジー	137		
セクター	203, 206		
世代の差	118		
折衷学派	7		
折衷主義	100		
窃盗狂	32		
説明	80, 165		
説明的確信	3		
絶滅不安	152		
施療院	12		
禅	235-236		
前エディプス	142		
線形(理論), 線形的	10, 193		
前性器的固着	139		
前性器的欲動	145		
前精神病(状態)	229		
全体, 全体性	95		
全体化	198		
全体主義的制度	204		
全体の組織化	113		
セントルイス学派	214		
先入見, 先入験	80, 96, 218		
先入験なしの記述的知	162		
先入験の根本的排除	157		
全人間的態度	182		
全能	147		
全般性デリール(狂気)	31		
潜伏期	130		

そ

躁うつ病	33, 82, 83
躁うつ病性精神病	214
早期エディプスコンプレックス	145
早期の発達段階	145, 148
早期の母－子関係	149, 229
躁狂	7
総合救貧院	20
相互関係システム	189
相互浸透	142, 165
蒼古的一次的自我	110
蒼古的エディプス段階	146
蒼古的幻想	146
相互抑制	219
想像界	233
想像的なもの	2
相対的依存段階	150
想定の変更	152
躁的機制	147
躁的世界の変容	169
躁的ポジション(態勢)	147
早発性痴呆, 早発痴呆	44, 86, 89, 100, 129, 204
相貌学	22
疎外からの解放	205
疎外の世界	198
即自存在	161
素材, マテリアル	114
ソシオメトリック(sociometric)	200
組織の損傷	38
組織化, 組織化された, 組織化する	55, 85, 94, 101, 102
疎通性障害, コミュニケーション不能	87
ソルボンヌ	65-69, 74, 231
存在者	160
存在の知	167

語索引 285

存在の哲学 ……………………………… 159

た

体育的実践 ……………………………… 215
第一次制度（カーディナー）…………… 184
体液 ……………………………… 6, 19, 83
体液学説 ……………………………………… 8
体液学派 ………………………………… 19, 24
体感 ………………………………………… 68
退却 ……………………………………… 191
太極拳 …………………………… 10, 217, 236
体験されたもの ………………………… 166
体験される現実 ………………………… 148
体験の意識化 …………………………… 216
体験の分断との戦い …………………… 216
退行 ……………………………………… 103
退行（の）過程 ………………………… 142
退行期うつ病 …………………………… 214
退行的二次的自閉 ……………………… 154
退行的および進行的な傾向 …………… 143
対自存在 ………………………………… 161
体質，体質的 …… 45, 46, 75, 81, 82, 92, 97, 98
体質学者 ………………………………… 228
体質学説 ………………………………… 98
体質‐環境の弁証法 …………………… 107
体質的素因 ……………………………… 222
体質不均衡 ……………………………… 45
大衆の性的悲惨さ ……………………… 137
対象関係 ………………………………… 149
対象関係の欠如 ………………………… 228
対象関係の生成 ………………………… 224
対象極 …………………………………… 158
大症候群 ………………………………… 86
対象（の）喪失 ………………………… 147
対象喪失の不安 ………………………… 230
対象と主体との関係 …………………… 157

対象なき不安 …………………………… 95
対象リビドー …………………………… 131
代償現象 ………………………………… 57
代償的な反応 …………………………… 66
代償の側面（←負の側面）…………… 101
対人関係 ………………………………… 185
対他存在 ………………………………… 161
第二次制度（カーディナー）………… 184
大脳機能局在 …………………………… 40
大脳局在論の修正 ……………………… 94
大脳構造の用語 ………………………… 110
大脳神話 ………………………………… 42
大脳皮質多層性の発見 ………………… 42
大脳病理学 ……………………… 41, 56, 100
大発作（ヒステリー症候）…………… 49
代用物 …………………………………… 167
対話変換（トランザクション）……… 194
唾液分泌 ………………………………… 107
多血質 …………………………………… 8, 106
多次元的診断 …………………………… 81, 92
多重人格 ………………………………… 24
脱医療 …………………………………… 209
脱感作 …………………………………… 108
脱自的 …………………………………… 161
脱条件づけの技法 ……………………… 221
脱身体化 ………………………………… 227
脱性愛化 ………………………………… 130
脱精神医療 ……………………………… 209
脱制度，脱入院 ………………………… 207
脱全体化 ………………………………… 198
タナトス ………………………… 122, 124
多発性神経炎 …………………………… 42
タラッサ（海）………………… 140, 141
胆汁質 …………………………………… 8, 106
ダンシュロロン ………………………… 201
断片への統合解体の法則 ……………… 101

ち

知, 知識 ……………………………… 64
地域社会 …………………………… 200
地域社会での治療 ………………… 183
知恵遅れのための生理学的教育 …… 50
チェスナット・ロッジ …………… 186
知覚麻痺(ヒステリー症候) ……… 49
痴愚, 精神薄弱 ………… 28, 32, 100
父の名 ……………………………… 233
秩序の精神, 秩序志向性 ………… 178
知的障害のモンタージュの理解 … 229
知的衰弱 …………………………… 32
地と図の関係 ……………………… 95
痴呆性の衰退, 荒廃 …………… 86, 89
着衣の身体 ………………………… 176
チャクラ …………………………… 10
注意の閾値 ………………………… 113
中間空間 …………………………… 150
中間施設 …………………………… 206
中枢神経系の抵抗性 ……………… 99
中枢組織学 ………………………… 40
中毒, 毒 …………………… 33, 43, 99
チュービンゲン ………………… 81, 92
中立のエネルギー備給 …………… 223
チューリッヒ学派 ……… xi, 67, 76, 88
超越的自我 ………………………… 159
超越の不能 ………………………… 182
超越論的 …………………………… 157
超越論的存在 ……………………… 161
超越論的哲学による象牙の塔 …… 171
聴覚性幻覚 ………………………… 94
超自我 ………………………… 35, 146
超事物 ……………………………… 2
聴診 ………………………………… 38
超心理学 ……………………… 59, 113

懲治監・矯正院 …………………… 20

つ

つがい集団 ………………………… 151
罪の意識(ハインロート) ………… 35

て

手厚いもてなし(ブリル) ………… 204
抵抗 ………………………………… 120
ディスクール(言述) …………… 100
テーマ性テスト …………………… 212
デカダンス ………………………… 59
適応 …………… 43, 91, 105, 210, 213, 225
適応障害 …………………………… 228
適応水準(ジャクソン) …………… 90
適応能力の減少 …………………… 95
適応の機能 ………………………… 223
適応の機能(的)病理 ……………… 91
適応を促進する幻想(的)生活 …… 223
デジタル …………………………… 194
テスト ………………… 69, 78, 212-213
哲学への回帰 ……………………… 80
デベルディノワール墓 …………… 13
デマンス, 痴呆, 狂気
 …………… 21, 28, 29-30, 32, 39, 100, 129
デマンス(痴呆)のない慢性精神病 … 100
デマンス(痴呆)を伴う慢性精神病 … 100
デリール(狂気) ……………… 32, 33, 99
転移, 転移神経症 ……… 4, 115, 116, 120
てんかん, てんかん性の … 6, 13, 28, 83, 99, 173
転換症候(症状) …………………… 227
電気現象 …………………………… 22
電気療法(静電気による) ………… 114
伝記的現象 ………………………… 168
天才 …………………………… 34, 45

と

ドイツロマン主義 …………………… 69, 112, 113
同一化 ………………………………… 119, 130, 233
統一された形 ………………………………………… 94
同一視の原初的な形 ………………………………… 142
統一の傾向 ………………………………………… 211
投影 …………………………………… 141, 146, 186
投影性同一視 ……………………………… 152, 153
投影テスト ………………………… 78, 90, 134, 212
投企 ………………………………… 160, 167, 170
投企の変容 ………………………………………… 169
道教，老子道徳経 ……………………… 9, 134, 235
統計 ……………………………… 53, 55, 81, 82
同型対応（イソモルフィー） ……………………… 193
統合解体 ……………………………………………… 101
統合失調症，精神分裂病
　　……… 44, 83, 86-90, 100, 129, 133, 173, 235
倒錯 …………………………………… 59, 98, 175
闘士型 ………………………………………………… 83
投射 …………………………………………………… 41
闘争-逃走集団 ……………………………………… 151
道徳（的）意識 ……………………………… 35, 120
道徳的原因（変質の） ………………………………… 43
頭部外傷 ……………………………………………… 95
動物行動学者 ……………………………………… 142
動物磁気 ………………………… 21-24, 35, 48, 111
動物実験心理学 …………………………………… 107
動物性 ………………………………………………… 20
東洋哲学 …………………………………………… 217
途絶 …………………………………………………… 89
トランス状態 ………………………………………… 48
トリエステ ………………………………………… 207
取り込み ……………………………………… 141, 146
努力（ジャネ） ………………………………………… 73
トレーニンググループ，Tグループ ……… 217

徒労（ジャネ） ……………………………………… 73

な

内因性 …………………………………… 86, 214
内因性うつ病 ……………………………………… 214
内省 ……………………………………… 58, 75
内臓神経運動 ………………………………………… 98
内的葛藤（ハインロート） …………………………… 35
内的素質 ……………………………………………… 45
内分泌-植物システム ……………………………… 101
内容を重視 …………………………………………… 97
内容と意味の解体 ………………………………… 191
ナンシー（学派） ……………………………… 48, 111

に

二次症状 ………………………………… 88, 89
二次信号システム ………………………………… 106
二次的自我 ………………………………………… 110
二次的自閉 ………………………………………… 154
二次的不安 ………………………………………… 186
二重拘束（ダブルバインド） ……………… 195-196
二重思考 …………………………………………… 143
二重の条件づけ …………………………………… 220
偽の敵意 …………………………………………… 191
二相性狂疾（狂気） …………………………………… 33
担う身体 …………………………………………… 176
二分法的分類学 …………………………………… 212
日本 …………………………………………… 183, 235
入院精神療法，制度的精神療法 ……… 200-206
入院の構造 ………………………………………… 199
乳児の能動的役割 ………………………………… 149
ニューロン（フロイト） …………………………… 115
人間科学 ……………………………………………… 67
人間学的 …………………………………… 171, 175
人間主義 …………………………………………… 174
人間主義（的）心理学 …………………………… 231

人間存在の分析 …………………………… 174
人間の現実 ………………………………… 197
人間の根本的疎外 ………………………… 180
人間の本質 ………………………………… 175
認知過程の障害 …………………………… 229
認知精神病理学 …………………………… 236
認知的不調和 ……………………………… 229

ぬ

ヌード・グループ ………………………… 217

ね

ネオフロイディアン …………… 179, 184, 188
熱情 ……………………………… 9, 12, 36
熱情精神病 …………………………………… 99
粘液質 ………………………………… 8, 106
年齢についての古典的法則 ………………… 99

の

農業コロニー ……………………………… 201
脳卒中 ………………………………………… 28
脳地図 ………………………………………… 41
ノエシス …………………………………… 158
ノエマ ……………………………………… 158

は

パーソナリティ構造理論 ………………… 213
バイオン(bion 小胞) ……………………… 138
排除 ………………………………………… 233
排除(絶滅不安の) ………………………… 151
ハイデルベルク ………………… 85, 93, 96, 177
梅毒 ………………………… xvi, 13, 39, 59
背徳症, 背徳性体質 ………………………… 46
破瓜病, ヘベフレニー …………… 47, 86, 100
破局的不安 …………………………………… 95
破局的変更 ………………………………… 152

博愛主義, 博愛精神 …………………… 15, 21
迫害妄想病, 被害妄想 ……………………… 47
白痴 …………………………… 29-30, 32, 50
発現性の概念 ……………………………… 236
発生論(遺伝)的 …………………………… 223
発達心理学 …………………………… 78, 228
発達的不調和 ……………………………… 229
発達の異常, 異常な発達(エー) ………… 103
発達論的方法 ………………………………… 69
発展, 進展 …………………………… 85, 86, 93
発話障害 ……………………………………… 40
場の理論, 領域理論 ………………………… 96
母親の役割 ………………………………… 149
母−子の共生 ……………………………… 190
母−幼児(子供)の原初的関係 ……… 141, 226
ハミルトンうつ病評価尺度 ……………… 214
ハムステッド孤児院 ……………………… 143
バラ十字団 …………………………………… 14
パラタクシス的歪曲, 並列歪曲 ………… 186
パラトニー …………………………………… 98
パラノイア(アドラー) …………………… 127
パラノイア性体質 …………………………… 46
パラノイア性妄想病 ………………………… 97
パラノイド(了解人間学) ………………… 176
パラノイド性デマンス(痴呆) …………… 100
パラノイド妄想症(ライヒ) ……………… 138
バラバラのβ要素 ………………………… 152
パリ13区の試み …………………………… 203
鍼療法 ………………………………………… 10
パロ・アルト(Palo Alto) ………………… 191
反科学 ……………………………………… 156
反形相 ……………………………………… 171
犯罪性, 犯罪学者, 犯罪学 …… 45, 127, 231
反社会的 …………………………………… 149
反射学(的) ………………………… 57, 105-108
反射行動 …………………………………… 105

反射的 …………………………………… 110
汎象徴的 ………………………………… 140
反精神医学 ………………………… 196-199
反生成 …………………………………… 177
汎性説 …………………………………… 66
反世界 …………………………………… 171
反対のことによる表現 ………………… 117
ハンドリング，あやすこと …………… 149
反応 ……………………………… 91, 213, 214
反応性うつ病 …………………………… 214
反復強迫 ………………………………… 121

ひ

比較解剖学 ……………………………… 42
比較心理学 ……………………………… 53
比較行動学 ………………………… 191, 204
比較文化精神医学 ……………………… 235
備給 ……………………………………… 116
ビクトリア時代精神 …………………… 59
非言語的言語 …………………………… 194
ビザンチン帝国 ………………………… 13
非指示的精神療法 ……………………… 179
皮質下中枢優位 ………………………… 106
皮質機能局在 …………………………… 22
皮質細胞の弱さ ………………………… 106
皮質分析装置 …………………………… 106
ヒジュラ暦 ……………………………… 10
非真正性 ………………………………… 160
ヒステリー，ヒステリー患者 ……… 4, 18, 44,
　48-50, 71, 106, 111, 114, 123, 213, 226
ヒステリー症候 ………………………… 49
ヒステリー性格（ライヒ）…………… 138
ビセートル ………………………… 20, 26
非定型うつ病 …………………………… 214
否定妄想（病）………………………… 47
否認 ……………………………… 147, 148

非人称（エス），人称（自我），超人称（超自我）
　……………………………………… 119
ビネー・シモンのテスト ……………… 69
皮膚を限界とする ……………………… 149
ヒポマニー ……………………………… 32
肥満型 …………………………………… 83
百科全書派 ……………………………… 30
憑依 …………………………… 1-4, 113, 219
病因論 …………………………………… 85
病原性（分類学が病原性となる）… 214
病前性格の考慮（グリージンガー）… 41
病態生理学 ………………………… 38, 54, 105
病的意識 ………………………………… 68
病的心理発達論 ………………………… 78
病的体質，病的素質 …………………… 213
病的徴候の区別 ………………………… 28
病的な事実による正常の理解 ………… 62
病的な体験 ……………………………… 80
病人の意識の中に提示されている事態 …… 164
病理学の解剖学 ………………………… 47
病理学的現象 …………………………… 87
病理学的心理学 …………………… 53, 59
病理学的方法 ………………………… x, 60-63
病理の概念 ……………………………… 222
病理の社会的次元 ………………… 73, 183
病理の消失 ……………………………… 211
開かれたコロニー ……………………… 201
開かれたシステム ……………………… 193
非理性的な力 …………………………… 58
非理性的力動的（な）力 ……………… 113
疲労 ………………………………… 87, 225
敏感関係妄想 ………………………… 81, 92
敏感性格 ………………………………… 92

ふ

不安 ……………… 36, 96, 123, 185, 188, 214, 225

不安（ジャネ）･･････････････････････ 73
不安信号 ･････････････････････････ 123
不安な母親 ･･･････････････････････ 186
不安反応の原型 ･･･････････････････ 136
フィードバック ･･････････････････ 192, 194
不一致の人格 ････････････････････ 180
封印状 ･･･････････････････････････ 20
フェヒナーの原則 ････････････････ 37
フォン・エコノモ伝染性脳炎 ････ 100
不確実性 ････････････････････････ 236
不均衡（体質の）････････････････ 45
副次的な症状 ････････････････････ 89
副腎皮質 ････････････････････････ 225
二人組み精神病 ･･････････････････ 47
附着性（の）同一化 ････････････ 153
物質的小粒子 ･･･････････････････ 115
仏陀，仏 ･････････････････････････ 9
物理主義者，生理学者 ･････････････ 34
不適応 ･･････････････････････････ 219
プネウマ ･･･････････････････････ 7, 8
負の側面（⟷代償の側面）･･･････ 101
部分的自動症 ････････････････････ 71
部分デリール（狂気）･･･････････ 32
部分の使用 ･････････････････････ 117
普遍的シンボル ････････････････ 130
富裕妄想 ････････････････････････ 39
ブラックボックス ････････････ 196, 222
フランクフルト ････････････････ 175
フランス合理主義 ････････････････ 70
フランス精神分析運動 ･･････････ 67, 233
フリオシ，人間関係に受け入れられないもの
　･･････････････････････････････ 12
プリゴジンの理論 ･･･････････････ 236
フリューリーレゾブレ ･････････ 202
ブルクヘルツリー ･･･ xv, 76, 88, 90, 128, 139, 167
ブルジョア ･････････････････････ 59

プレイセラピー，遊戯療法 ･･････ 145
フレネジー ････････････････････････ 7
フロイトへの回帰（ラカンの言葉）xii, 211, 233
文化主義者，文化主義的 ･･････ xv, 92, 128,
　184, 185-189, 199, 215, 222, 224
文化人類学者 ･･･････････････････ 184
文化的経験領域 ････････････････ 150
文化的教育的要因 ･･････････････ 185
文化の帰結 ･････････････････････ 119
文化の中の人間 ････････････････ 118
分化する ･････････････････････････ 55
分析心理学 ･･･････････････････ 79, 128
分節化 ･･････････････････････････ 191
分裂 ･･････････････････････････ 89, 152
分裂気質 ････････････････････････ 83
分裂した（schismatic）家族 ･･･ 190
分裂精神病（アンリ・クロード）･･ 100
分裂生成 ･･･････････････････････ 192
分裂の傾向 ･････････････････････ 211
分裂病質，シゾイド，スキゾイド，統合失調質
　････････････････････････････ 83
分裂病性反応 ･･･････････････ 91, 213
分裂病という用語 ･･････････････ 197
分裂病（統合失調症）となる構造 ･ 168
分裂病様状態 ･･･････････････････ 213

へ

β 幕 ･･･････････････････････････ 153
ヘール ･･････････････････････ 13, 200
ペシミスム ･････････････････････ 59
ペスト ･･･････････････････････････ 12
ベックの質問表 ････････････････ 214
ベドラム ･････････････････････････ 13
ペルソナ ･･･････････････････････ 134
ベルリン学派 ････････････････････ 94
偏倚した家族 ･･･････････････････ 190

変質 ……………………… 43-46, 75, 82, 97, 183
弁証法 ……………………………………… 197
弁証法的唯物論 …………………… 107, 137

ほ

防衛 …………………… 66, 116, 123, 143, 186
放火狂 ………………………………………… 32
方法学派 ……………………………………… 7
ホールディング，抱っこ ………………… 149
母権性 ………………………………………… 37
母権的 ……………………………………… 201
ポジティブフィードバック ……………… 220
ポスト・クライン学派 …………………… 230
ポスト自閉 ………………………………… 153
ホスピタリズム …………………… 203, 224
細長型 ………………………………………… 83
保存の本能 …………………………………… 58
発作 …………………………………… 23, 24
ホメオスターシス ………………… 193, 225
ホメオパチー，同毒療法 …………………… 4
本質 ………………………………… 158, 162
本質直感 …………………………………… 158
ボンニュイユ・コミューン ……………… 203
ボンヌヴァル ……………………………… 203
本能的力の水準 ……………………………… 35
本能の束縛 ………………………………… 123
本能の力 …………………………………… 116

ま

マクロコスモス …………………………… 6, 9
魔術，魔法 ………………………………… 1-4
魔術的思考 ………………………………… 142
魔女，魔法使い …………………………… 2, 4
魔女狩り ………………………………… 13, 14-15
麻酔的特性（コカインの） ……………… 110
マゾヒズム ………………………………… 122

マゾヒズム的性格（ライヒ） …………… 138
眼差された存在 …………………………… 176
マニー，躁病 ……………… 28, 29, 33, 39
マニ教 ………………………………………… 13
麻痺（ヒステリー症候） ………………… 49
マラソン集団 ……………………………… 217
マルクス主義，マルクス主義哲学 187, 188, 197
慢性化（入院による） …………………… 206
慢性幻覚精神病 …………………………… 97
慢性妄想病 ………………………………… 97

み

ミクロコスモス …………………………… 6, 9
自ら評価する ……………………………… 181
自らを気づかう …………………………… 160
身につけたものの病理 …………………… 176
未分化な相（新生児の） ………………… 223
ミュンヘン …………………………………… 86
民衆教育（フレーベル） ………………… 216

む

無為 ………………………………………… 204
無意識 ………………… 34, 41, 58, 63, 66, 77-79
無意識（の）過程 ………………… 116, 117
無意識の哲学者 …………………………… 113
無意識の場所はない ……………………… 162
無意識の理論 ……………………………… 109
無意識は構成されたランガージュのように働く
……………………………………………… 233
無活動 ……………………………………… 201
無感覚（本能的欲求が） …………………… 36
無関心 ……………………………………… 185
夢幻様状態 ………………………………… 96
無言（ヒステリー症候） ………………… 49
無条件刺激 ………………………………… 220
無定形な思考 ……………………………… 191

夢遊症，夢遊状態，夢中遊行症… 24, 28, 49, 58

め

明晰な意識 …………………………… 68
メカニズム ………………… 85, 88, 97, 99
メタコミュニケーション ………………… 195
メタ情報的次元 ………………………… 194
メタ心理学 …………………… xi, 37, 79
メランコリー，抑うつ，うつ病，うつ病患者
　　… 7, 11, 16, 28, 29, 33, 119, 127, 173, 177-178
メンタル体 ……………………………… 10

も

喪 ……………………………………… 231
妄想 ……………………………… 33, 89
妄想型 …………………………………… 86
妄想観念 ……………………………… 129
妄想者 ………………………………… 173
妄想知覚 ………………………………… 94
妄想-分裂ポジション（態勢）…… 146-147
目的因 …………………………………… 18
モノマニー ………………………… 32, 39
モンペリエ（学派）……………………… 12

や

薬物中毒，麻薬中毒（了解人間学）……… 176
薬理学 …………………………… 214, 224
役割 ……………………………… 200, 216
役割の病理 …………………………… 200

ゆ

優位半球 ………………………… 40, 41
憂うつな人 ……………………………… 7
有機体 ……………………………… 94-95
ユダヤ社会 …………………………… 129
ユダヤ（的）神秘主義 ………………… 113

夢 …………………… 33, 34, 59, 87, 113, 116, 117, 130
夢回想法 ……………………………… 218

よ

良い対象，悪い対象 …………………… 146
良い対象の定着 ……………………… 147
良い対象への同一化 ………………… 147
良い私 ………………………………… 186
良い，悪いに分断される ……………… 146
容器（コンテイナー）………………… 152
幼児，児童 ……………………………… 95
幼児時代の分裂（的）過程 …………… 186
幼児性愛（性）………………… 130, 136
幼児の思考 …………………………… 130
幼児の相への回帰としての退行……… 227
陽性転移 ………………………… 23, 143
陽性の側面 ……………………… 103-104
ヨガ ………………… 10, 215, 217, 236
良きサマリア人 ………………………… 3
抑圧 ………………… 41, 66, 116, 137
抑圧された欲望 ……………………… 114
抑圧は偽る企て ……………………… 162
抑うつ ………………………………… 214
抑うつポジション（態勢）…………… 146
抑うつ発作 …………………………… 214
抑制，抑制過程 ………… 105, 106, 110
抑制性反射中枢 ………………………… 57
欲動，衝動 …………… xi, 36, 143, 184
欲動のコントロール …………………… 223
欲動の二元的発達 …………………… 123
欲動の二重性 ………………………… 144
欲動の抑圧（マルクーゼ）…………… 188
欲望 ………………… 2, 64, 115, 117
欲望の禁止 …………………………… 119
予見不可能性 ………………………… 194
予防的，予防 …………………… 43, 127

ら

来世の人格 …………………………… 128
ライデン瓶 …………………………… 22
らい病 ……………………………… 12, 13
ラ・ヴェリエール …………………… 203
楽観論，楽観的 …………… 91, 180, 214
ラ・ボルド …………………………… 203
ランガージュ ………………………… 234

り

理解することの欲求 ………………… 152
力動，力動的 …………… xi, 43, 89, 113
力動精神病理学 ………………… 69, 209
力動的エネルギー …………………… 116
理性 …………………………………… 5
理性を欠く …………………………… 21
離乳 …………………………………… 147
リビドー …………… 79, 116, 130-131
了解 …………………… 80, 81, 165, 181
了解人間学 ………………………… 175-177
両価性 …………………… 89, 119, 146, 147
良識 …………………………………… 90
良心，道徳意識 ……………………… 35
両性具有 ……………………………… 115
量的 …………………………………… 115
リラクゼーション ……………… 215, 225
臨床解剖学(的)単位 ………………… 104
臨床研究，臨床的研究 ……………… 102
臨床心理学 ……………………… ix, 72
臨床精神医学，精神医学的臨床 …… 97
臨床精神病理(学) ……………… 86, 233
臨床医学的 …………………………… 70
臨床的記述 ……………………… 93, 99
臨床的方法 ……………………… xiii, 209

る

類型学 ……………………… 81-82, 105-106
類似 …………………………………… 3
類犯罪者，クリミナロイド ………… 45
ルター教会 …………………………… 35
ルネッサンス ………………………… 13

れ

霊魂 …………………………………… 18
霊魂(ユング) ………………………… 134
霊魂の再生 …………………………… 128
霊媒 …………………………… 59, 77, 113
歴史(精神病は歴史を離れて理解しえない) 161
レスポンデント型 …………………… 220
レタルジー ……………………… 7, 49
劣等，劣等感 …………………… 124-127
レマネンツ …………………………… 178
錬金術 ………………………………… 14
連合主義 …………… 40, 55, 56, 78, 88, 94
連合の障害 …………………………… 89
連合の原則 ………………………… 220
連合野 ……………………………… 41, 42
連続する流れ ……………………… 176
連続性概念 …………………………… 93

ろ

労働 …………………………………… 201
ロールシャッハテスト ……………… 184
ロシア学派 …………………………… 57
ロマン主義 ……………………… 34, 75, 124
論理学的問題 ………………………… 192
論理的パラドックス ………………… 192

わ

私でないもの ………………………… 186

悪い対象の取り込み……………………………… 145
悪い私 ……………………………………………… 186
われわれを越えて ………………………………… 35

　　　　　◇　　◇　　◇

1838 年 6 月法 …………………………………… 37
DSM-III ………………………………… 88, 94, 234-235
LICET-D 100 …………………………………… 214
LSD ……………………………………………… 96
TAT ……………………………………………… 212
WHO（OMS） …………………………………… 144

■外国語索引（フランス語など）

ⓐ

abréaction〔除反応〕 115
adaptation, adaptative〔適応〕
　　　　　　 43, 91, 105, 210, 213, 225
affaiblissement démentiel（Verblödung）
　〔痴呆性の衰退，荒廃〕 86, 89
affective disorders〔感情障害，気分障害〕235
alcoolisme, alcoolique〔アルコール中毒〕
　　　　　　 42, 44, 77, 99, 107, 176
alexithymie〔失感情症，アレクシチミア〕228
ambivalence〔両価性〕 89, 119, 146, 147
amour primaire〔一次愛〕 141, 142
analyse didactique〔教育分析〕 121, 131
analyse transactionnelle〔交流分析〕 218
angoisse〔不安〕 36, 96, 123, 214, 225
angoisse〔不安（ジャネ）〕 73
angoisse catastrophique〔破局的不安〕 95
angoisse d'anéantissement〔絶滅不安〕 152
angoisse de perte d'objet〔対象喪失の不安〕
　　　　　　 230
anima, animus〔アニマ，アニムス〕
　　　　　　 12, 133, 134
anthropologie compréhensive〔了解人間学〕
　　　　　　 175-177
anthropologique〔人間学的〕 171, 175
anti-eidos〔反形相〕 171
antipsychiatrie〔反精神医学〕 196-199
anxiété〔不安〕 185, 188
aphasie, aphasique〔失語症，失語症者〕40, 95
aphasie de compréhension
　〔感覚性失語，理解の失語〕 41, 42
aphasie motrice〔運動性失語〕 41

appareil à penser〔思考の装置〕 152
apprentissage〔学習〕 57, 107, 108, 219-220
archétype〔元型，原型〕 133
associationisme, associationniste〔連合主義〕
　　　　　　 40, 55, 56, 78, 88, 94
associations d'idées〔観念連合〕 78, 88
associations libres〔自由連想法〕 xi, 114-115
athymhormie
　〔アチモルミー（ディッド，ギロー）〕 101
Aufhebung〔止揚〕 169
authenticité〔真正性〕 160, 162, 181
autisme〔自閉，自閉症〕 78, 89-90, 153, 229
autisme primaire〔一次的自閉〕 154
autisme secondaire〔二次的自閉〕 154
autoérotisme〔自体愛〕 78
automatisme〔自動症〕 33
automatisme de la pensée
　〔自動症，思考の（観念性自動症）〕 69
automatisme mental〔精神自動症〕
　　　　　　 69, 94, 99-100
automatisme psychologique〔心理自動症〕71
aversion et conditionnement d'évitement
　〔嫌悪および回避条件づけ〕 221
avertin〔アヴェルタン，暈倒症〕 13

ⓑ

behaviorisme, comportementalistes
　〔行動主義，行動理論，行動主義理論〕
　　　　　　 72, 92, 105, 107-108, 209, 215, 236
besoin de comprendre〔理解することの欲求〕
　　　　　　 152
bio-énergie〔生体エネルギー，ビオ・エナジー〕
　　　　　　 139, 215-216

borderline, cas limites
〔境界例，ボーダーライン〕……………150, 229

ⓒ

caractérologie〔性格学〕………………… 138
catalepsie〔カタレプシー〕………………28, 49
catatonie〔カタトニー，緊張病〕47, 86, 89, 100
catharsis, méthode cathartique〔カタルシス，
　浄化法（下剤）〕…………xi, 71, 114, 115, 200
cénesthésique〔体感〕……………………68
changemant catastrophique〔破局的変更〕151
chaos〔カオス〕………………………10, 236
co-inconscient〔共－無意識〕…………200, 216
complexe d'Œdipe〔エディプス・コンプレッ
　クス〕………………………… 118-120, 130
complexes〔コンプレックス，心的複合体〕
　…………………………… 78, 89, 128-129
conditionnement〔条件づけ〕…………219-220
conduite〔行動〕……………………… 72, 107
conflit interne〔内的葛藤〕…………………35
confrontation (Auseinandersetzüng) de la
　conscience et de l'inconscient〔意識と無意
　識なるものの直面化（せめぎ合い）〕……… 134
confusion mentale primitive
　〔原発性精神錯乱〕…………………………47
connaissance authentique〔真正な知〕… 180
conscience claire〔明晰な意識〕……………68
conscience de Soi〔自己（について）の意識〕
　………………………………………… 155
conscience morbide〔病的意識〕……………68
constitutionnalistes〔体質学者〕………… 228
constitutions, constitutionnelle
　〔体質，体質的〕………45, 75, 81, 82, 92, 97, 98
contact vital〔生きた接触〕……………… 173
corpus vécu, gelebter Leib〔生きられた身体〕
　……………………………………… 175

cramponnement〔しがみつき〕…………… 141
crétinisme〔クレチン病〕……………………43
criminalité, criminoloques
　〔犯罪性，犯罪学者，犯罪学〕… 45, 127, 231
crise〔クリーゼ〕……………………………… 6
cuirasse musculaire〔筋肉の鎧〕………… 138
culturaliste〔文化主義者，文化主義的〕
　……… xv, 92, 128, 184-189, 199, 215, 222, 224
cures d'aversion〔嫌悪治療〕…………… 107
cybernétique〔サイバネティック理論〕
　………………………………… 191, 193, 225
cycloïde〔循環病質〕…………………………83
cyclothyme〔循環気質〕……………………83
cyclothymie〔循環病，循環症〕……………47

ⓓ

Dasein〔現存在〕…………………… 159-160
Daseinanalyse〔現存在分析〕… 167, 169, 174
débilité〔軽愚，精神薄弱〕…………………32
débilité motorice
　〔運動性の不器用さ，運動拙劣症〕………98
de-devenir〔反生成〕…………………… 177
défaut fondamental〔基底欠損〕………141, 142
défense〔防衛〕………… 66, 116, 123, 143, 186
dégénérescence〔変質〕…… 43-46, 75, 97, 182
délire〔妄想，デリール（狂気）〕32, 33, 89, 99
délire de négation〔否定妄想（病）〕………47
délire de persécution
　〔迫害妄想病，被害妄想〕………………47
délire d'interprétation
　〔解釈妄想，解釈妄想病〕……………… 173
délire émotif〔情動性デリール〕……………44
délire général〔全般性デリール〕…………31
délire imaginatif (d'imagination)
　〔空想妄想（病）〕………………………98
délire partiel〔部分デリール〕………………32

外国語索引（フランス語など）　297

délire sensitif de relation〔敏感関係妄想〕
　……………………………………… 81, 92
délire systématisé〔体系妄想〕………… 85
démence〔デマンス，痴呆，狂気〕
　…………… 21, 28, 29-30, 32, 39, 100, 129
démence précoce〔早発性痴呆，早発痴呆〕
　………………… 44, 86, 89, 100, 129, 204
démence précocissime〔最早痴呆〕…… 51
dépendance〔依存〕………………… 149, 227
dépression anaclitique〔依託喪失うつ病〕224
dépression atypique〔非定型うつ病〕…… 214
dépression endogène〔内因性うつ病〕… 214
dépression névrotique〔神経症性うつ病〕214
dépression réactionnelle〔反応性うつ病〕214
déraison〔理性を欠く〕………………… 21
description clinique〔臨床的記述〕…… 93, 99
descriptive〔記述的〕………… 155, 163, 181
désensibilisation〔脱感作〕…………… 108
déséquilibre constitutionnel〔体質不均衡〕45
désexualisée〔脱性愛化〕……………… 130
désir〔欲望〕………………… 2, 64, 115, 117
désomatisation〔脱身体化〕…………… 227
déstructuration〔構造破壊〕…………… 103
deuil〔喪〕……………………………… 231
deuxième système de signalisation
　〔信号の第二システム（言語）〕……… 221
déviance〔逸脱〕……………………… 184
disposition caractérielle sensitive〔敏感性格〕
　………………………………………… 92
dissociation〔解離，分離〕………… 12, 204
dissociation (Spaltung)〔分裂〕…… 89, 152
dissolution〔解体〕……… 61, 90, 100, 103, 149
distorsion parataxique
　〔パラタクシス的歪曲，並列歪曲〕……… 186
double contrainte
　〔二重拘束（ダブルバインド）〕…… 195-196

DSM-III ……………………… 88, 94, 234-235
dynamique〔力動，力動的〕…… xi, 43, 89, 113
dysharmonie cognitive〔認知的不調和〕… 229
dysharmonie évolutive〔発達的不調和〕… 229

e

école humorale〔体液学派〕………… 19, 24
éducation〔教育〕…………………… 98, 127, 184
éducation des sens〔感覚（知覚）教育〕…… 51
éducation physiologique des arriérés
　〔知恵遅れのための生理学的教育〕……… 50
Egopsychology〔自我心理学〕…… 222, 232
eidos〔形相〕…………………… 158, 181
Einfühlung〔相互浸透〕……………… 142, 165
Einfühlung, interpénétraction, empathie,
　contagion affective
　〔感情移入，共感〕……… 34, 112, 119, 185
ekstatique〔脱目的〕…………………… 161
élan vital〔生の飛躍，エラン・ヴィタール〕
　………………………………… 72, 101, 173
éléments fondamentaux
　〔基本的要素（四つの）〕………………… 6
empirisme, empirique〔経験主義，経験論，
　経験〕……………… 35, 53, 96, 210, 211
endogène〔内因性〕………………… 86, 214
endon〔エンドン（存在の深い領域）〕…… 178
énergie〔エネルギー〕…………………… 73
énergie psychique〔心的エネルギー〕
　……………………………… 73, 116, 130
enormon〔エノルモン〕…………………… 6
Entwurf〔投企〕………………… 160, 167, 170
épidémiologie, épidémiologique〔疫学〕… 92
épilepsie, épileptique〔てんかん，てんかん性
　の〕……………… 6, 13, 28, 83, 99, 173
ergothérapie〔作業療法〕……………… 201
Eros〔エロス〕………………… 122, 124

esprits〔精霊〕 2
essence〔本質〕 158, 162
état limite, cas limites
　〔境界例，ボーダーライン〕......... 150, 229
états oniroïdes〔夢幻様状態〕 96
états schizophréniformes〔分裂病様状態〕
　... 213
être au monde, in der Welt Sein
　〔世界内存在〕............. 89, 159, 160, 167, 182
être en Soi〔即自存在〕 161
être pour Autrui〔対他存在〕 161
être pour Soi〔対自存在〕 161
étude de cas〔症例研究〕 71, 164
évacuation〔排除（絶滅不安の）〕 151
évolutionnisme, évolutionniste〔進化論〕
　.............................. 43, 55, 56, 72, 90, 101
existence, existentielle〔実存，実存的〕
　... 95, 102, 161
exogène〔外因性〕 86
extraversion (extraverti), introversion
　(introverti)〔外向性，内向性〕
　.. 79, 106, 131-132

f

fantasme〔幻想〕 78, 130, 150
fatique〔疲労〕 87, 225
figure par rapport au fond〔地と図の関係〕95
fluidiste〔体液学派〕 24
folie à deux〔二人組精神病〕 47
folie à double〔二相性狂疾（狂気）〕 33
folie circulaire〔循環性狂疾（精神病）〕 .. 33
fonction du réel〔現実機能〕 72, 89, 103
force psychologique〔心理学的力〕 73
forclusion〔排除〕 233
frénésie, phrénésie〔フレネジー〕 7

g

gestalttheorie〔ゲシュタルト学説〕
　... 94-96, 200, 216
gestalttherapie〔ゲシュタルト療法〕 216
genèse des relations objectales
　〔対象関係の生成〕 224
grand renfermement des fous
　〔狂人の大いなる囲い込み〕 19, 201

h

hallucinations〔幻覚〕 16, 31, 33, 47, 89, 99, 231
handling〔ハンドリング，あやすこと〕... 149
hebéphrénie〔破瓜病，ヘベフレニー〕
　.. 47, 86, 100
hiérarchie des fonctions〔機能の階層（ヒエラルキー）〕................ 51, 72, 103-104, 223
holding〔ホールディング，抱っこ〕 149
humeur, humoral〔体液〕 6, 19, 83
hygiène mentale〔精神衛生〕 43
hypnose, hypnotisme〔催眠〕
　.......... 47-50, 63, 106, 110-113, 115, 215, 225
hypocondrie〔心気，ヒポコンドリー〕 28, 38
hystérie, hystérique
　〔ヒステリー，ヒステリー患者〕... 4, 18, 44,
　48-50, 71, 106, 111, 114, 123, 213, 226

i

idées délirantes〔妄想観念〕 129
identification〔同一化〕 119, 130, 233
identification projective〔投影性同一視〕
　.. 152, 153
idiotie, idiotisme〔白痴〕 29-30, 32, 50
illusion〔錯覚〕 31
imago〔イマーゴ〕 133
imbécillité〔痴愚，精神薄弱〕 28, 32, 100

immersion〔洪水法，フラッティング〕… 108
impersonnel (ES), personnel (Ich), supra-personnel (über Ich)〔非人称（エス），人称（自我），超人称（超自我）〕……… 119
inauthenticité〔非真正性〕……………… 160
includence〔インクルデンツ〕…………… 178
inconscient〔無意識〕…… 34, 41, 58, 63, 66, 77-79
inconscient collectif〔集合的（普遍的）無意識〕
　　………………………………… 78, 133
infériorité organique〔器官劣等〕………… 126
infériorité (sentiment d')〔劣等（劣等感）〕
　　……………………………………… 124-127
instances〔審級（エス，自我，超自我）〕
　　………………………………… 35, 119-120
instinct d'agressivité〔攻撃（性）の本能〕… 126
instinct de mort〔死の本能〕……………… 121
intentionalité〔志向性〕… 112, 156, 157, 167, 181
introjection〔取り込み〕………………… 141, 146
introjection de mauvais objet
　〔悪い対象の取り込み〕………………… 145
introspection〔内省〕……………………… 58, 75
investissements〔備給〕…………………… 116

j

jalousie〔嫉妬〕…………………………… 231

l

Leib〔身体〕………………………………… 175
Leibhaftigkeit der Welt〔世界の身体性〕… 175
lèpre〔ハンセン病，らい病〕……………… 12, 13
L'espital del folls〔狂人のための施療院〕… 12
léthasrie〔レタルジー〕…………………… 7, 49
libido〔リビドー〕……… 79, 116, 118, 130-131
libido narcissique〔自己愛的リビドー〕… 131
libido objectale〔対象リビドー〕………… 131
localisations corticales〔皮質機能局在〕… 22

m

magie〔魔術，呪術〕…………………… 1-4, 14, 25
magnétisme animal〔動物磁気〕
　　………………………………… 21-24, 35, 48, 111
maniaco-dépressive〔躁うつ病〕…… 33, 82, 83
manie〔躁狂〕………………………………… 7
manie〔マニー，躁病〕…………… 28, 29, 33, 39
masochisme〔マゾヒズム〕……………… 122
mécanismes〔メカニズム〕……… 85, 88, 97, 99
méhodoe pathologique〔病理学的方法〕
　　…………………………………… x, 60-63
mélancolie d'involution〔退行期うつ病〕 214
mélancolie, mélancolique
　〔メランコリー，抑うつ，うつ病，うつ病患者〕
　　… 7, 11, 16, 28, 29, 33, 119, 127, 173, 177-178
mère suffisamment bonne
　〔十分に良い母親〕……………………… 149
métapsychologie〔メタ心理学〕…… xi, 37, 79
méthode clinique〔臨床的方法〕……… xiii, 209
méthode génétique〔発生論（遺伝）的〕… 223
Moi autonome〔自律的自我〕…………… 223
monomanie〔モノマニー〕……………… 32, 39
moral insanity〔背徳症〕…………………… 46
mythe〔神話〕………… 130, 133, 140, 184, 228
mythologie cérébrale〔大脳神話〕………… 42
mythomanie〔虚言症（癖），ミトマニー〕… 98

n

narcissisme〔自己愛，ナルシシズム〕118, 131
nef des fous〔狂人の船（ボッシュ）〕……… 15
neurasthénie〔神経衰弱〕…………………… 44
névrose〔神経症（ピネル）〕………… xi, 28, 30
névrose expérimentale〔実験神経症〕…… 105
névroses d'organe〔器官の神経症〕……… 226
nevrosisme〔神経症説，神経症性〕…… 19, 37

noème〔ノエマ〕 158
noèse〔ノエシス〕 158
Nom du père〔父の名〕 233
nosographie, nosographique〔疾病学(論), 疾病学的〕 31, 38, 39, 90, 91, 97, 104, 213
nosologie〔疾病分類学〕 214

o

objet transitionnel〔移行対象〕 150
obsession, obsessionnel〔強迫, 強迫的〕 71, 123
ombre〔影〕 134
Ordentlichkeit〔秩序の精神, 秩序志向性〕178
ordre symbolique〔象徴の秩序〕 233
organisation〔組織化〕 85, 102
organodynamisme〔器質力動論〕 74, 96, 102-104, 183

p

Palo Alto〔パロ・アルト〕 191
pansexualisme〔汎性説〕 66
paralysie générale〔進行麻痺〕 xvi, 39, 42, 44, 47, 86
paranoïaque〔パラノイア患者(アドラー)〕 127
passion〔熱情〕 9, 12, 36
pathologie de l'imagination〔空想の病理〕 97, 98
pathologie des rôles〔役割の病理〕 200
pathopsychogénetique〔病的心理発達論〕 78
peau psychique〔精神の皮膚〕 154
pèlerinages〔巡礼〕 12-13, 201
pensée magique〔魔術的思考〕 142
pensée duelle〔二重思考〕 142
perceptions délirantes〔妄想知覚〕 94
personna〔ペルソナ〕 134

personnalité psychopathique〔精神病質人格〕 46, 150
personnalités anormales〔異常人格〕 93
personne dans sa culuture〔文化の中の人間〕 118
perversion〔倒錯〕 59, 98, 175
petit automatisme mental〔小自動症〕 99
phase indifférenciée〔未分化の相〕 223
phénoménologie, phénoménologique〔現象学, 現象学的〕 80, 90, 92, 93, 96, 102, 112, 155, 181, 197, 227
phénoméno-structurale〔現象-構造的なもの〕 171
phrénologie〔骨相学〕 21-22
Physiker〔物理主義者, 生理学者〕 34
physiognomie〔相貌学〕 22
pithiatisme〔暗示症, ピチアティスム〕 50
pneuma〔プネウマ〕 7, 8
pneumatisme〔生気説〕 8
position dépressive〔抑うつポジション(態勢)〕 146
position maniaque〔躁的ポジション(態勢)〕 147
position paranoïde, schizoïde〔妄想-分裂ポジション(態勢)〕 146-147
positivisme, positiviste〔実証主義〕 39, 40, 55, 80, 98, 112
possession〔憑依〕 1-4, 113, 219
pragmatique〔実用主義(的), プラグマティックな, 実践的な〕 90, 93, 96, 98, 179, 218
prépsychose〔前精神病(状態)〕 229
processus〔過程〕 166
projette〔投影〕 141, 146, 186
psychanalyse, psychanalytique〔精神分析学〕 75-79, 88, 90, 100, 102, 108-154, 209, 215
psychasthénie〔精神衰弱〕 71, 106, 213

psychiatrie biologique〔生物学的精神医学〕
　　…………………………… 209, 224-225
psychiatrie pluridimensionnelle
　〔多次元的精神医学〕…………………92
Psychiker（psychistes）
　〔心理主義者，心理学者〕…………34, 41
psychobiologie, psychobiologique
　〔精神生物学（的）〕……………… 91, 101
psychodrame, psychodramatique
　〔サイコドラマ〕…………………200, 216
psychologie analytique〔分析心理学〕79, 128
psychologie clinique〔臨床心理学〕…… ix, 72
psychologie individuelle〔個人心理学〕
　…………………………………… 125, 126
psychonévrose
　〔精神神経症（アンリ・クロード）〕……101
psychopathologie〔精神病理学〕… 53, 80, 185
psychopathologie expérimentale
　〔実験精神病理学〕………………105, 218
psychopathologie quantitative
　〔数量精神病理学〕…………………213
psycho-réflexologie〔精神-反射学〕… 57, 107
psychose hallucinatoire chronique
　〔慢性幻覚精神病〕……………………97
psychose maniaco-dépression
　〔躁うつ病性精神病〕………………214
psychoses passionnelles〔熱情精神病〕……99
psychosociologie〔社会心理学〕
　………… xv, 128, 183, 185, 199-206, 217
psychosomatique〔精神身体，心身症，心身医学〕…………… 35, 36, 150, 175, 225-228
psychothérapie〔精神療法〕………215-218
psychothérapie institutionnelle
　〔入院精神療法，制度的精神療法〕… 200-206
psychothérapie non directive
　〔非指示的精神療法〕………………179

pulsion de mort〔死の欲動〕…… 121, 122, 144
pulsion de vie〔生の欲動〕… 79, 122, 131, 144
pulsions〔欲動，衝動〕………… xi, 36, 143, 184

r

raisonnement〔理性〕………………………5
réaction〔反応〕………………… 91, 213, 214
réaction schizophrénique〔分裂病様反応〕
　……………………………………………213
réalisation de Soi〔自己の実現（ユング）〕134
réduction éidétique〔形相的還元〕………158
réduction phénoménologique
　〔現象学的還元〕………………157, 159, 181
réflexe conditionné〔条件（づけ）反射〕
　…………………………………… 57, 105-108
refoulement〔抑圧〕………… 41, 66, 116, 137
régression〔退行〕………………………103
relation objectale〔対象関係〕…………149
relations d'objet anaclitique〔依託関係〕230
relaxation〔リラクゼーション〕…… 215, 225
rémanence〔レマネンツ〕………………178
renforcement〔強化〕……………………220
resomatisation〔再身体化〕……………227
retour à Freud〔フロイトへの回帰（ラカンの言葉）〕…………………… xii, 211, 233
rêve〔夢〕…… 33, 34, 59, 87, 113, 116, 117, 130

s

sadisme〔サディズム〕…………… 122, 145-146
schizoïde〔分裂病質，シゾイド，スキゾイド，統合失調質〕……………………………83
schizophrénie〔精神分裂病，統合失調症〕
　……… 44, 83, 86-90, 100, 129, 133, 173, 235
schizoses〔分裂精神病（アンリ・クロード）〕100
schizothyme〔分裂気質〕…………………83
Seiend〔存在者〕…………………………160

sensualisme〔感覚論，感覚主義〕……… 27, 40
sentiment communautaire〔共同体感情〕
　……………………………………… 126, 127
sexualité〔性愛性〕……… 13, 34, 59, 115, 117
signifiant fondamental
　〔基本的なシニフィアン〕……………… 233
significations〔意味作用〕… 156, 158, 162, 166
Somatiker, somatiste〔身体主義者〕
　………………………………… 34, 36, 39, 41
sommeil〔睡眠〕…………………………… 48
somnambulisme〔夢遊症，夢遊状態，夢中遊
　行症〕………………………… 24, 28, 49, 58
sorcellerie〔魔術，魔法〕………………… 1-4
Sorge〔気づかい〕……………………… 160
stade du miroir〔鏡像段階〕…………… 233
stigmate〔スティグマ，変質徴候〕
　………………………… 44, 45, 50, 72, 82
stimulus conditionnel〔条件刺激〕……… 220
stimulus non conditionnel〔無条件刺激〕… 220
stress〔ストレス理論(学説)〕……… 224, 227
structuraliste〔構造主義，構造主義者〕… 234
subconscient (activité subconsciente)
　〔下意識(下意識活動)〕………………71, 99
suggestion〔暗示〕………………… 23, 111
suggestion verbale〔言語的暗示〕……… 48
sujet〔主体〕……………………………… 118
supposés de base〔基礎的想定〕……… 151
surrépression〔過剰抑圧〕……………… 189
symbiose mère-enfant〔母-子の共生〕… 190
symbole, symbolique〔象徴，象徴的〕
　……………………… 3, 34, 66, 107, 116, 226
symboles universels〔普遍的シンボル〕… 130
symptôme de premier et deuxième rang
　〔一級症状，二級症状〕…………… 93-94
symptôme primaires〔一次症状〕… 88, 89, 93
symptôme secondaires〔二次症状〕…… 88, 89

symptôme, symptômatique
　〔症候，症候論的，症候学的〕… 27-28, 31, 94
symptômes fondamentaux〔基礎症状〕… 93
syphilis〔梅毒〕………………… xvi, 13, 39, 59
systèm (théorie des), systématique
　〔システム理論，システム的〕… 191-196, 222
système endocrino-végétatif
　〔内分泌-植物システム〕……………… 101

t

taï-chi〔太極拳〕………………… 10, 217, 236
taoïsme〔道教，老子道徳経〕…… 9, 134, 235
technique du jeu
　〔プレイセラピー，遊戯療法〕………… 145
tempérament〔気質〕………… 7, 8, 82-83, 106
temporalité〔時間性〕…………………… 161
temps vécu〔生きられた時間〕…… 173, 177
tendance〔心的傾向，心理学的傾向〕64, 72, 73
tendance régressive-progressive
　〔退行的および進行的な傾向〕……… 143
tension psychologique〔心理的緊張〕
　…………………………… 72, 73, 88, 103
tentative d'individuation〔個体化の試み〕
　…………………………………… 190, 191
test〔テスト〕……………… 69, 78, 212-213
test psychométrique〔心理測定テスト〕… 212
Thalassa〔タラッサ(海)〕………… 140, 141
Thanatos〔タナトス〕………………122, 124
théorie de la communication
　〔コミュニケーション理論〕…… 192, 209, 222
théorie de la forme (☞ gestaltheorie)
　〔形の理論〕……………………………… 94
théorie du champ〔場の理論，領域理論〕… 96
théorie humorale〔体液学説〕…………… 8
thérapeutiques de déconditionnement
　〔脱条件づけの技法〕………………… 221

外国語索引（フランス語など） 303

thérapie corporelle〔身体的治療法〕……… 215
thérapie familiale〔家族療法〕… 183, 189, 196
thérapies institutionnelles〔施設（入院）治療〕
　……………………………………………… 183
topique〔局所〕………… xi, 116, 119-120, 223
toxicomanie〔薬物中毒，麻薬中毒〕……… 176
training autogène〔自律神経トレーニング，
　自律訓練法〕……………………… 215, 225
traitement moral〔精神療法，道徳療法，心理
　療法〕………………………………… 30, 77, 201
transcendantal〔超越論的〕………………… 157
transfert〔転移〕…………………… 4, 114, 120
traumatisme〔外傷，心的外傷〕
　………………………………… 101, 115, 116, 185
traumatisme de la naissance〔出産外傷〕 136
traumatismes sexuels〔性的外傷〕………… 88
troubles associatifs〔連合の障害〕………… 89
type morphologique〔形態的類型〕……… 82
type psychologique〔心理学的類型〕…… 131
typologie, typologique〔類型学〕
　……………………………………… 81-82, 105-106
typologies dichotomiques
　〔二分法的分類学〕………………………… 212

V

Verstehen（compréhension）〔了解〕
　………………………………………… 80, 81, 165, 181
vésanie〔ヴェザニア（狂気）〕……………… 28
vision du monde（Weltanschauung）
　〔世界観，世界に対する見方〕… 34, 123, 165
vitalisme, vitaliste〔生気論，生気論的〕
　………………………………………………… 17, 19, 35
volonté〔意思〕…………………………… 58, 64
Voraussetzungslösigkeit, élimination radicale
　de tout présupposé
　〔先入観の根本的排除〕………………… 157

W

Weltbild〔世界像〕…………………………… 165
Wesenschau〔本質直感〕…………………… 158
workhouse〔救貧院〕………………………… 20

Y

Ying Yang〔陰，陽〕…………………… 10, 134
yoga〔ヨガ〕………………… 10, 215, 217, 236

Z

zen〔禅〕………………………………… 235-236
Zuchthaüser〔矯正院〕……………………… 20

■著書索引

ページ	書　名	著　者	発刊年
ix	La méthode pathologique（病理学的方法）	Daniel Lagache（ダニエル・ラガシュ）	1938, 1977
x	Allgemeine Psychopathologie / Psychopathologie générale（精神病理学総論）	Karl Jaspers（カール・ヤスパース）	1913
x, 117	Zur Psychopathologie des Alltagslebens / Psychopathologie de la vie quotidienne（日常生活の精神病理学）	Sigmund Freud（ジクムント・フロイト）	1901
xi	Zur Geschichte der psychoanalytischen Bewegung / Contribution à l'histoire du mouvement psychoanalytique（精神分析運動の歴史のために）	Sigmund Freud	1914
xi	Ma vie et la psychoanalyse（私の人生と精神分析学）	Sigmund Freud	1925
15	Malleus maleficorum（魔女に与える鉄槌「悪魔のつち」）	Sprenger, Kramer（シュプレンガー，クラマー）	1486
15	De l'imposture et tromperie des diables（悪魔の欺瞞と裏切りについて）	Jean Wier（ヨーハン・ヴァイヤー）	1570, 1569?
19	Nosologica Methodica（疾病分類学）	Boissier de Sauvages（ボアシエ・ド・ソヴァージュ）	1763
21	Cerebri Anatome（脳解剖）	Thomas Willis（トマス・ウィリス）	1644
27	Rapports du physique et du moral（心身相関論）	Georges Cabanis（ジョルジュ・カバニス）	1802
27	Nosographie philosophique（哲学的疾病論）	Philippe Pinel（フィリップ・ピネル）	1798
31	Des maladies mentales considérées sous les rapports médical, hygiénique et médico-légal（医学，衛生学，そして医学−法律的観点からみた精神疾患）	Esquirol（エスキロール）	1838
33	Du haschich et de l'aliénation mentale（大麻と精神病について）	Moreau de Tours（モロー・ド・トゥール）	1845

著書索引

ページ	書 名	著 者	発刊年
34	Rhapsodies sur l'application des méthodes de thérapeutique psychique aux troubles mentaux（精神障害に対する精神療法の実践についてのラプソディー）	Johann Christian Reil（ヨハン・クリスチャン・ライル）	1803
45	L'anthropologie criminelle（犯罪者の人間学）	Ceasare Lombroso（チェーザレ・ロンブローゾ）	
45	Dégénérescence et criminalité（変質と犯罪性）	Charles Féré（シャルル・フェレ）	1888
54	Psychologica empirica（経験的心理学）	Christian Wolff（クリスティアン・ヴォルフ）	1732
54	Psychologica rationalis（理性的心理学）	Christian Wolff	1734
57	Les réflexes du cerveau（大脳の反射）	Ivan Sechenov（イワン・セチェノフ）	1863
58	The strange Case of Dr Jekyll and Mr Hyde / Dr Jekyll et de Mr Hyde（ジキル博士とハイド氏）	Robert Louis Stevenson（ロバート・ルイス・スチーブンソン）	1886
59	Psychopathia Sexualis（性的精神病質）	Krafft-Ebing（クラフト゠エービング）	1886
59	Le probléme sexuel（性的問題）	Auguste Forel（オーギュスト・フォレル）	1905
60	La psychologie anglaise contemporaine（現代イギリス心理学）	Théodule Ribot（テオドール・リボー）	1870
60	La psychologie allemande contemporaine（現代ドイツ心理学）	Théodule Ribot	1879
61	La philosophie de Schopenhauer（ショーペンハウエルの哲学）	Théodule Ribot	1874
61	Les maladies de la mémoire（記憶の病気）	Théodule Ribot	1881
61	Les maladies de la volonté（意欲の病気）	Théodule Ribot	1883
61	Les maladies de la personalité（人格の病気）	Théodule Ribot	1885
61	La psychologie de l'attention（注意の心理学）	Théodule Ribot	1889
62	La psychologie des sentiments（感情の心理学）	Théodule Ribot	1896

ページ	書名	著者	発刊年
62	L'evolution des idées générales （一般的観念の発展）	Théodule Ribot	1897
62	Essai sur l'imagination créatrice （創造的想像についてのエッセイ）	Théodule Ribot	1900
62	La logique des sentiments（感情の論理）	Théodule Ribot	1905
62	Essai sur les passions（熱情についてのエッセイ）	Théodule Ribot	1907
62	Problémes de psychologie affective （感情の心理学の問題）	Théodule Ribot	1910
62	De la méthode dans les sciences, la psychologie （科学における方法について，心理学）	Théodule Ribot	1905
62	Introduction à la médicine expérimental （実験医学序説）	Claude Bernard （クロード・ベルナール）	1865
65	Les états intellectuels dans la mélancolie （メランコリーにおける知的状態）	Georges Dumas （ジョルジェ・デュマ）	1894
65	La tristesse et la joie（悲しみと喜び）	Georges Dumas	1900
65	Le sourire et L'expression des emotions （微笑みと情緒表現）	Georges Dumas	1906
65	Névroses et psychoses de guerre chez les austro-Allemands （南部ドイツの戦争神経症と精神病）	Georges Dumas	1918
65	Troubles mentaux et troubles nerveux de guerre （戦争による神経障害と精神障害）	Georges Dumas	1919
66	Traité de psychologie（心理学概論）	Georges Dumas	1923
67	La mentalité primitive（原始心性）	Charles Blondel （シャルル・ブロンデル）	1926
67	La psychanalyse（精神分析学）	Charles Blondel	1924
67	La psychophysiology de Gall （ガルの精神生理学）	Charles Blondel	1914
67	Introduction à la psychologie collective （集団心理学序説）	Charles Blondel	1928
71	La psychasthénie（精神衰弱症）	Pierre Janet （ピエール・ジャネ）	1901
71	Les obsessions et la psychasthénie （強迫と精神衰弱）	Pierre Janet	1903

著書索引 307

ページ	書名	著者	発刊年
71	Etat mental des hystériques （ヒステリーの心的状態）	Pierre Janet	1892
71	Névrose et idée fixes（神経症と固定観念）	Pierre Janet	1893
71	Les névroses（神経症）	Pierre Janet	1909
72	Les médications psychologiques（心理学的医療）	Pierre Janet	1919-1921
72	De l'angoisse à l'extase （不安からエクスタシーへ）	Pierre Janet	1926
72	Les stades de l'évolution psychologiques （心理的発展段階）	Pierre Janet	1926
72	La pensée intérieure et ses troubles （内的思考とその障害）	Pierre Janet	1927
72	L'évolution de la mémoire（記憶の発展）	Pierre Janet	1928
72	L'évolution psychologique de la personnalité （人格の心理学的発展）	Pierre Janet	1929
72	La force et la faiblesse psychologiques （心理学的強さと弱さ）	Pierre Janet	1930
77	De l'influence de l'esprit sur le corps （身体における精神の影響について）	Paul Dubois （ポール・デュボア）	1901
80	Allgemeine Psychopathologie（精神病理学原論）	Karl Jaspers （カール・ヤスパース）	1913
81	Der sensitive Beziehungswahn（敏感関係妄想）	Ernst Kretschmer （エルンスト・クレッチマー）	1918
81	Körperbau und Charakter. Untersuchungen zum Konstitutionsproblem und zur Lehre von den Temperamenten （体格と性格，体質の探求と気質の研究）	Ernst Kretschmer	1921
88	Dementia praecox oder Gruppe der Schizophrenien （早発痴呆あるいは精神分裂病（統合失調症）群）	Eugen Bleuler （オイゲン・ブロイラー）	1911
93	Die psychopatische Persönlichkeiten （精神病質人格）	Kurt Schneider（クルト・シュナイダー）	1923
93	Klinische Psychopathologie（臨床精神病理学）	Kurt Schneider	1946

ページ	書名	著者	発刊年
95	Der Aufbau des Organismus（生体の構造）	Kurt Goldstein（クルト・ゴールドシュタイン）	1934
97	Pathologie de l'imagination et de l'émotivité（空想と情動性の病理）	Ernest Dupré（エルネスト・デュプレ）	1925
102, 169	Etudes psychiatriques（精神医学的エチュード）	Henri Ey（アンリ・エー）	1948-1954
102	La conscience（意識）	Henri Ey	1963
102	Traté des hallucinations（幻覚論）	Henri Ey	1973
111, 123	Selbst darstellung / Ma vie et la psychanalyse（自己を語る／私の人生と精神分析）	Sigmund Freud（ジクムント・フロイト）	1924
112	Abriss der Psychoanalyse（精神分析学概要）	Sigmund Freud	1938
112, 117	Der Witz und seine Beziehung zum Unbewussten（機知と無意識との関係）	Sigmund Freud	1905
114	Studien über Hysterie（ヒステリー研究）	Sigmund Freud	1895
115	Entwurf einer Psychologie（(科学的)心理学草稿）	Sigmund Freud	1895
117	Die Traumdeutung（夢判断）	Sigmund Freud	1900
117	Über den Traum（夢について）	Sigmund Freud	1901
117	Der Wahn und die Traüme in W. Jensens "Gradiva"（イエンゼンの小説「グラディーヴァ」にみられる妄想と夢）	Sigmund Freud	1906
117	Tatbestandsdiagnostik uned Psychoanalyse / La psychanalyse et l'établissement des faits en matière judiciaire par une méthode diagnostique（事実状況診断と精神分析／精神分析学と診断学的方法による司法事件における事実の確定）	Sigmund Freud	1906
117	Zwangshandlungen und Religionsübungen（強迫行為と宗教礼拝）	Sigmund Freud	1907
117	Der Dichter und das Phantasieren（詩人と空想すること）	Sigmund Freud	1907
118	Beiträge zur Psychologie des Liebeslebens : I. Über einen besonderen Typus der Objektwahl beim Manne（性愛生活の心理学への寄与。男性にみられる対象選択の特殊な一タイプについて）	Sigmund Freud	1910

著書索引

ページ	書名	著者	発刊年
118	La Science des rêves（夢の科学）	Sigmund Freud	
118, 130, 184	Totem und Tabu（トーテムとタブー）	Sigmund Freud	1912-1913
118	Der Moses des Michelangelo（ミケランジェロのモーセ像）	Sigmund Freud	1903
119	Massenpsychologie und Ich-Analyse（集合心理学と自我の分析）	Sigmund Freud	1921
119	Trauer und Melancholie（悲哀とメランコリー）	Sigmund Freud	1915
119, 122	Das Ich und das Es（自我とエス）	Sigmund Freud	1923
120	Neue Folge der Vorlesungen zur Einführung in die Psychoanalyse（精神分析入門新講義）	Sigmund Freud	1932
120	De la technique psychanalytique（精神分析技法）	Sigmund Freud	1912
121	Jenseits der Lustprinzips（快楽原則の彼岸）	Sigmund Freud	1920
121	Zur Einführung des Narzißmus（ナルシシズム入門）	Sigmund Freud	1914
122	Abriss der Psychoanalyse（精神分析学概説）	Sigmund Freud	1938
123	Hemmung, Symptom und Angst（制止，症状，不安）	Sigmund Freud	1926
123	Au-delà de la psychanalyse（分析の彼岸）	Sigmund Freud	
123	Psychanalyse et médecine（精神分析と医学）	Sigmund Freud	1926
123	Die Zukunft einer illusion（幻想の未来）	Sigmund Freud	1927
123	Warum Krieg?（何故戦争か？）	Sigmund Freud	1932
123	Der Mann Moses und die monotheistische Religion（モーセと一神教）	Sigmund Freud	1934
124	L'antisémitisme（反ユダヤ主義）	Sigmund Freud	1938
124	Die endliche und die unendliche Analyse（終わりある分析と終わりなき分析）	Sigmund Freud	1937
124, 184	Das Unbehagen in der Kultur（文化の不満）	Sigmund Freud	1928
126	Studie über Minderwertigkeit von Organen（器官劣等性の研究）	Alfred Adler（アルフレッド・アドラー）	1907

ページ	書名	著者	発刊年
126	Menschenkenntnis（人間知）	Alfred Adler	1927
128	Zur Psychologie und Pathologie sogenannter okkulter Phänomene（オカルト現象の心理学と病理学）	Carl Gustav Jung（カール・グスタフ・ユング）	1902
128	Etudes sur l'association verbale. Contribution à la psychopathologie expérimentale（言語連想の研究．実験的精神病理学への貢献）	Carl Gustav Jung	
129	Über die Psychologie der Dementia praecox: Ein Versuch（早発痴呆の心理学）	Carl Gustav Jung	1907
129	Der Inhalt der Psychose（精神病の内容）	Carl Gustav Jung	1908/1914
130	Wandlung und Symbole der Libido（リビドーの変容と象徴）	Carl Gustav Jung	1912
133	Essai d'exploration de l'inconscient（無意識の探求に関するエッセイ）	Carl Gustav Jung	1942
134	Psychologie und Alchemie（心理学と錬金術）	Carl Gustav Jung	1944
136	Das Trauma der Geburt und seine Bedeutung für die Psychoanalyse（出産外傷とその精神分析学への意義）	Otto Rank（オットー・ランク）	1924
137	Die Funktion des Orgasmus : Zur Psychopathologie und zur Soziologie des Geschlechtslebens（オルガスムの機能：性生活の精神病理学と社会学に対して）	Wilhelm Reich（ヴィルヘルム・ライヒ）	1927
137	Geschlechtsreife, Enthaltsamkeit, Ehemoral : Eine Kritik der bürgerlichen Sexualreform（性的成熟，禁欲，夫婦の倫理：ブルジョアの性革命への批判）	Wilhelm Reich	1929
137	The Sexual Revolution / Die Sexualität im Kulturkampf : Zur sozialistischen Umstrukturierung des Menschen（性革命／文化の闘争における性愛性：人間の社会学的変革のために）	Wilhelm Reich	1936
137	Der Sexuelle Kampf der Jugend（若者の性的闘争）	Wilhelm Reich	1932
137	Was ist Klassenbewußtsein? : Über die Neuformierung der Arbeiterbewegung,（階級意識とは何か？ 労働運動の新しい形）	Wilhelm Reich	1933

著書索引

ページ	書名	著者	発刊年
118	La Science des rêves（夢の科学）	Sigmund Freud	
118, 130, 184	Totem und Tabu（トーテムとタブー）	Sigmund Freud	1912-1913
118	Der Moses des Michelangelo（ミケランジェロのモーセ像）	Sigmund Freud	1903
119	Massenpsychologie und Ich-Analyse（集合心理学と自我の分析）	Sigmund Freud	1921
119	Trauer und Melancholie（悲哀とメランコリー）	Sigmund Freud	1915
119, 122	Das Ich und das Es（自我とエス）	Sigmund Freud	1923
120	Neue Folge der Vorlesungen zur Einführung in die Psychoanalyse（精神分析入門新講義）	Sigmund Freud	1932
120	De la technique psychanalytique（精神分析技法）	Sigmund Freud	1912
121	Jenseits der Lustprinzips（快楽原則の彼岸）	Sigmund Freud	1920
121	Zur Einführung des Narzißmus（ナルシシズム入門）	Sigmund Freud	1914
122	Abriss der Psychoanalyse（精神分析学概説）	Sigmund Freud	1938
123	Hemmung, Symptom und Angst（制止，症状，不安）	Sigmund Freud	1926
123	Au-delà de la psychanalyse（分析の彼岸）	Sigmund Freud	
123	Psychanalyse et médecine（精神分析と医学）	Sigmund Freud	1926
123	Die Zukunft einer illusion（幻想の未来）	Sigmund Freud	1927
123	Warum Krieg?（何故戦争か？）	Sigmund Freud	1932
123	Der Mann Moses und die monotheistische Religion（モーセと一神教）	Sigmund Freud	1934
124	L'antisémitisme（反ユダヤ主義）	Sigmund Freud	1938
124	Die endliche und die unendliche Analyse（終わりある分析と終わりなき分析）	Sigmund Freud	1937
124, 184	Das Unbehagen in der Kultur（文化の不満）	Sigmund Freud	1928
126	Studie über Minderwertigkeit von Organen（器官劣等性の研究）	Alfred Adler（アルフレッド・アドラー）	1907

ページ	書名	著者	発刊年
126	Menschenkenntnis（人間知）	Alfred Adler	1927
128	Zur Psychologie und Pathologie sogenannter okkulter Phänomene（オカルト現象の心理学と病理学）	Carl Gustav Jung（カール・グスタフ・ユング）	1902
128	Etudes sur l'association verbale. Contribution à la psychopathologie expérimentale（言語連想の研究．実験的精神病理学への貢献）	Carl Gustav Jung	
129	Über die Psychologie der Dementia praecox: Ein Versuch（早発痴呆の心理学）	Carl Gustav Jung	1907
129	Der Inhalt der Psychose（精神病の内容）	Carl Gustav Jung	1908/1914
130	Wandlung und Symbole der Libido（リビドーの変容と象徴）	Carl Gustav Jung	1912
133	Essai d'exploration de l'inconscient（無意識の探求に関するエッセイ）	Carl Gustav Jung	1942
134	Psychologie und Alchemie（心理学と錬金術）	Carl Gustav Jung	1944
136	Das Trauma der Geburt und seine Bedeutung für die Psychoanalyse（出産外傷とその精神分析学への意義）	Otto Rank（オットー・ランク）	1924
137	Die Funktion des Orgasmus : Zur Psychopathologie und zur Soziologie des Geschlechtslebens（オルガスムの機能：性生活の精神病理学と社会学に対して）	Wilhelm Reich（ヴィルヘルム・ライヒ）	1927
137	Geschlechtsreife, Enthaltsamkeit, Ehemoral : Eine Kritik der bürgerlichen Sexualreform（性的成熟，禁欲，夫婦の倫理：ブルジョアの性革命への批判）	Wilhelm Reich	1929
137	The Sexual Revolution / Die Sexualität im Kulturkampf : Zur sozialistischen Umstrukturierung des Menschen（性革命／文化の闘争における性愛性：人間の社会学的変革のために）	Wilhelm Reich	1936
137	Der Sexuelle Kampf der Jugend（若者の性的闘争）	Wilhelm Reich	1932
137	Was ist Klassenbewußtsein? : Über die Neuformierung der Arbeiterbewegung,（階級意識とは何か？　労働運動の新しい形）	Wilhelm Reich	1933

ページ	書名	著者	発刊年
139	Sigmund Freud: Life and Work（フロイトの人生と著作）	Ernest Jones（アーネスト・ジョーンズ）	1953, 1955, 1957, 1961
140	A korai magömlés jelentoségérol./De la portée de l'éjaculation précoce（早漏の射程）	Sándor Ferenczi（シャーンドル・フェレンツィ）	1908
140	"Versuch einer Genitaltheorie" / Thalassa, essai sur la théorie de la génitalité（タラッサ，性器性理論についての試論）	Sándor Ferenczi	1924
141	Entwicklungsstufen des Wirklichkeitssinnes（現実感覚の発達の諸段階）	Sándor Ferenczi	1913
143	Das Ich und die Abwehrmechanism（自我と防衛機制）	Anna Freud（アンナ・フロイト）	1936
143	Normality and Pathology in Childhood（子供の正常と病理）	Anna Freud	1965
143	The psycho-analytical treatment of children（子供の精神分析的治療）	Anna Freud	1946
156	Phänomenologie des Geistes（精神現象学）	Georg Hegel（ゲオルク・ヘーゲル）	1807
156	Einleitung in die Geisteswissenschaften（精神科学序説）	Wilhelm Dilthey（ディルタイ）	1883
160	Sein und Zeit（存在と時間）	Martin Heidegger（マルティン・ハイデガー）	1927
160	Einführung in die Metaphysik（形而上学入門）	Martin Heidegger	1953
160	Was heisst denken（思考とは何か）	Martin Heidegger	1954
161	La Transcendance de l'Ego（自我の超越）	Jean-Paul Sartre（ジャン=ポール・サルトル）	1934
163	Allgemeine Psychopathologie（精神病理学総論）	Karl Jaspers（カール・ヤスパース）	1918-1919
163	Psychologie der Weltanschauung（世界観の心理学）	Karl Jaspers	1919
167	Erinnerungen an Sigmund Freud（ジクムント・フロイトの記憶）	Ludwig Binswanger（ルートヴィヒ・ビンスワンガー）	1956

ページ	書名	著者	発刊年
168	Schizophrenie（精神分裂病）	Ludwig Binswanger	1957
171	Die Welt des Zwangskranken（強迫病者の世界）	von Gebsattel（フォン・ゲープザッテル）	1938
172	Traité de psychopathologie（精神病理学概論）	Eugène Minkowski（ウジェーヌ・ミンコフスキー）	1966
175	Beitrag zur Grundlegung einer verstehenden Anthropologie（了解人間学の基礎への寄与）	Jürg Zutt（ユルク・ツット）	1957
175	Auf dem Wege zu einer anthropologischen Psychiatrie（人間学的精神医学への道のり）	Jürg Zutt	1963
177	Melancholie. Zur Problemgeschichte, Typologie, Pathogenese und Klinik（メランコリー，その病歴，類型学，病因，臨床について）	Hubertus Tellenbach（フーベルトゥス・テレンバッハ）	1961
177	Geschmack und Atmosphäre（味と雰囲気）	Hubertus Tellenbach	1968
177	Das Vaterbild（父親像）	Hubertus Tellenbach	1976, 1978, 1979
179	Ich und Du（我と汝）	Martin Buber（マルティン・ブーバー）	1922
179	Das Problem des Menschen（人間の問題）	Martin Buber	1943
179	Elements des Zwischenmenschlichen（間人間的要素）	Martin Buber	1953
187	The Neurotic Personality of Our Time（われわれの時代の神経症的人格）	Karen Horney（カレン・ホーナイ）	1937
188	Soviet Marxism（ソビエトマルクス主義）	Herbert Marcuse（ヘルベルト・マクルーゼ）	1958
188	One-Dimensional man : studies in the ideology of advanced industrial society（一次元的人間，先進工業社会のイデオロギー研究）	Herbert Marcuse	1964
188	Eros and civilization（エロスと文明）	Herbert Marcuse	1955
189	La folie à deux（二人組み精神病）	Lasègue, Farlet（ラセーグ，ファルル）	1877

著書索引

ページ	書名	著者	発刊年
192	Balinese character（バリ島人性格）	Bateson, Mead（ベイトソン，ミード）	1942
192	Communication : the social matrix of psychiatry（コミュニケーション：精神医学の社会的マトリックス）	Gregory Bateson（グレゴリー・ベイトソン）	1951
192	Principia Mathematica（数学原理）	Russell, Whitehead（ラッセル，ホワイトヘッド）	1912-1913
193	Pragmatics of human communication : a study of interactional patterns, pathologies, and paradoxes（人間のコミュニケーションのプラグマティクス：相互作用パターン，病理とパラドックスの研究）	Jackson, Beavin（ジャクソン，ベヴン）	1967
194	Une logique de la communication（コミュニケーション理論）	Watzlawick, Beavin, Jackson（ワツラウィック，ベヴン，ジャクソン）	1967
197	Sanity, Madness and the Family（心の平穏，狂気と家族）	Laing, Esterson（レイン，エスターソン）	1964
199	The Politics of Experience and The Bird of Paradise（経験の政治学）	Ronald Laing（ロナルド・レイン）	1967
202	Aktivere Krankenbehandlung in der Irrenanstalt（精神病院におけるより積極的治療法）	Hermann Simon（ヘルマン・ジモン）	1929
204	Asylums（アサイラム）	Erving Goffman（アーヴィング・ゴフマン）	1961
206	La psychanalyste sans divan（ソファーなき精神分析家）	Poul-Claude Racamier（ポール゠クロード・ラカミエ）	1970
206	L'istituzione negata（否定される制度）	Franco Basaglia（フランコ・バザーリア）	1968
231	L'Unité de la psychologie（心理学の統一）	Daniel Lagache（ダニエル・ラガシュ）	1949

■ 訳者略歴

大原　一幸（おおはら かずゆき）

1961 年，神戸市で生まれる
1988 年，香川医科大学（現香川大学医学部医学科）卒業，同年，兵庫医科大学精神科
　　　　神経科臨床研修医
1997 年，兵庫医科大学大学院単位取得後退学，医学博士
2001-2010 年，兵庫医科大学精神科神経科学講座講師
2010 年より精神科診療所院長。兵庫医科大学精神科神経科非常勤講師

髙内　茂（たかうち しげる）

1950 年，大阪府で生まれる
1975 年，神戸大学医学部医学科卒業，同年，兵庫医科大学精神科神経科臨床研修医
1979-1980 年，フランス共和国パリ，サルペトリエール病院神経病理部に留学
1996 年，兵庫医科大学精神科神経科学講座助教授などを経て
2005 年より東加古川病院に勤務

精神病理学の歴史
精神医学の大いなる流れ

2014 年 5 月 18 日　初版第 1 刷発行

著　者　エルヴェ・ボーシェーヌ
訳　者　大原一幸，髙内　茂
発行者　石澤雄司
発行所　㈱星和書店
　　　　〒168-0074　東京都杉並区上高井戸1-2-5
　　　　電話　03（3329）0031（営業部）／03（3329）0033（編集部）
　　　　FAX　03（5374）7186（営業部）／03（5374）7185（編集部）
　　　　http://www.seiwa-pb.co.jp

©2014　星和書店　　Printed in Japan　　ISBN978-4-7911-0872-5

・本書に掲載する著作物の複製権・翻訳権・上映権・譲渡権・公衆送信権（送信可能
　化権を含む）は㈱星和書店が保有します。
・ JCOPY 〈（社）出版者著作権管理機構 委託出版物〉
　本書の無断複写は著作権法上での例外を除き禁じられています。複写される場合は，
　そのつど事前に（社）出版者著作権管理機構（電話 03-3513-6969，
　FAX 03-3513-6979, e-mail：info@jcopy.or.jp）の許諾を得てください。

精神病理学とは何だろうか
〈増補改訂版〉

松本雅彦 著
四六判　376p　3,800円

精神病理学という難解な領域を専門家以外にもわかるよう興味深く紹介する。一般的な解説だけではなく、精神病理学への批判、精神医療に果たしうる展望等も論じる。

精神病治療の開発思想史
ネオヒポクラティズムの系譜

八木剛平、田辺 英 著
四六判　296p　2,800円

精神科の治療法開発の歴史をたどり、自然治癒力の科学的解明と治療的応用（ネオヒポクラティズム）に目を向ける。精神科医の疾病観と治療観を点検し、心身一元論の立場からそのあるべき姿を提起。

地球をめぐる精神医学

ジュリアン・レフ 著　森山成彬、朔 元洋 訳
A5判　320p　5,680円

本書では、精神医学の比較文化的な側面を紹介する。比較精神医学の主要な難題や重要事項が明解に語られているので、予備知識の有無に関係なく、その問題の概要と重要性を把握できる。

発行：星和書店　http://www.seiwa-pb.co.jp　価格は本体(税別)です